改訂版

バセドウ病・橋本病

その他の甲状腺の病気

監修 伊藤公一
伊藤病院院長

患者のための最新医学

高橋書店

はじめに

甲状腺の病気で患者数が多いのは、バセドウ病や橋本病です。どちらも自己免疫がかかわる病気ですが、そのため、やっかいで治りにくい病気と誤解されがちです。しかし、甲状腺の機能は、正確な治療を行えばコントロールができ、大部分の人は、入院することなく、自宅でふつうの生活をしながら治療をつづけることができます。

あらゆる病気で早期発見・早期治療が大切なことはいうまでもありませんが、甲状腺の病気も例外ではありません。甲状腺の病気の有病率（病気にかかる人の割合）は昔からそれほど変わっていませんが、最近は検査の技術が格段に進歩し、がんも含めて早期発見が可能となっています。甲状腺の病気は、適切なタイミングで専門の医師の治療を受けることができれば、命にかかわるような状況になることも少なく、ほとんどの人は、病気と上手につきあいながら一生を健康に過ごすことができます。

そのためにも、甲状腺の病気に対して正しい理解を持つことが何よりも大切です。私が院長を務める伊藤病院は、昭和12年の創業時より、ひたすら甲状腺疾患に対する診療活動に従事してきましたが、同時に、あらゆる機会を通じて、甲状腺の病気に対する啓蒙活動を行っております。本書でも、治療法などの最新の情報を、できるだけわかりやすく、ていねいに解説いたしました。

２０１４年に刊行された旧版は、幸い多くの患者さまに支持され、活用していただきました。今回は、その後の新しい情報を加え、さらに、療養中の疑問や悩みに答えるＱ＆Ａのページを増やして、より充実した内容となっています。本書が甲状腺の病気への理解を深め、前向きに治療に取り組んでいただくための一助となれば幸いです。

伊藤病院院長　伊藤公一

患者のための最新医学　バセドウ病・橋本病…その他の甲状腺の病気　改訂版　目次

第3章　バセドウ病の症状と検査・診断・治療

第4章 橋本病の症状と検査・診断・治療

第7章　甲状腺の病気と妊娠・出産

第8章　悪化を防ぎ、回復へと導く日常生活のケア

【甲状腺の病気・資料編】

企画・編集／海琳社
カバーデザイン／尾崎利桂（フレーズ）
カバーイラスト／てづかあけみ
本文デザイン・図表／あおく企画
本文イラスト／柳沢昭子　堀込和佳
編集協力／吉田由季子
プロデュース／高橋インターナショナル

※本書の情報は基本的に２０２０年１月現在のものです。

第1章

甲状腺について正しく理解すれば、治療に取り組みやすくなります

甲状腺疾患への誤解を解く

Point
●甲状腺の病気は、病名は知られているが、実態はまだよく理解されていない
●情報不足のために、むずかしい病気ではないかと不安や心配をいだく人が多い
●甲状腺について正しい知識や理解を持つと、落ち着いて治療に取り組める

病気が見つかっても、心配しすぎないように

甲状腺の病気というと、バセドウ病や橋本病などが一般的に知られています。また、福島原発の事故（2011年3月）以来、甲状腺がんへの関心も高まっています（123ページ参照）。

しかし、病名は知っていても、甲状腺疾患についてのきちんとした認識を持っている人は、まだまだ少ないようです。

甲状腺に異常が見つかると、「どんな病気なのか」「これからどうなるのか」と、不安にかられて悩む患者さんが思いのほか多いのです。

しかし、病気とわかってもあまり心配しないようにしましょう。

それより問題なのは、初期のあいまいな症状を見逃したり、病気を指摘されるのをおそれて医師の診断を受けずにほうっておくこと。病状が悪化し、全身の健康にも悪影響をおよぼします。

こんな場合、不安や心配をやわらげ、落ち着いて治療に専念するための助けになるのが、病気についての正しい知識と理解です。

甲状腺疾患は、まだまだ誤解されていますので、まずはそれを解いておきましょう。

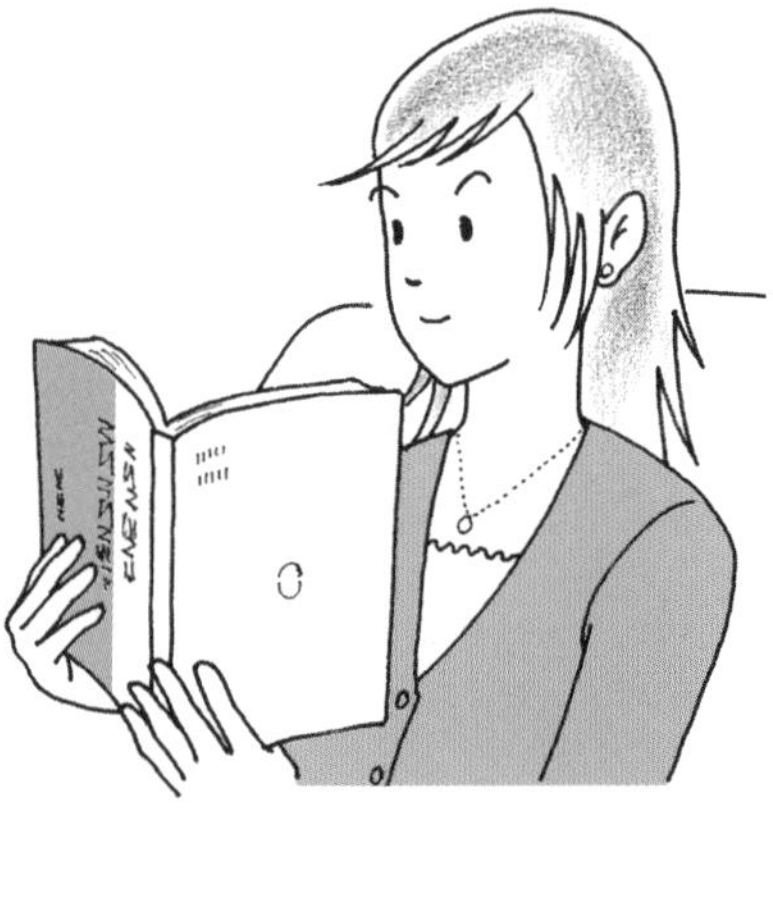

甲状腺の病気に誤ったイメージを持っていませんか？

症状のあらわれ方はさまざま

たとえばバセドウ病の症状というと、眼球突出など、目の症状を思い浮かべる人が多いでしょう。しかし、目に症状があらわれる人は20～50%程度。半分に満たないのです。

甲状腺疾患の症状は、人によってさまざまなあらわれ方をしますし、特に初期はあいまいです。自分にどんな症状が出ているか、気を配ることは大切ですが、既成のイメージに振り回されてあまり心配しすぎないようにしましょう。

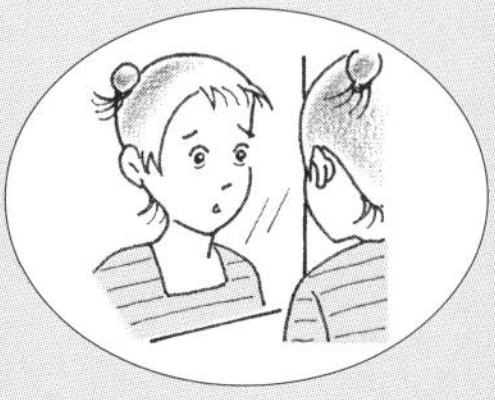

珍しい病気ではない

甲状腺の病気は、めったにない難病と思い込んでいる人がいますが、これはまちがいです。日本では、10～20人に1人は何らかの甲状腺疾患を持ち、患者数は500万～700万人にのぼるといわれます。これは糖尿病に匹敵するほどの数字で、それほど多い病気なのです。

見逃されたり、別の病気とまちがえられることも多いのですが、最近は検査技術が進んで見つかることが多くなり、そのため患者数は増える傾向にあります。

不治の病ではない

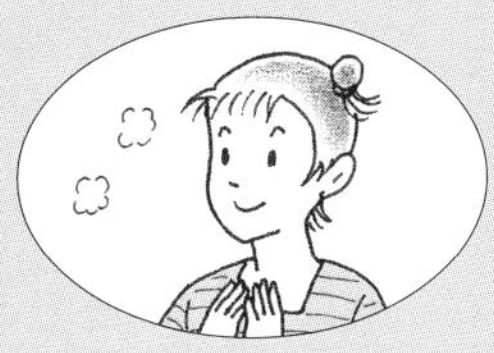

甲状腺の病気の多くは、自己免疫がかかわります。そのため、「やっかいで治らない病気」と誤解されがちです。

しかし、甲状腺のホルモン機能は、血圧や血糖値とくらべると比較的コントロールがしやすく、入院治療が必要なケースは全体の10%ほど。90%の人は、自宅でふつうの生活をしながら薬を飲み、きちんと治療をつづけることで治せます。

薬が一生必要とは限らない

バセドウ病や橋本病は、薬による治療が中心です。医師の処方を守ってきちんと薬を飲みつづけることが大切ですが、甲状腺機能が回復すると薬をやめられる場合もあります。ただし、自己判断で中止するのは禁物。医師の指示にしたがうことが大切です。

生命をおびやかすことは少ない

甲状腺では多種多様な病気が起こりますが、生命にかかわるこわい病気はあまりありません。

がんであっても、甲状腺がんのほとんどは悪性度の低い、おとなしいタイプの乳頭がんが多いので、早期発見・早期治療をすれば治すことができます。

甲状腺がある位置や、形の特徴を知りましょう

Point

- 甲状腺はのどぼとけの下にあり、健康なときは外からさわってもわからない
- 正常な甲状腺は、親指を2つ並べたくらいの大きさで気管にはりついている
- 異常な「はれ」や「しこり」は、見たりさわったりして確かめられる

見たりさわったりして得られる情報がある

甲状腺には、胃や心臓などほかの臓器にはない特徴があります。体の表面に近いところにあるため、異常が起こると、外から見たりふれることで情報を得ることができます。

一つは「**はれ**」です。いままでなかった首のはれを自分で見つけたり、ほかの人から指摘されて、それが受診のきっかけになることがあります。

また、甲状腺は、通常は平たくやわらかで、筋肉におおわれているため、首の皮膚を外からさわってもわからないのですが、病気になってかたくなると、手で「**しこり**」がわかるようになります。

このような「はれ」や「しこり」は、医師を受診し、触診《しょくしん》によって見きわめてもらう必要がありますが（37ページ参照）、正しい位置や形を知ることは、病気に早く気づくためにも大切なことです。

左ページの図を見ながら、甲状腺の構造を確認しましょう。

甲状腺は、のどぼとけ（甲状軟《なん》骨《こつ》）の下あたりに、気管（空気が通る呼吸器官）を前面から側面にかけて取り囲むようにはりついています。女性は首の中央部、男性はそれよりやや下に位置しています。

蝶《ちょう》が羽を広げたような形をしており、主に、右の右葉《うよう》、左の左葉《さよう》、中間の峡部《きょうぶ》で構成されています。

正常なときは親指2本を並べたほどの大きさ。右葉と左葉はそれぞれ縦が4〜4・5㎝、横幅1・5㎝、厚さ1㎝。全体の重さは15〜20ｇです。

また、甲状腺の裏側には、小さな米粒ほどの副甲状腺が、上下左右に1個ずつ、計4個あります。

■ 甲状腺の構造と位置

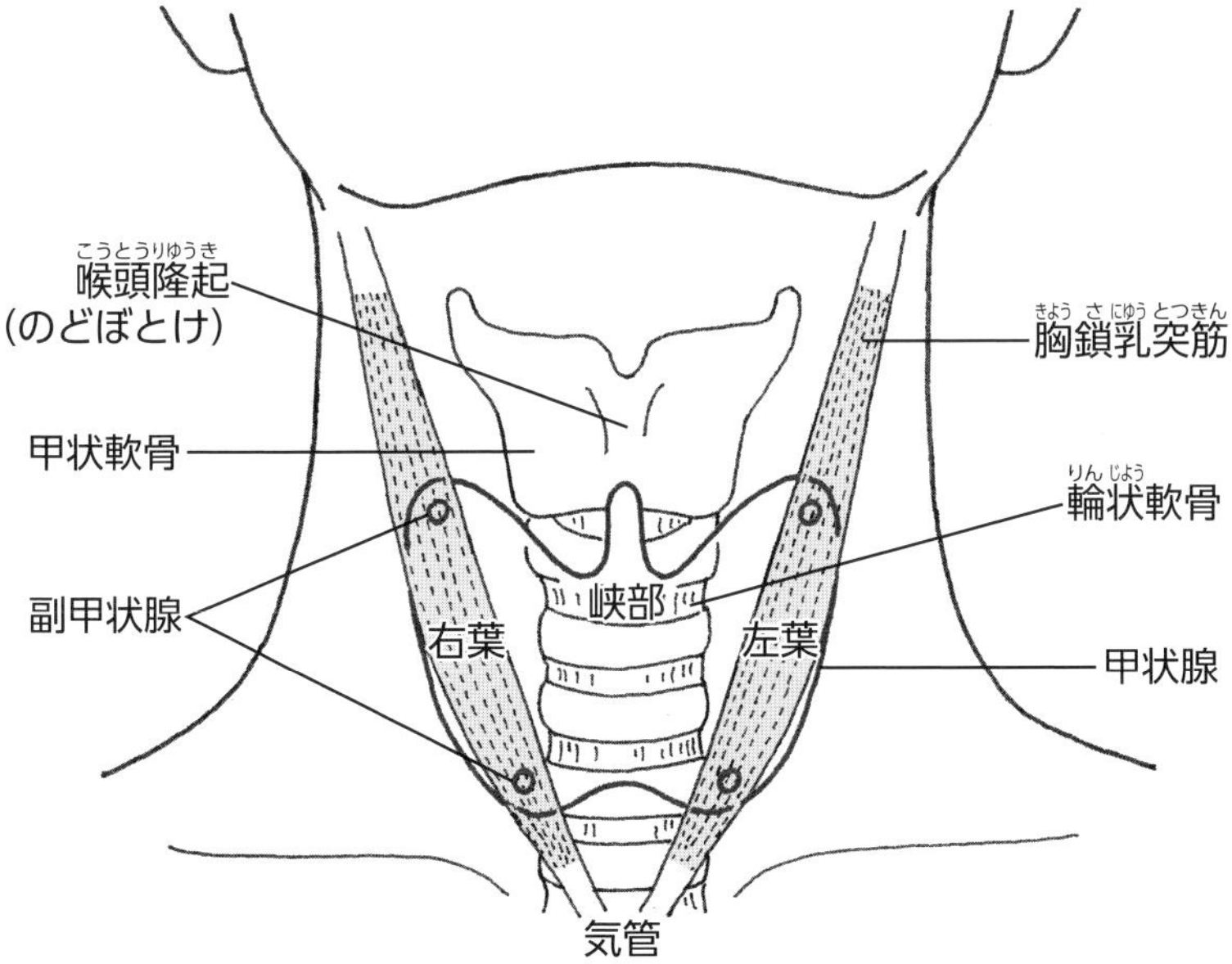

■ 首の断面(甲状腺、気管、食道の位置)

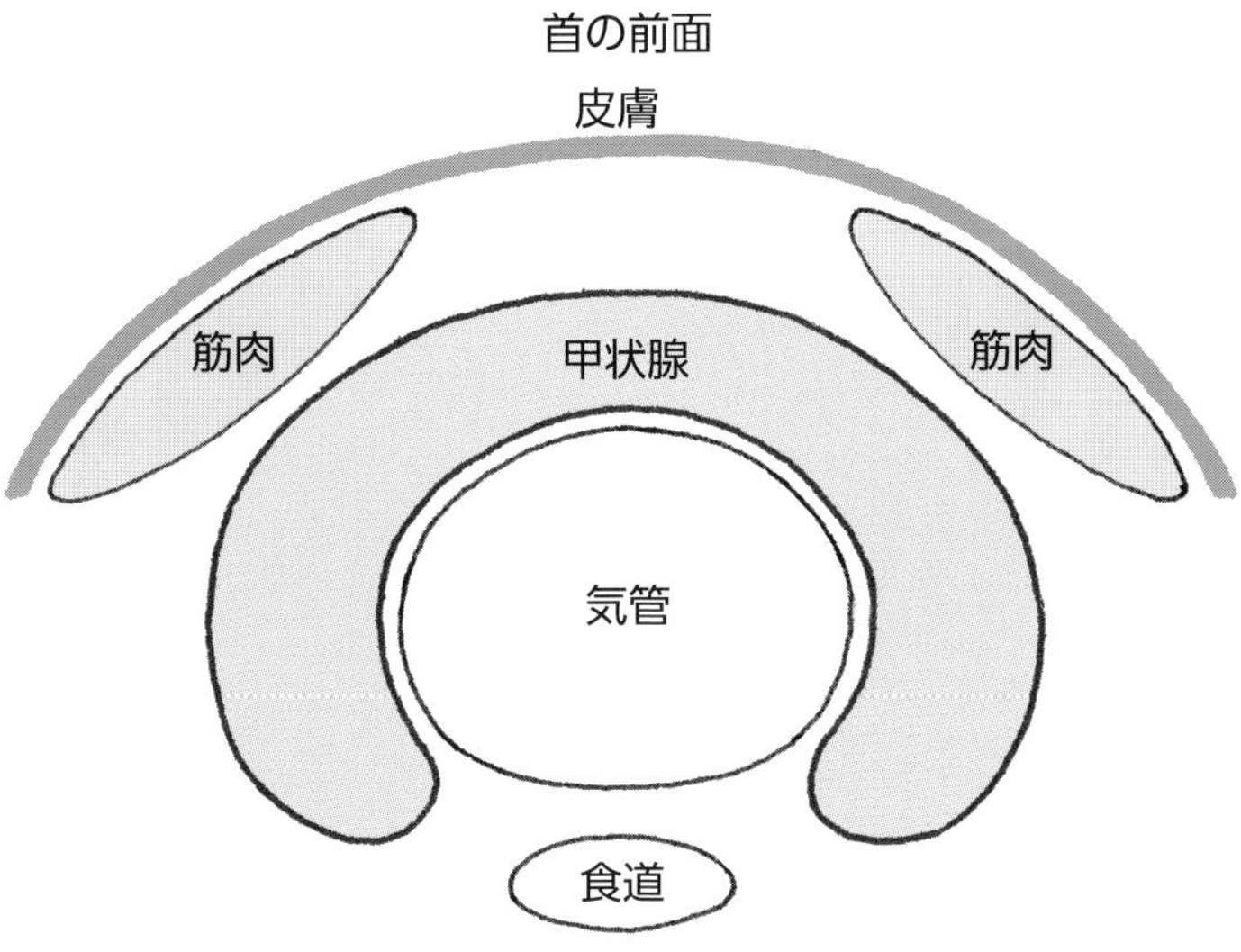

生命維持に不可欠なホルモンを分泌

Point
- 甲状腺ホルモンは、胎児のときから生涯にわたって人間の心身に影響する
- 栄養素を分解・代謝して、生きるために必要なエネルギーをつくり、体温を保つ
- 脳や心臓、肝臓などから骨、筋肉に至るまで、全身の臓器や細胞に作用する

すべての細胞、臓器に作用するホルモンをつくる

ホルモンとは、人間が健《すこ》やかに生きていくために欠かせない情報伝達物質です。細胞と細胞の間で情報をやりとりしながら、体温・栄養・生殖などさまざまな機能を調節しています。約100もの種類がありますが、主なものを次ページにあげてみます。

このホルモンをつくり、体内の必要とする部分へ届けるシステムが「**内分泌**《ないぶんぴつ》」で、甲状腺はもっとも大きな内分泌器官です。

甲状腺はそれだけ重要な内分泌器官で、ここでつくられる甲状腺ホルモンから、私たちは、生涯にわたって影響を受けます。

甲状腺ホルモンの役割は、まだ生まれる前の胎児のころからはじまります。細胞の分化（下のキーワードを参照）を促し、さらに生まれたあとの成長期には、脳や神経を発達させ、骨の成長を促します。

また、糖分、たんぱく質、脂肪などの栄養素を分解して生きるために必要なエネルギーをつくり出し、体温を適切に保ちます（新陳代謝《しんちんたいしゃ》）。

さらに、脳、心臓、肝臓などから骨や筋肉、精神・神経系に至るまで、甲状腺ホルモンは全身の臓器や細胞に作用します。

甲状腺ホルモンは、私たちが元気に過ごすための、いわば「源《みなもと》」ともいえるホルモンなのです。

Key Word

細胞の分化とは？

お母さんのおなかにいる1つの受精卵は、分裂をくり返して数を増やします。やがて「分化」によって、皮膚、骨、筋肉、血液など、さまざまな役割に見合う機能を身につけていきます。この分化を促進するのが甲状腺ホルモンです。

■主な内分泌器官とホルモン

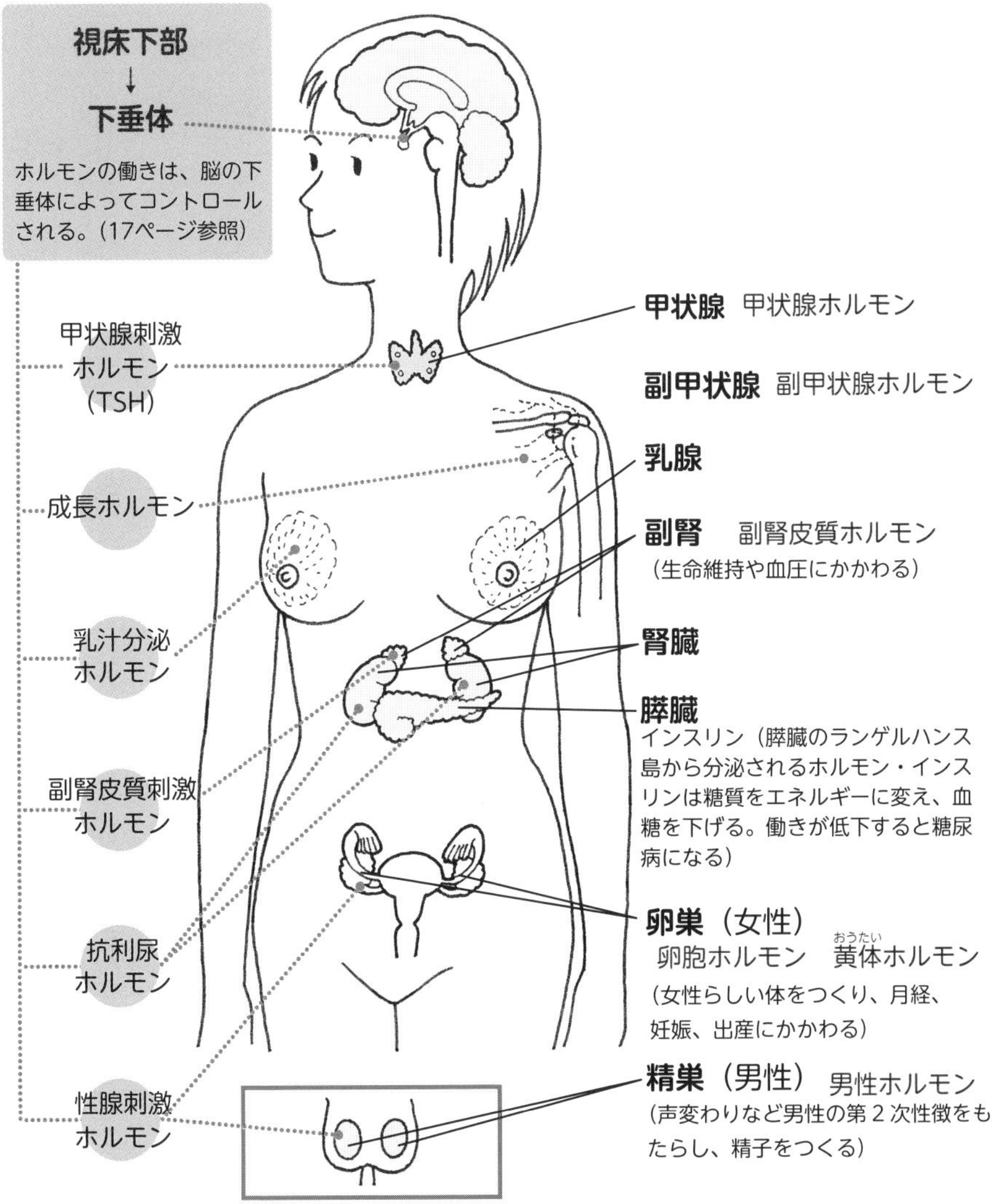

甲状腺ホルモンの働き

●新陳代謝の維持・調節	・生命維持に必要なエネルギーをつくる
	・体温を適切に保つ
	・あらゆる臓器が正しく機能するようにする
●成長や発達の促進	・胎児の細胞の分化を促す
	・脳や神経を発達させ、知能をのばす
	・発育期に骨の成長を促す

ホルモン供給の絶妙なしくみ

Point
- 原料のヨウ素は食品から取り入れ、甲状腺細胞で加工されてホルモンになる
- 安定して供給するために、甲状腺ホルモンには活性が異なる2種類がある
- 甲状腺ホルモンの分泌は、脳の下垂体と視床下部がコントロールしている

甲状腺のホルモン分泌は脳でコントロール

甲状腺ホルモンが体内でつくられて分泌されるしくみの全体像が明確になったのは、20世紀も後半になってからです。これによって甲状腺の病気のメカニズムが明らかになり、その後、治療法の開発が進みました。

甲状腺のホルモン分泌の流れは、治療について理解する上で重要な情報です。少し複雑ですが、ぜひ理解してください。

●原料は食品に含まれるヨウ素

甲状腺ホルモンは体内でつくられますが、原料になるのは海藻《かいそう》類などに含まれる栄養素・ヨウ素です（ヨウ素を含む食品は188ページ参照）。

ヨウ素は主に腸で吸収され、その後血液に入って全身を回り、やがて甲状腺にたどりつきます。

●ホルモンの製造と貯蔵

甲状腺細胞（濾胞《ろほう》細胞・18ページ参照）に取り込まれたヨウ素は、どんどん濃縮され、さらにたんぱく質と結合して「甲状腺ホルモン様《よう》のもの」（まだホルモンと呼べるものではないもの）になります。このホルモン様のものは、甲状腺濾胞腔《くう》（濾胞内の貯蔵庫）に蓄えられます。

濾胞細胞は、必要に応じて濾胞腔からホルモン様のものを取り込み、甲状腺ホルモンに加工して血液中に分泌します。

●2種類の甲状腺ホルモン

血液中に分泌される甲状腺ホルモンは、**T4（サイロキシン）**と**T3（トリヨードサイロニン）**の2種類です。

ただし、分泌の中心はT4で、T3は血液中の甲状腺ホルモン全体の2％程度です。T3は甲状腺細胞で

■ 脳のコントロールシステム

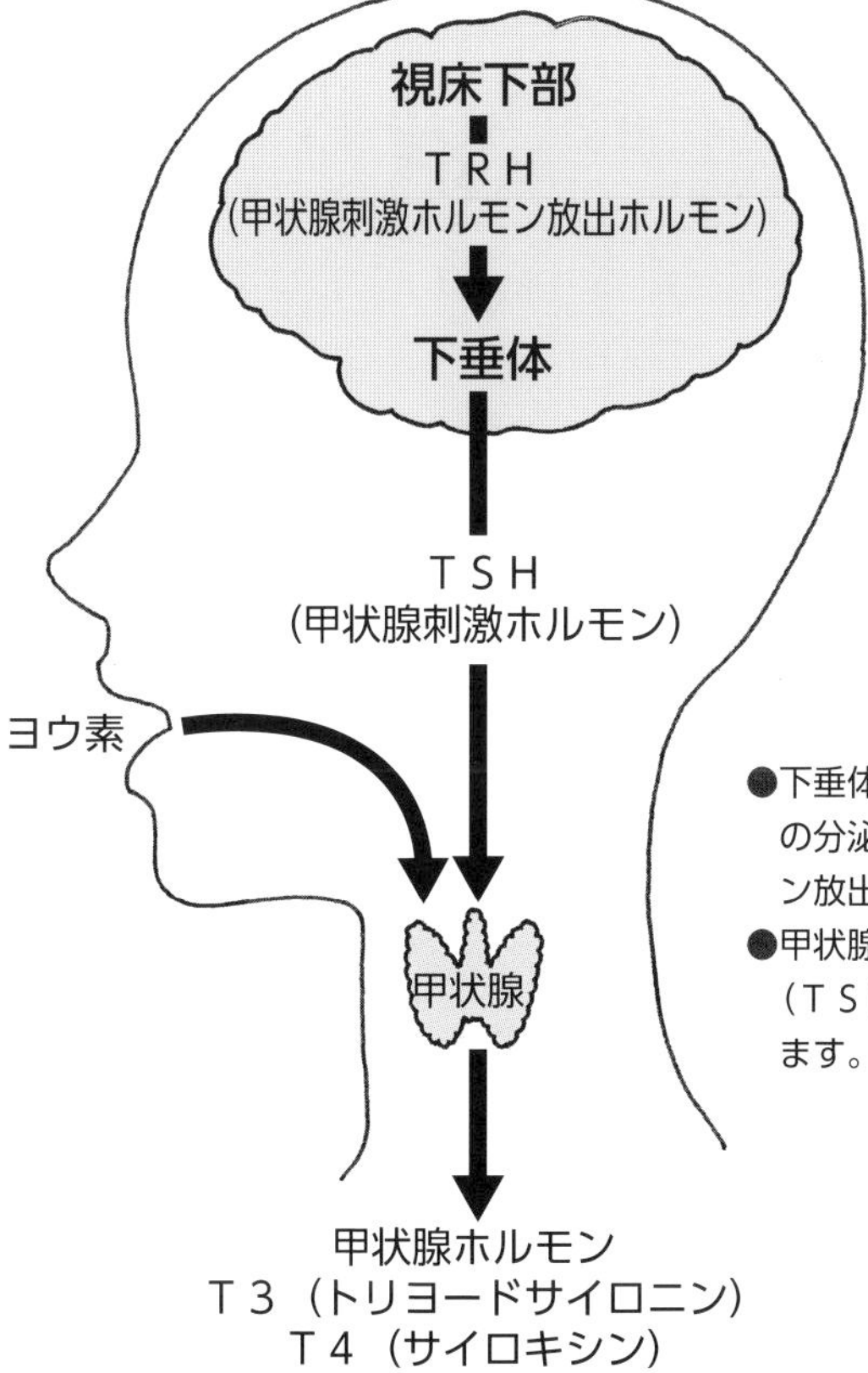

●食品に含まれるヨウ素は、体に入ると甲状腺に集まります。このヨウ素を材料に、甲状腺ホルモンがつくられます。

●甲状腺ホルモンは血液中に分泌されますが、量が減ってくると下垂体が察知し、甲状腺ホルモンを合成・分泌するように、甲状腺刺激ホルモン（TSH）を出して促します。

●下垂体の上にある視床下部からは、TSHの分泌を促すホルモン（甲状腺刺激ホルモン放出ホルモン＝TRH）が分泌されます。

●甲状腺は、脳から出される2つのホルモン（TSHとTRH）によって調節されています。

もつくられますが、80％は目的の臓器の中でT4からヨウ素元素が1個はずれてT3となるのです。

T3は、目的の臓器の細胞にある甲状腺ホルモン受容体と結びつく力がT4より強く、甲状腺ホルモンとしての活性も強いのですが、役割を終えて血中から除去されるのも速いという特徴があります。パワーはあるものの、寿命は短いのです。

一方、T4は、飽食《ほうしょく》状態でエネルギーが多くあるときは活発にT3へと変化しますが、飢餓《きが》状態のときは変化分を減らして省エネをする、といった融通性があります。T4は、T3の前段階のホルモンで、甲状腺ホルモンを安定して供給するための調整役といえます。

●分泌を調節する2つの司令塔

血液中のホルモン濃度は、脳にある2つの司令塔がコントロールしています。中心となるのが**下垂体**《かすいたい》です。

ここにはセンサーがあり、血液中のホルモン量を感知して、甲状腺へ指令を出します。

指令を伝えるのは**甲状腺刺激ホルモン（ＴＳＨ）**です。血液中の甲状腺ホルモンが少なくなると、ＴＳＨの量が増え、甲状腺にもっとホルモンをつくるよう促します。逆に甲状腺ホルモンが多くなると、ＴＳＨの量は抑えられ、それにともなってホルモンの分泌量も減ってきます。

もう一つの司令塔は、下垂体の上層部にある**視《し》床《しょう》下部《かぶ》**です。ここにも甲状腺ホルモンの量を感知する機能があり、下垂体へＴＳＨの分泌を促す**甲状腺刺激ホルモン放出ホルモン（ＴＲＨ）**を分泌します。

ＴＲＨも間接的ながら、甲状腺ホルモンの合成・分泌にかかわっているわけです。

■ ボール状の細胞

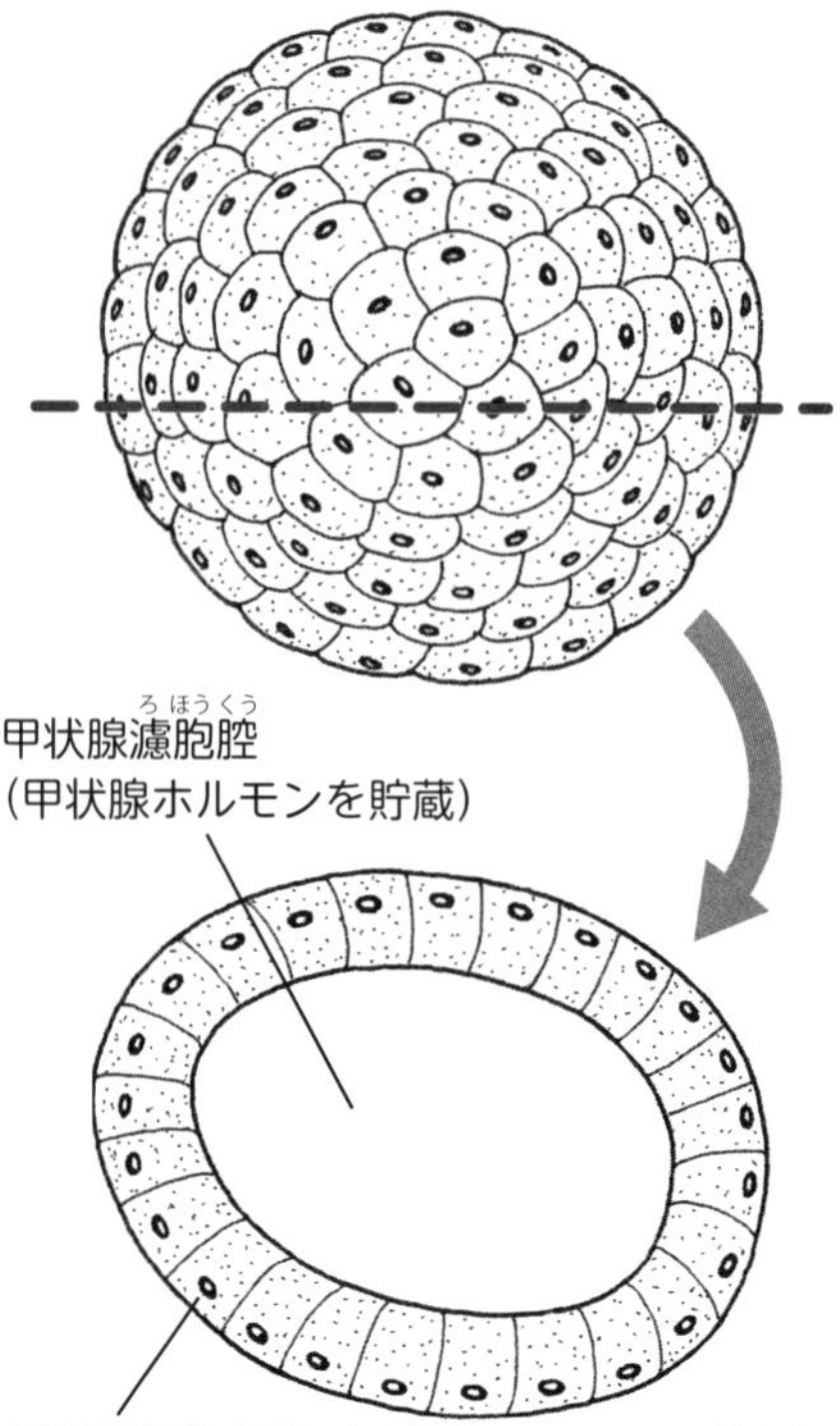

甲状腺細胞は、細胞どうしが結びついてボール状になっています。このボール状のものを濾胞といい、甲状腺はこの濾胞がいくつも集まってできています。

MEMO

検査項目となるホルモン

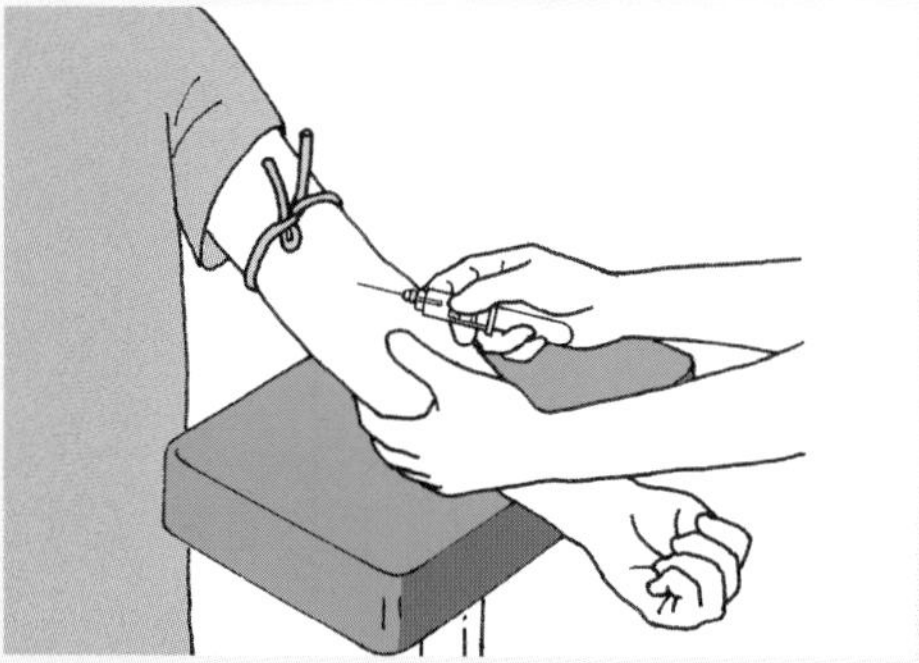

甲状腺の病気の診断や治療には、血液中のホルモン濃度の検査が必須です。甲状腺ホルモンのT3とT4（どちらも遊離《ゆうり》型）、およびTSH（甲状腺刺激ホルモン）を調べます（38ページ参照）。

甲状腺ホルモンの働き

過剰と不足で正反対の症状が出る

Point

- 甲状腺ホルモンは全身に影響するので、多すぎても少なすぎても不具合が起こる
- ホルモンが過剰になると、新陳代謝が激しくなり、心身が消耗する
- ホルモンが不足すると、エネルギーが燃えないため、活力が低下する

14ページでも述べたように、甲状腺ホルモンは生命維持には不可欠なホルモンで、その影響は全身の臓器におよびます。

しかし、なくてはならないホルモンといっても、バランスは大切です。多すぎても（機能亢進《こうしん》症）、少なすぎても（機能低下症）、さまざまな不具合が出てきます。

甲状腺ホルモンが増えると代謝が異常に高まる

甲状腺ホルモンには新陳代謝を高める作用がありますが、増えすぎると全身の代謝が活発になりすぎ、さまざまな症状があらわれます。

●**心臓**　もっとも影響を受けるのが心臓で、胸がドキドキして脈拍《みゃくはく》が速くなります。坂道や階段を上ったり、速足で歩くと、動悸《どうき》や息切れがします。

●**消化器**　腸の働きを活発にするため、下痢《げり》をしやすくなります。食欲も高まるのですが、食べても食べてもやせてきます。

●**体温**　いつもエネルギーが燃えている状態で、体がほてって微熱が出ることもあります。汗をかきやすくなり、皮膚が湿っぽくなります。

●**骨《こつ》**　骨をとかす働きが強くなり、骨吸収が早くなります。骨をつくる働き（骨形成）も活発になりますが、骨吸収量のほうが多いため、骨のカルシウム量は減っていきます。

●**精神・神経系**　イライラして興奮しやすい、落ち着きがなくせっかちになる、根気がつづかない、早口、集中力がない、といった状態になります。

ただし高齢者では、うつ状態になることもあります。

●**疲労**　全身の細胞が必要以上にエ

ネルギーを消費するため、体力を消耗し、疲れやすくなります。

●月経　女性の場合、月経《げっけい》の量が少なくなったり、無月経になる人もいます。ただし月経異常が起きても、排卵がなくなることはないため、妊娠は可能です（156ページ参照）。

甲状腺ホルモンが不足するとエネルギーが燃えにくくなる

甲状腺ホルモンが不足すると、ホルモン過剰とは正反対の、新陳代謝が低下した状態になります。

●心臓　鼓動《こどう》が弱く、脈拍数も少なくなります。

●消化器　胃腸の働きが弱まり、食欲も低下するのですが、代謝が悪いため、食べないのに太ってきます。便秘もひどくなります。

●体温　エネルギーが燃えないため、体温が低くなり、寒がりになります。汗をかかないため皮膚は乾燥し、入浴しないとカサカサになって、粉をふいたようになることもあります。

●活力低下　何をするのもおっくうで、気力がなく、うつ状態になることもあります。動作もにぶく、倦怠《けんたい》感があり、眠けのため一日中うつらうつらとすることもあります。また、声がしわがれたようになり、話し方もゆっくりになります。

●むくみ　顔や手足が、むくんだような状態になります。顔つきは、年齢より老《ふ》けた印象をあたえます。

●月経　月経不順になったり、無月経になることもあります。

なお、機能亢進症では、排卵があるため妊娠は可能ですが、機能低下症では無排卵を起こして不妊になる場合があります（164ページ参照）。

●成長・発達　甲状腺ホルモンには、子どもの成長や発達を調整する働きもあります。そのため、不足すると深刻な影響が出ます。赤ちゃんの脳がうまく発達できず、知能障害（クレチン症）になったり、成長期の子どもでは身長がのびない、といったことが起こる場合があります（115・150ページ参照）。

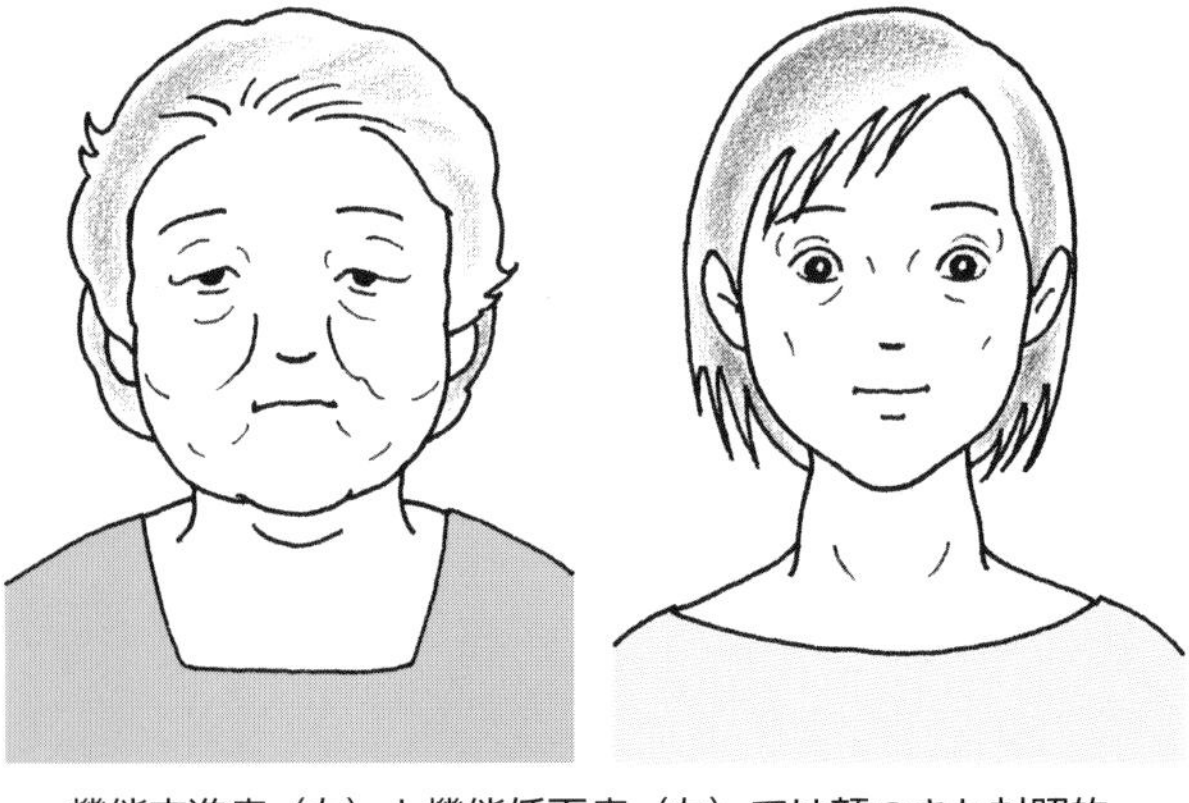

機能亢進症（右）と機能低下症（左）では顔つきも対照的

甲状腺の病気には3タイプある

Point

- 甲状腺ホルモンが過剰になるのが機能亢進症。代表的な病気はバセドウ病
- 甲状腺ホルモンが不足するのが機能低下症。代表的な病気は橋本病
- 甲状腺にしこりや腫瘍ができる病気には、良性と悪性のものがある

甲状腺は小さな臓器ですが、多種多様な病気が起こります。ここでは理解しやすくするために、病気の誘因から3つに大別して見ていきます。

甲状腺ホルモンが多くなりすぎて起こる病気

血液中の甲状腺ホルモンが過剰に増える病気を「**甲状腺中毒症**」といいます。

この中には、甲状腺でホルモンがたくさんつくられて分泌される**甲状腺機能亢進症**と、甲状腺の破壊により甲状腺ホルモンが血中にもれる**破壊性甲状腺炎**があります。甲状腺機能亢進症の病気の中でもっとも多いのが**バセドウ病**です。医師によっては、甲状腺機能亢進症とバセドウ病を同義語のように使い、バセドウ病の患者さんに甲状腺機能亢進症とだけ告げる場合がありますが、この2つは別のものです（23ページMEMO参照）。

甲状腺機能亢進症の病気としては、ほかに**甲状腺刺激ホルモン（TSH）産生下垂体腫瘍**などがあります。TSH産生下垂体腫瘍は、下垂体に腫瘍（良性）ができて甲状腺ホルモンが過剰につくられます（147ページ参照）。

甲状腺機能亢進症では、いずれの病気でも、暑さに弱い、汗を多くかく、疲れやすい、動悸がする、手がふるえる、よく食べるのにやせる、といった症状が見られます。

甲状腺ホルモンが少なくなりすぎて起こる病気

血液中の甲状腺ホルモンが不足するために起こる病気は、「**甲状腺機能低下症**」といいます。甲状腺機能亢進症とは正反対ですが、やはり甲状腺の「働き」（ホルモンの合成・

■ 甲状腺の病気の３タイプ

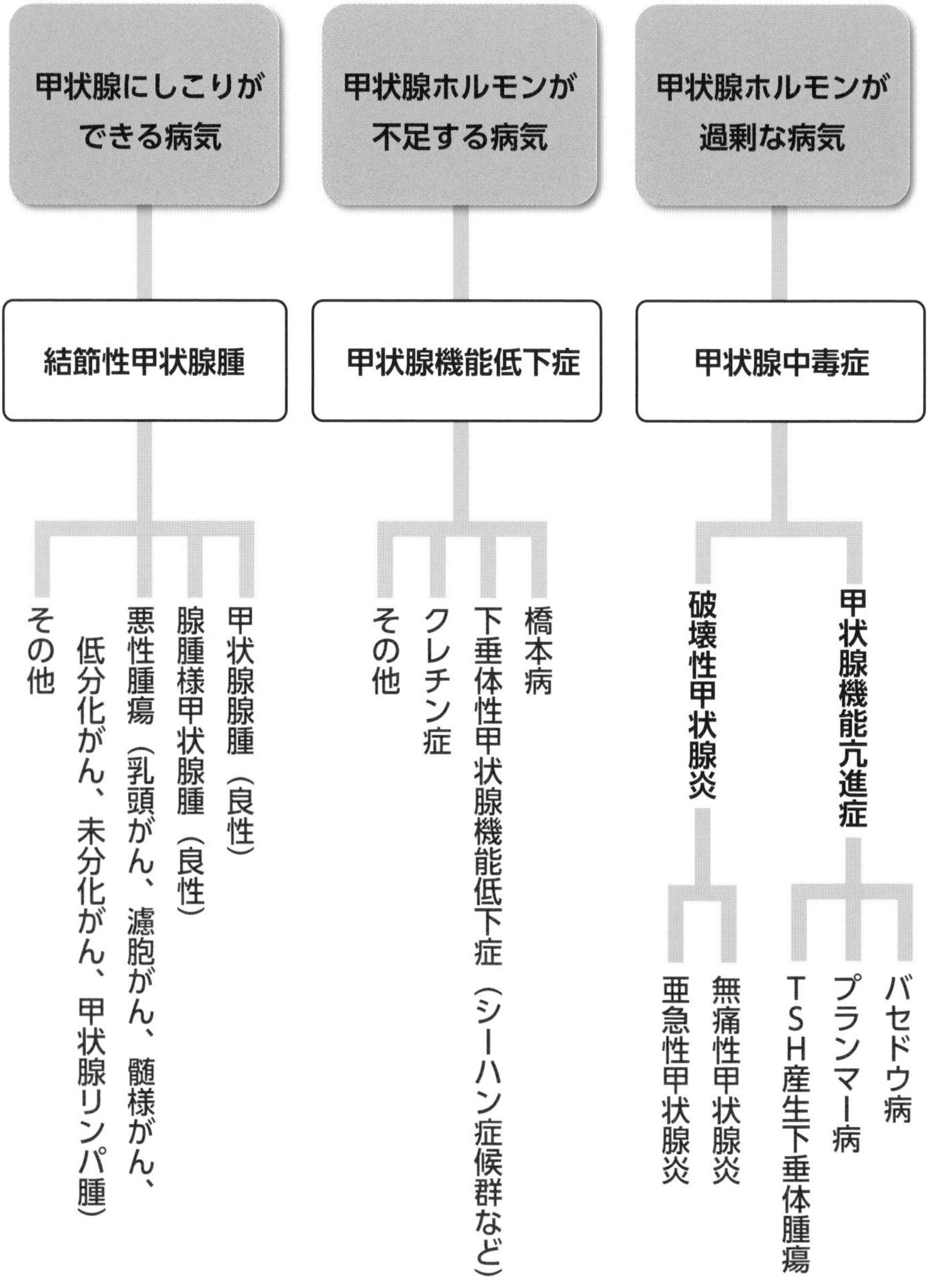
甲状腺にしこりができる病気
結節性甲状腺腫
甲状腺腺腫（良性）
腺腫様甲状腺腫（良性）
悪性腫瘍（乳頭がん、濾胞がん、髄様がん、低分化がん、未分化がん、甲状腺リンパ腫）
その他
甲状腺ホルモンが不足する病気
甲状腺機能低下症
橋本病
下垂体性甲状腺機能低下症（シーハン症候群など）
クレチン症
その他
甲状腺ホルモンが過剰な病気
甲状腺中毒症
甲状腺機能亢進症
バセドウ病
プランマー病
ＴＳＨ産生下垂体腫瘍
破壊性甲状腺炎
無痛性甲状腺炎
亜急性甲状腺炎

分泌）の異常によるものです。

甲状腺機能低下症の代表的な病気は**橋本病**（**慢性甲状腺炎**）です。また、**下垂体性甲状腺機能低下症**（シーハン症候群など）という病気もあります。これは、甲状腺に問題はないものの、脳の下垂体に病変があり、甲状腺刺激ホルモン（ＴＳＨ）の分泌が減って、そのため甲状腺機能が低下してしまう病気です。そのほか、生まれつき甲状腺の機能に障害があって起こるクレチン症などがあります。

甲状腺機能低下症では、髪の毛が抜ける、顔や手がむくむ、寒がり、便秘がち、皮膚がかさつく、といった症状が見られます。

ホルモンに異常はないが、甲状腺にしこりができる

甲状腺の病気になると、ごくまれな場合を除き、ほとんどの人は甲状腺が大きくなります。首がはれたり、ぐりぐりとしたしこりが、外から感じられるようになります。

甲状腺機能の異常による病気（バセドウ病や橋本病など）でも、こういった「形」の変化は見られますが、機能に異常がなく、甲状腺にしこり（結節《けっせつ》）ができる病気があります。

甲状腺のしこりには、良性のものと悪性のものがありますが、大部分は良性です。

良性のものには、しこりが1つの「**甲状腺腺腫**」や、細胞の数が増えることで（過形成）、複数のしこりができる「**腺腫様甲状腺腫**」などがあります。

悪性のものには、「**甲状腺がん**」や「**甲状腺リンパ腫**」があります。甲状腺がんは、ほとんどは比較的治りやすいのですが、予後《よご》（病後の経過）のよくないものもあります（130ページ参照）。

MEMO

甲状腺機能亢進症とバセドウ病のちがい

甲状腺機能亢進症というのは、甲状腺ホルモンが過剰につくられ分泌される病態をあらわす言葉です。一方、バセドウ病は、甲状腺機能亢進症の中の一つの病気の名前です。

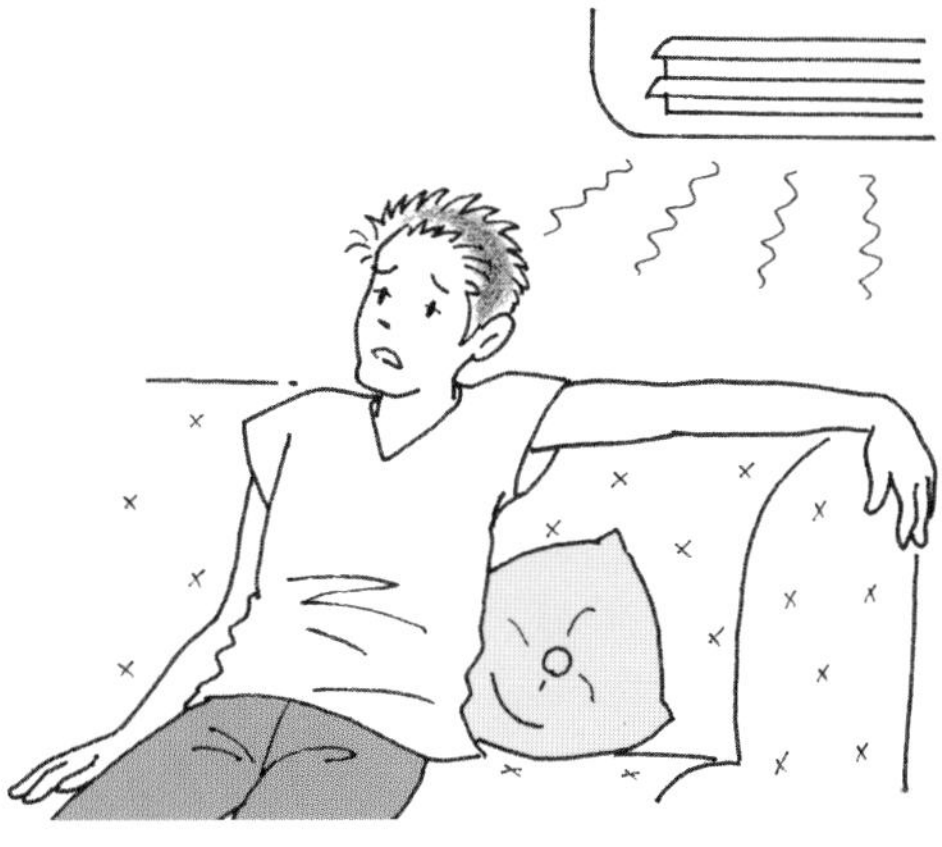

病気の原因

甲状腺の病気は、なぜ起こるのか？

Point

- 外敵とまちがえて、免疫のしくみが自分を攻撃してしまう自己免疫が原因になる
- 自分を攻撃する自己抗体ができやすい体質（遺伝）が影響することがある
- ストレス、ウイルス感染、喫煙などの環境的因子も発病のリスクになる

「自己免疫」がバセドウ病や橋本病を引き起こす

甲状腺疾患の原因について、まだすべてが解明されているわけではないのですが、**自己《じこ》免疫《めんえき》や遺伝などとの関連**がわかってきています。

免疫は、外から入ってくるウイルスや細菌などの外敵から自分の体を守るために、体内にそなわっているしくみです。

ウイルスなどの外敵は「抗原《こうげん》」、これを攻撃して排除する物質を「抗《こう》体《たい》」といいます。

抗体は、血液や体液中にあるリンパ球によってつくられます。そしてこの抗体が、体内におかしなものがあると異物《いぶつ》（自分のものではない非自己）かどうかを見きわめて、排除します。

ところが、自分の細胞や成分を異物とまちがえ、それに反応する抗体（自己抗体）をつくってしまうことがあります。

このような「自己抗体」によって起こる病気が**自己免疫疾患**で、バセドウ病や橋本病は代表的な自己免疫疾患です。

●ＴＳＨ受容体が自己抗体によって刺激されるバセドウ病

甲状腺の表面には、下垂体からのＴＳＨ（甲状腺刺激ホルモン）をキャッチする受容体があります。この受容体に対する自己抗体（**ＴＳＨ受容体抗体・ＴＲＡｂ**）ができてしまうのがバセドウ病です。

ＴＲＡｂはＴＳＨにかわって甲状腺を刺激しつづけますので、甲状腺ホルモンがどんどんつくられてしまいます。

甲状腺ホルモンが多くなると、ＴＳＨはほとんど分泌されなくなり、

脳からのコントロールがきかない状態になります。

調節機能がなくなるため、甲状腺のホルモン分泌は歯止めがきかず、ホルモンはますます過剰になっていくわけです。

●自己抗体が炎症を起こす橋本病

橋本病は、甲状腺に慢性の炎症が起こって、甲状腺がはれてかたくなっていく病気です。

この炎症を起こすのが、リンパ球です。リンパ球によって攻撃された甲状腺は、細胞が徐々に傷つき、壊れて、ホルモンをつくれなくなっていきます。

ただし、橋本病では、甲状腺機能低下症になるのは4～5人に1人で、残りの人の甲状腺機能は正常に保たれます。

なりやすい体質の「遺伝」免疫系に影響する「環境」

自己免疫疾患には、遺伝とのかかわりも考えられます。バセドウ病や橋本病になりやすい体質を受け継ぐことがあるのです。

ただし、なりやすい体質を持っていたとしても、必ず発病するとは限りません。

同じく遺伝性のある糖尿病や高血圧とくらべても、甲状腺の病気の発病率は低いのです。

甲状腺の病気の原因となる遺伝子は、いくつもあるといわれますが、これに加えて、環境や年齢など、複数のリスク因子もかかわりを持ちます。

たとえばバセドウ病では、遺伝的な素質があり、そこへウイルス感染やアレルギー（花粉症など）、ストレス、喫煙などの環境的な因子が加わると、免疫系が異常に働いて自己抗体がつくられ、発病すると考えられています。

MEMO

検査項目となる自己抗体

バセドウ病も橋本病も、自己免疫の病気ですので、診断のためには血液中の自己抗体の検査が必須です。バセドウ病で調べるのは、TSH受容体抗体（TRAb）。橋本病で調べるのは、抗サイログロブリン抗体（TgAb）と抗甲状腺ペルオキシダーゼ抗体（TPOAb）の2つです（62ページ・103ページ参照）。

心配な人は機能検査を

家族に甲状腺疾患の人がいても、遺伝に対して過度に心配する必要はありません。ただし、自分の体調には気を配るようにして、疑わしい症状があったら、甲状腺の機能検査を早めに受けるようにしてください。

できれば15～16歳くらいで一度検査を受けておくと安心でしょう。

甲状腺の病気の歴史

２０００年以上前の資料に甲状腺のはれが記載

甲状腺のはれについては、２０００年以上前のヨーロッパの古い資料に記載されているのが発見されています。このはれは、特にアルプス地方に住んでいる人によく見られたようですが、何の病気なのかはわかりませんでした。

甲状腺という名前がつけられたのは、１６５６年です。ただし、臓器としては、リンパ腺の一部、あるいは脳に行く血液が急に増えないようにする血管の回路のようなものと考えられていたようです。

19世紀に3人の医師が、バセドウ病に関する論文を発表

甲状腺はホルモンを分泌する臓器、と考えられるようになったのは、１８３０年前後のことです。

このころ、バセドウ病についての論文が相次いで発表されました。まず、１８２５年にフランスのバリー、次いで１８３５年にアイルランドのロバート・Ｊ・グレーブスが、そして１８４０年にドイツのカール・フォン・バセドウが発表しています（49ページ参照）。

日本では、明治以降ドイツ医学の影響を受けていることもあり、バセドウ医師の名をとって「バセドウ病」と呼ばれています。一方、海外の、ドイツ語圏以外の英語圏では「グレーブス病」と呼ばれるのが一般的です。

しかし、なぜか、最初に論文を発表したバリー医師の名が使われることはほとんどありません。

橋本病についての論文は、20世紀に日本の外科医が発表

橋本病という名前は、この病気を発見した日本の橋本策《はかる》博士にちなんでつけられています（92ページ参照）。

１９１２年、当時、九州大学の外科医だった橋本策博士は、ドイツの医学雑誌に「リンパ球甲状腺炎」と題する論文を発表しました。甲状腺の病気の病理組織像を詳細に調べあげたものでした。

論文は当初、あまり注目されなかったのですが、１９３０年代には欧米で広く知られるようになりました。第二次世界大戦後には、欧米より逆輸入する形で日本でも認知されました。

現在、世界中に知られる病気で、日本人の名がついているのは、川崎病（小児疾患）、高安《たかやす》病（血管疾患）、そして橋本病の３つだけです。

第2章

甲状腺の病気の診断・検査
早く見つけて治療へ
つなげることが大切です

甲状腺の病気はまちがえられやすい

Point
- 「首のはれ」以外は、特に初期は症状があいまいで、自分でも気づかない
- 甲状腺ホルモンは全身の臓器に影響し、多様な症状が出るので別の病気にまちがえられる
- 特にまちがえられやすいのは、心臓病、高血圧症、更年期障害など

症状があいまいで気づくのが遅くなる

甲状腺の病気は、「首のはれ」のような具体的な形になってあらわれてくる場合は別として、自分ではなかなか気づきにくい病気です。

「疲れやすい」「寝起きがよくない」「便秘ぎみ」といったことは病気ではない人でもよく見られるため、ちょっとした体調の変化と見逃してしまいます。

そうしている間にも、病気はじわじわと進みます。甲状腺の病気は、ある日突然に発病するわけではなく、いつはじまったのか自分でもわからないことが多いのです。

特に、**初期は症状があいまい**です。中でも甲状腺機能低下症（橋本病）は、程度の軽い場合は症状が微妙で、人によって出たり出なかったりします。甲状腺の病気は、症状から自己判断するのはむずかしい面があります。

女性は、40代以上になると、5％の人が何らかの甲状腺疾患を持っているといわれます。「だるい」「何かおかしい」と感じたら、がまんをせずに甲状腺の病気の可能性を考えてみましょう。

多様な症状のためほかの病気とまちがえられる

甲状腺ホルモンは、ほとんどの臓器に影響をおよぼすため、症状は全身に、さまざまな形であらわれてきます。甲状腺の病気をわかりにくくしているもう一つの要素が、この**症状の多様性**なのです。

左ページの表のように、まちがえられる病気は非常に多く、ときには医師さえ見誤ることがあります。

●心臓病

胸（心臓）がドキドキする、脈が速い、階段や坂を上るとハアハアと息が上がる、という状態は、よく心臓病とまちがえられます。

●高血圧症

バセドウ病は、最高血圧が高くなる傾向があり、高血圧症とまちがえられることがあります。

●糖尿病

水をたくさん飲む（汗かきになるため）、食べても食べてもやせる、といった症状から、糖尿病を疑われることがあります。

●更年期障害

バセドウ病の症状（のぼせ、動悸《どうき》、多汗《たかん》など）も、橋本病の症状（気分の落ち込み、皮膚のかさつきなど）も、更年期《こうねんき》障害とよく似ているため、がまんすればそのうちよくなると放置されてしまうことがあります。

■ほかの病気とまちがえられやすい症状

バセドウ病の症状	まちがえられやすい病気
ドキドキする、脈が速くなる	心臓病
のぼせる、汗をたくさんかく	更年期障害
すぐ興奮する、イライラする	双極性障害（躁うつ病）
食べてもやせる、尿から糖が出る	糖尿病
最高血圧が高くなる	高血圧症
下痢をする、微熱が出る	過敏性腸症候群
月経不順（量が少なくなる）	不妊症、卵巣機能不全
筋力が落ちる、筋萎縮	筋肉や神経の病気
指先がふるえる（振戦）	神経の病気
皮膚が黒くなる	アジソン病
皮膚の白斑	皮膚の病気
かゆみ	じんま疹
体重が減る	がん
ものが二重に見える	目の病気

橋本病の症状	まちがえられやすい病気
皮膚がカサカサになる、無気力になる	更年期障害
気持ちが落ち込む	うつ病
記憶力が低下する	認知症
体温が低い、寒がりになる	冷え症、低血圧
月経不順（一時的に量が増える）	更年期障害
手足がしびれる	末梢神経炎
むくむ	腎臓病
抜け毛が多くなる	老化
声がかすれる	声帯炎
ろれつが回らない、動作がゆっくり	脳血管障害

甲状腺の病気を早く見つけるポイント

Point
- ●「首のはれ」は見たりさわったりできるので、病気を見つけるポイントになる
- ●健康診断や人間ドックでの触診や血液検査によって、初期に見つかるケースが増えている
- ●多汗、動悸、ふるえなど、疑わしい症状があった場合は、放置せず医師にみてもらう

「はれ」などの症状が早期発見のきっかけになる

甲状腺の病気は、早く受診して適切な診断を受け、早く治療をはじめるほど、その後の経過がよいことはいうまでもありません。

なかなか見つけにくく、ほかの病気とまちがえやすい面はありますが、それでも多くの人が甲状腺の病気に気づいて、病院を訪れています。

受診をするきっかけは、次のような場合が多いようです。

●「首のはれ」に気づいて

首の前部のはれは、甲状腺疾患に特有の徴候としてよく知られていますので、受診の大きなきっかけになります。自分で気づいたり、ほかの人に指摘されてわかることもあります（見分け方は左ページ参照）。

●疑わしい症状があって

甲状腺機能の亢進や低下によって、さまざまな症状があらわれます。32・33ページに主な症状の見方をあげました。気になる症状があってもはっきりしない場合は、そのままにしないで医師にみてもらうことが、早期発見の大切なポイントです。

●健診や人間ドックで指摘されて

このところ、健康診断や地域の集団検診、人間ドックなどで、医師の触診《しょくしん》によって小さな首のはれが見つかるケースが増えています。甲状腺疾患が、軽症の状態で早期発見されているのです。

また、通常の健康診断の検査項目にはないのですが、人間ドックなどで甲状腺ホルモン濃度検査（血液検査）を受けて、甲状腺機能の異常が見つかることもあります。このような場合は、あらためて専門医を受診することがすすめられます。

症状を見分けるポイント

■首のはれ、しこり

●はれやしこりが、正しい甲状腺の位置なのかどうかを確認。
●のどぼとけを形づくっている「甲状軟骨《なんこつ》」(13ページ参照)を、はれや腫瘍とかんちがいする人がいるが、これはまちがい。
●のどが詰まる感じがあっても、甲状腺の病気であることはまれ。精神的なものの場合が多い。

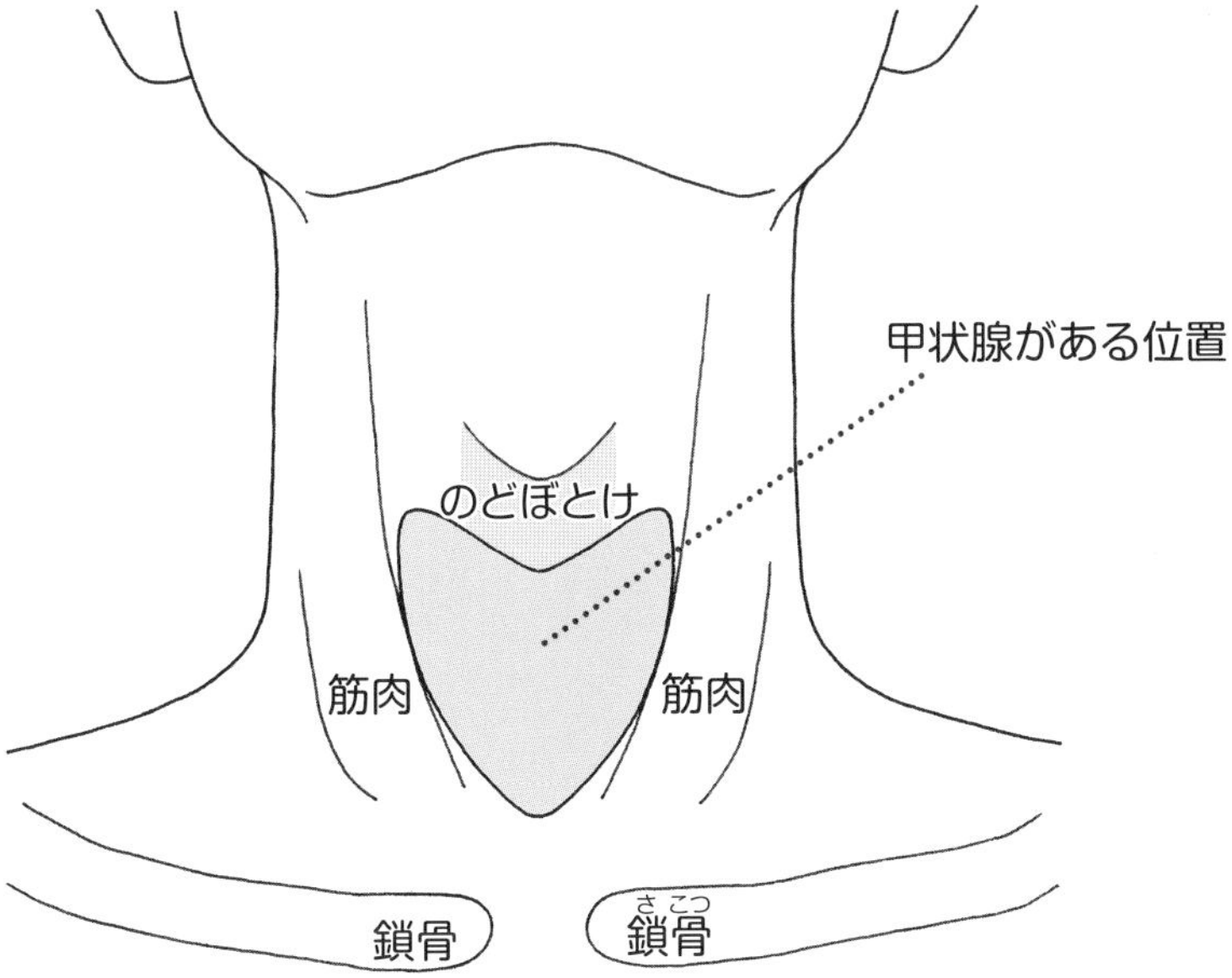

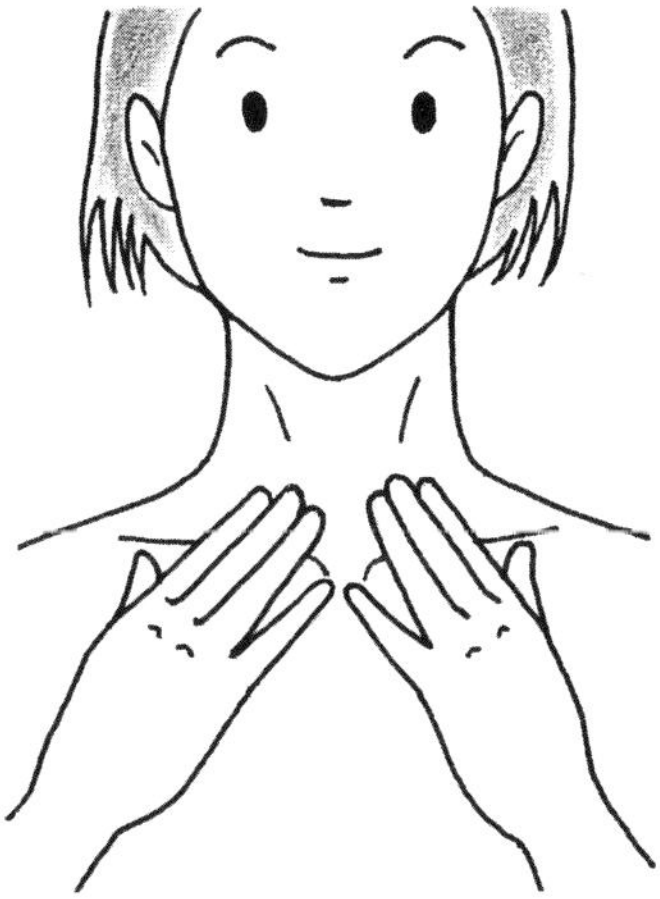

◆**甲状腺のはれの見分け方**
●確かめるのは首の前部、のどぼとけの下、鎖骨の上。
●あごの下に異常があっても、甲状腺の病気とは関係ない。
●男性の甲状腺は、女性よりも下にある。
●鎖骨の上あたりに「はれ」や「しこり」がないか、見て、さわって、確かめてみる。

■ 甲状腺機能亢進症（バセドウ病など）の症状

●汗を異常にかく

●動いていないのに、じとっと湿ったような汗をかく。夏は全身から吹き出るような汗をかく。冬は、ほかの人にはちょうどよい暖房でも、じっとり汗をかく。このような汗は機能亢進症の可能性が高い。

● 40 歳以上の女性で、首から上だけ汗をかく、急に頭のてっぺんから汗が吹き出す、といった場合は更年期障害の可能性が高い。

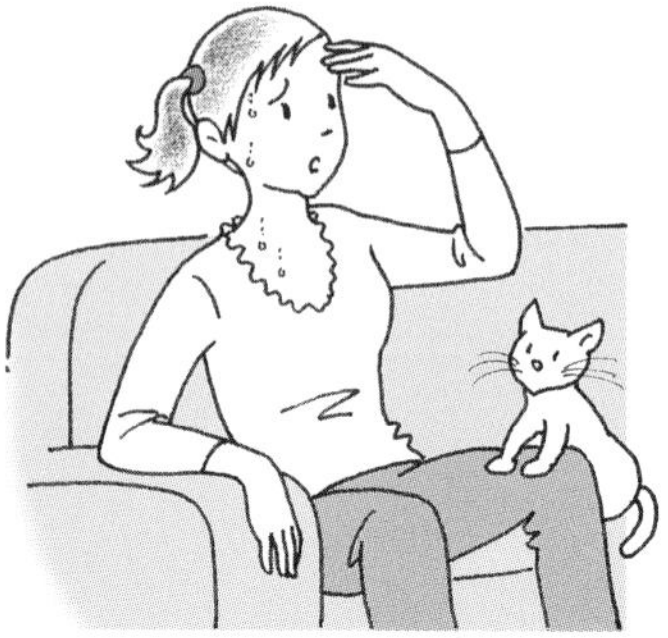

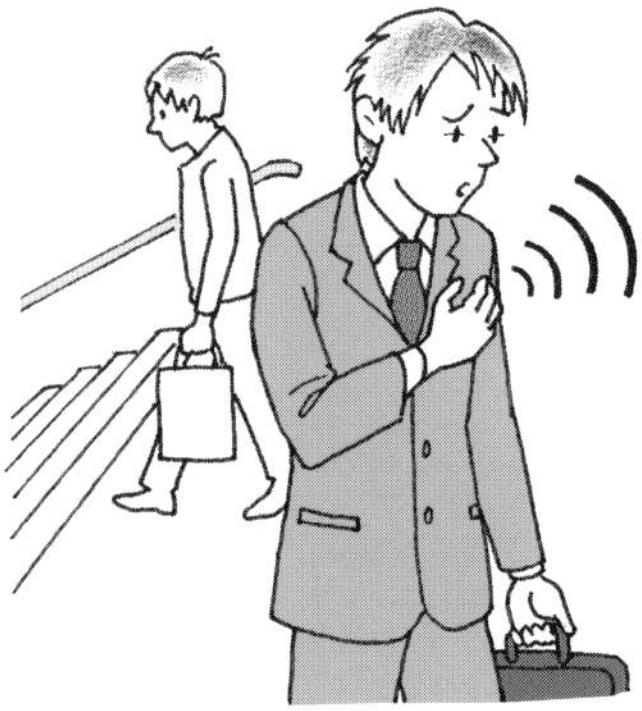

●胸がドキドキする

●脈拍数が多く、階段を上ったり体を動かしたあとに動悸がする場合は、機能亢進症の可能性が高い。

●リラックスしているときでも、1分あたりの脈拍数が 100 を超えるような場合は、機能亢進症の可能性が高い。

●静かにじっとしているときに動悸を感じ、何か用事をし出すと動悸を忘れるような場合は、不安や緊張などが原因の精神的なもの。脈の乱れはなく、脈拍数も変わらない。

●手がふるえる（振戦《しんせん》）

●速く小さなふるえ。たとえばペンを持つ手がふるえて文字が書きにくい、容器に入った水をコップに注ごうとすると、容器がコップにカタカタとあたってしまう、といった場合は機能亢進症の可能性が高い。

●緊張したときだけ手がふるえ、リラックスしているときは何でもない場合は、生理的なふるえ。心配はいらない。

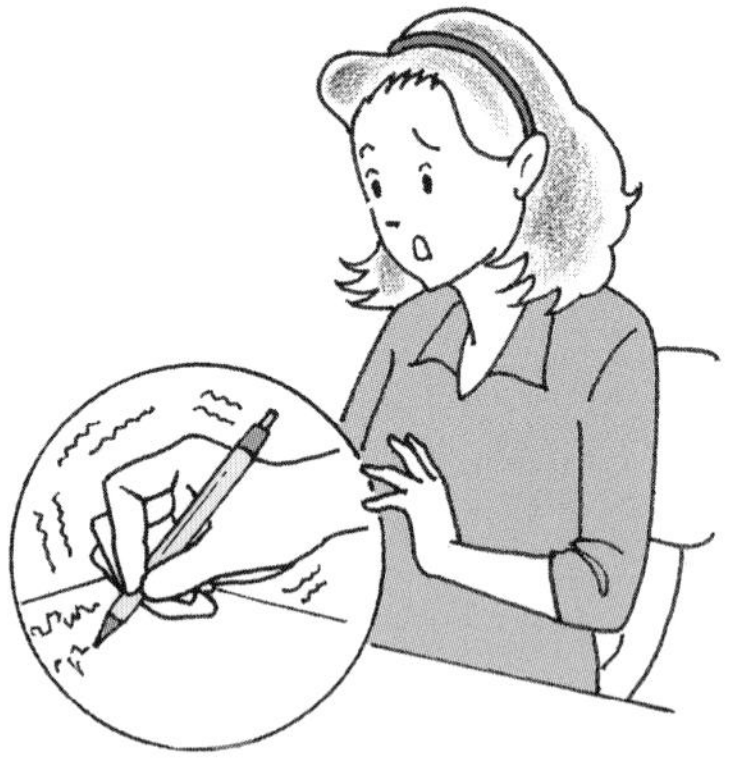

症状を見分けるポイント

■ バセドウ病による目の症状

●眼球突出

●バセドウ病によるものは、基本的に両目で起こる（ただし左右の差が大きく、片方の目だけ出ているように見えることも少なくない）。

●眼球突出は、目の奥の腫瘍、出血、血管の異常などでも起こるが、この場合、通常は片方だけで起こる。

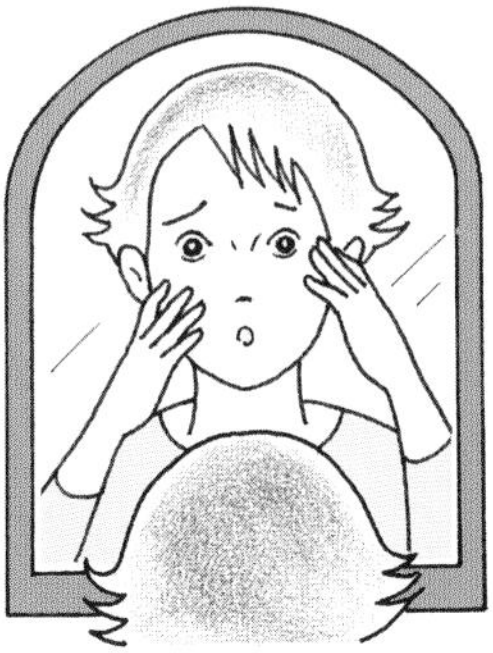

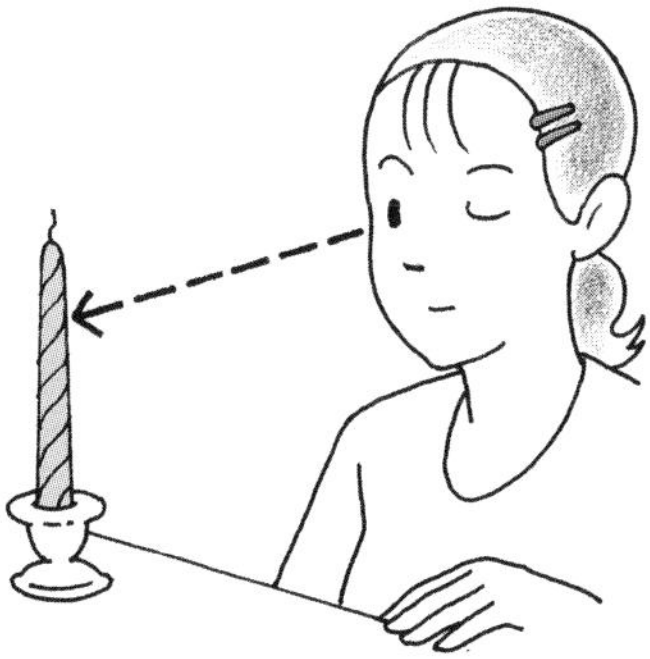

●ものが二重に見える（複視《ふくし》）

●両目で見たときはものが二重に見えるが、片方だけの目で見ると１つに見える場合は、バセドウ病による複視。

●両目で見ても、片方だけの目で見ても、ぼやっと二重に見える場合は、視力や眼球の異常の可能性が高い。

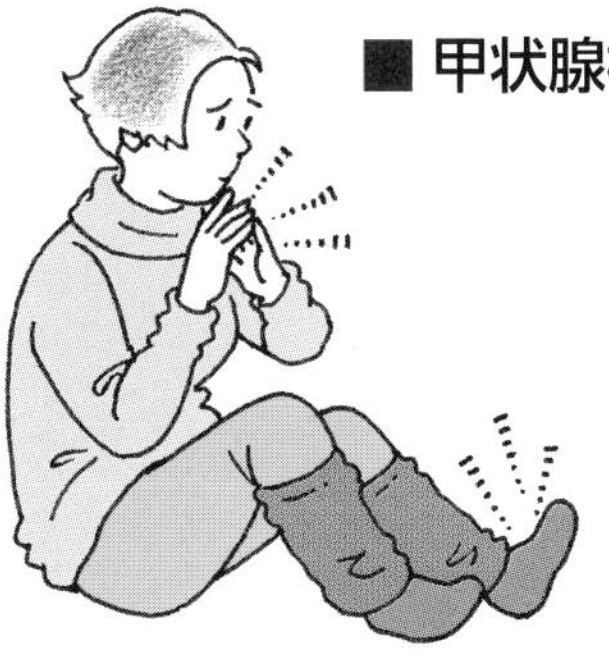

■ 甲状腺機能低下症（橋本病など）の症状

●甲状腺機能が低下すると、寒がり、手足の冷えがつらい、顔や手足がむくむ、便秘しやすい、皮膚がカサカサする、体重が増える、いくら寝ても眠い……などの症状が出るが、これはかなり病気が進んでいる状態。むしろ、これらの症状は橋本病が原因ではないことのほうが多い。橋本病の初期は、症状だけからしぼり込むのはむずかしく、ほかの検査が重要になる。

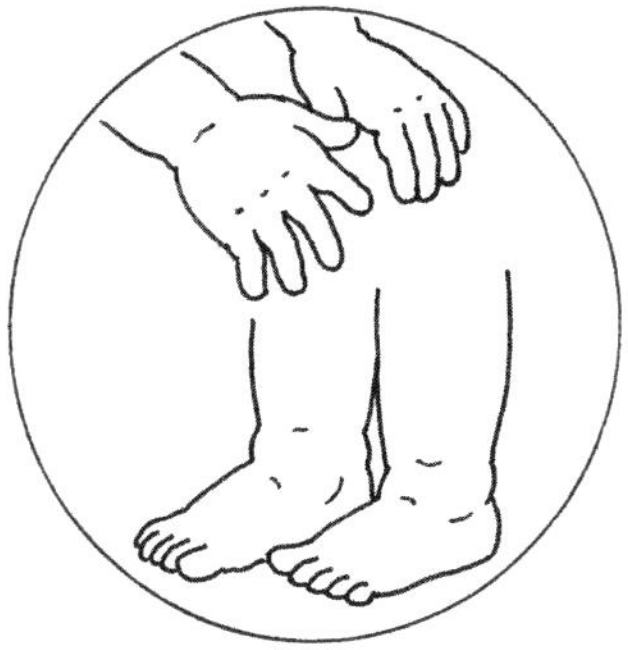

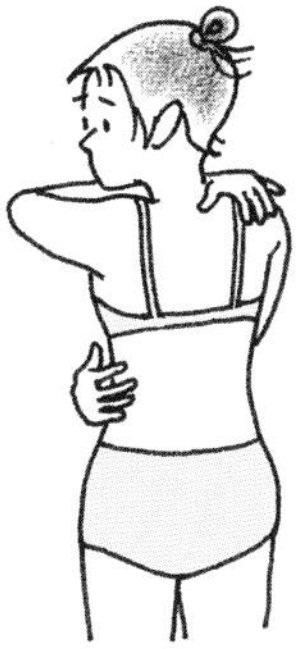

信頼できる専門医を受診する

Point
- 甲状腺の病気は、専門外の医師では誤診されたり見逃されてしまう場合がある
- 経験を積んだ専門医を受診すれば、確実な診断・治療が受けられる
- 甲状腺の病気は経過が長くなることもあり、同じ医師に継続してみてもらえば安心

医師によっては、見逃されることがある

甲状腺の病気の疑いがあるときは、できれば最初から甲状腺の専門医を受診することをおすすめします。

そうはいっても、ばくぜんとした症状の場合、すぐに甲状腺の病気と想定することはむずかしいかもしれません。

ふつうは、疲れがひどかったり体重が減ったりすると一般内科へ、もの忘れやうつのような症状なら心療内科や精神科へ、といった選択になるでしょう。

しかし、甲状腺疾患は、専門外の医師では見逃されてしまうおそれがあります。

糖尿病や心臓病、肝臓病、あるいは婦人科疾患、精神疾患などと誤診され、その結果、原因が甲状腺にあることに長い間気づかないまま、まちがった治療をつづけてしまうケースが多いのです。

甲状腺の専門医を受診すれば、こういったことが避けられます。

専門医を受診することのさまざまなメリット

●確かな診断

経験を積んだ専門医ですと、患者さんが診察室に入ってきたときの顔色や歩き方、声の調子などで、さらに首のはれをさわる（触診）ことによって多くの情報を得ることができます。

血液検査の数値などを読む場合も、専門家としての技量や習熟度を生かして、確実な診断ができます。

●内科・外科の両面から治療

■ 甲状腺専門医の探し方

甲状腺専門医は、全国的に見ても多くはありません。次のような方法で探してみましょう。

●総合病院を受診する場合

甲状腺専門医は、内分泌科、内分泌代謝科、あるいは内科、外科に置かれている場合もあります。最初に、総合案内で相談してみるとよいでしょう。

●専門病院を受診する場合

甲状腺疾患だけを専門とする病院やクリニックは、ベテランの専門医たちによって、総合的な診断・治療が受けられる医療機関です。

専門病院の情報は、「日本甲状腺学会」ホームページで得られます。このページには、全国の認定専門医施設と認定専門医の名簿が掲載されており、都道府県別に閲覧できるようになっています。

【日本甲状腺学会ホームページ】
http://www.japanthyroid.jp/

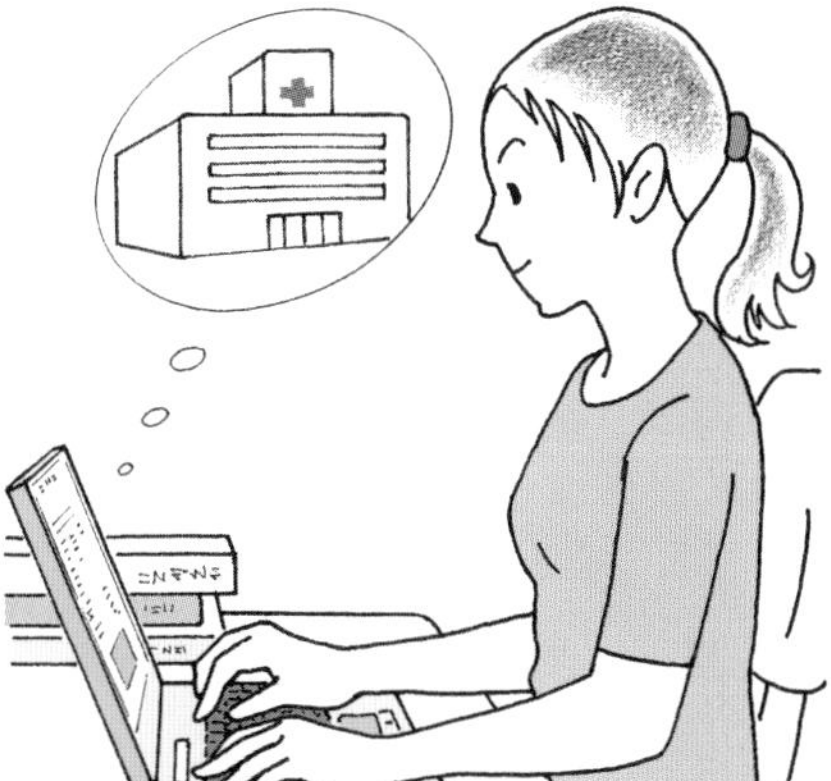

●紹介状を書いてもらう

集団検診や人間ドックで甲状腺の異常が見つかった場合は、紹介状を書いてもらえます。

また、信頼できる「かかりつけ医」がいる人は、相談をして、そこから専門医を紹介してもらうとよいでしょう。

甲状腺の病気は、身体的な面だけでなく精神面にも影響があらわれることが多く、診断や治療には専門的な知識が求められます。

また、治療でも、内科と外科の両面からのアプローチが必要です。専門医なら、臨床経験が豊富で、先端的な医学情報にも通じていますので、対処できます。

●継続的な治療

甲状腺の病気は、10年、20年と、慢性的な経過をたどることが少なくありません。

このような病気では、継続性が重要です。1人の医師が、経過を観察し、患者さんと話し合いながら治療をつづけることで、患者さんも安心して気長に療養に取り組むことができます。

●妊娠・出産のケア

甲状腺の病気は、女性の妊娠・出産と深いかかわりがあります（第7章参照）。患者さんの生活面や精神面のケアも大切なため、病院によってはカウンセリング部門を設け、きめこまかな診療を行っているところもあります。

診断

「問診」と「触診」で情報を得る

Point

- 検査法や機器が発達しても、問診と触診が甲状腺診断の基本になる
- 問診からは、診断に必要な症状や家族歴などの患者データを得る
- 熟練した医師の手で行う触診で、はれやしこりの状態が把握できる

「問診」：診断・治療に必要な基礎データを得る

ほとんどの病院が問診票を用意しており、患者さんにあらかじめ記入してもらうようになっています。

●症状　まず医師は、どんな自覚症状があるかを質問します。甲状腺機能亢進症、あるいは甲状腺機能低下症に特有のものか、症状はいつごろはじまったか（気づいたか）、などです。

ポイント：気になる症状などをメモして持参すると、医師に説明するときに役立ちます。

●家族歴　家族（両親、祖父母、叔父叔母、兄弟姉妹など）に、バセドウ病や橋本病など、甲状腺の病気になった人がいるか質問されます。

ポイント：甲状腺疾患は遺伝性のある病気ですので、事前に、可能な範囲で調べておきましょう。

●喫煙・飲酒　タバコは、バセドウ病の寛解《かんかい》率や眼球突出にかかわります。また、甲状腺機能の異常は肝機能に影響します。喫煙や飲酒の習慣は病気の経過を左右するため、答えられるようにしておきましょう。

●副作用　過去に抗甲状腺薬を飲んで、アレルギーなどの副作用があった人は、必ず医師へ伝えてください。治療方針を左右する、重要なポイントです。

「触診」：甲状腺だから可能な医師の手による診断

甲状腺は、ほかの臓器と異なり、体の表面に近いところにありますので、皮膚の外からふれることができます。この特徴を生かして行うのが触診です。熟練した医師の手でさわると、さまざまな情報をキャッチで

きるのです。

●はれ　全体的に大きくはれていて、さわると拍動《はくどう》を感じる、弾力がある、といった場合はバセドウ病が考えられます。

●しこり　しこりの大きさ、かたさ、動き（癒着《ゆちゃく》していて動かない場合は、がんが考えられる）、1つか複数か、押すと痛むか、などを確かめます。良性か悪性かが、触診でほとんど判断できるのです。

こうして、触診によって大体のところを把握しておくと、次にどんな検査が必要か、数値は何を中心に見るかなどがつかめ、不必要な検査をしないですむ場合もあります。

■触診の受け方・方法

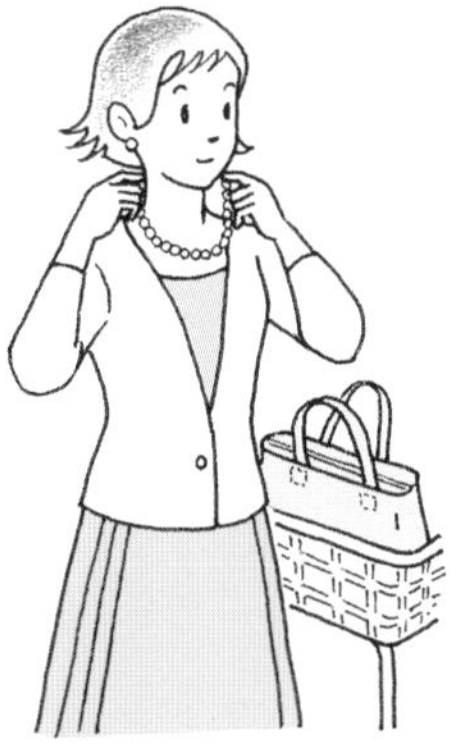

●患者さんの態勢

頸部が十分出るように、衣服やネックレスなどははずします。首筋を伸ばすように軽く上を向き、肩の力を抜いて心身をゆったりさせます。

●医師による前からの触診

- 医師は、のどぼとけの下にある輪状軟骨を確かめ、親指の腹を気管にそって下へ移動させていきます。
- 「はれ」を感じる場合は、患者さんに唾液《だえき》（つば）を飲んでもらいます。はれが気管といっしょに上がってくれば、甲状腺腫です。
- 結節（しこり）があると、指で左右の差を感じることができます。結節が確認できたら、両手を使い、片側ずつさわっていきます。

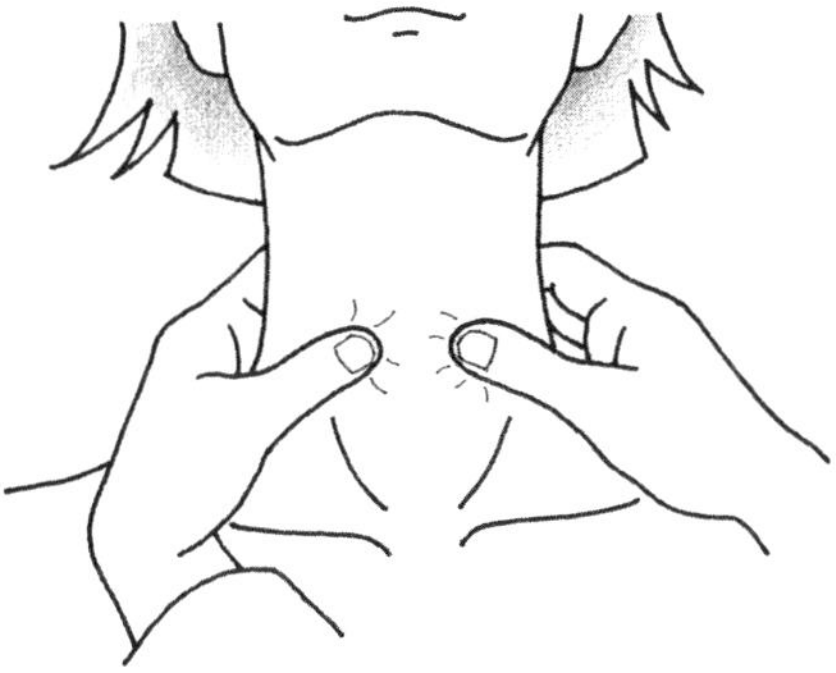

●医師による後ろからの触診

はれやしこりがはっきりしない場合は、後ろからもさわってみます。前からでははっきりしない腫瘍も発見できます。

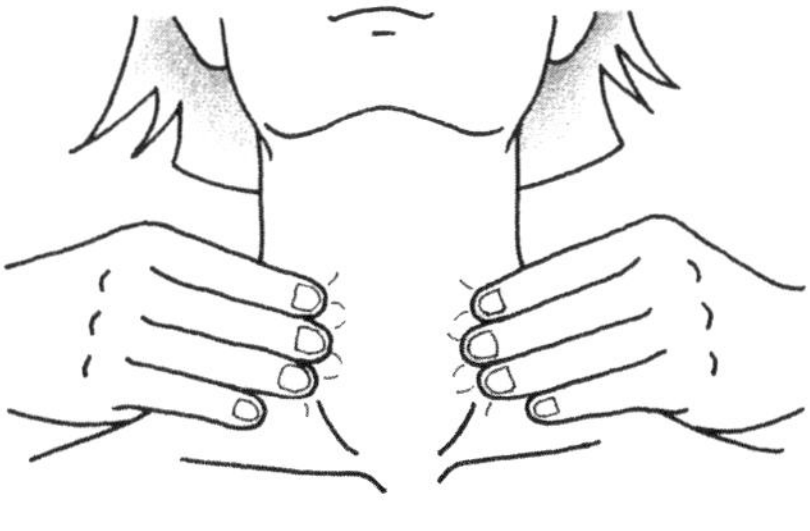

検査1

「血液検査」で甲状腺機能や自己抗体を調べる

Point

- 甲状腺ホルモンのフリーT4とフリーT3を調べ、甲状腺の機能をみる
- 甲状腺刺激ホルモン（TSH）の検査は、スクリーニングとしても有効
- 自己抗体の検査は、バセドウ病や橋本病をいち早く見つけるために重要

血液中のホルモン濃度を調べ甲状腺機能の亢進・低下をみる

血液から甲状腺ホルモンの濃度を調べる方法が確立されたのは、1965年ごろ。それ以降、甲状腺疾患の診断は飛躍的に進みました。甲状腺の機能が正常に働いているかどうかがわかるようになったのです。

ホルモン濃度検査で調べるのは、血液中の**T4（サイロキシン）**と**T3（トリヨードサイロニン）**です。現在は、遊離《ゆうり》型のフリーT4、フリーT3をはかるようになっています。

T4、T3は、血液中では大部分が**サイロキシン結合たんぱく（TBG）**と結合した形で循環しています。これらは、ホルモンとしての活性がない「働けない」ホルモン。働けるようになるためには、TBGホルモンから離れなければなりません。

遊離型甲状腺ホルモンにならないと、目的の細胞内に自由に入れず、ホルモンの機能が発揮できないからです。

ホルモンの機能は、実際に作用しているフリーT4やフリーT3のほうが的確にわかるため、こちらの数値を測定するわけです。

数値が基準値より高ければ甲状腺機能亢進症（中毒症）、低ければ甲状腺機能低下症と診断できます。

TSHは敏感に甲状腺機能を反映する

脳の下垂体から分泌される甲状腺刺激ホルモン（TSH）は、血液中の甲状腺ホルモン（T4、T3）が一定のバランスを保つように働く、いわば調整役です。

甲状腺ホルモンが、正常な状態より少しでも増えてくると、TSHの

分泌は減り、逆に、正常な状態より少なくなると、ＴＳＨが増えて甲状腺ホルモンをつくるよう促します。

つまりＴＳＨは、甲状腺ホルモンの量を敏感に反映して分泌量が増減しますので、ＴＳＨの数値を見れば甲状腺機能がわかるわけです。

また、ＴＳＨは、血液検査ではフリーＴ４やフリーＴ３よりはるかに鋭敏な反応を見せますので、甲状腺ホルモンを測定しなくても、ＴＳＨだけ調べれば病気をスクリーニング（ふるい分け）することもできます。

ＴＳＨ検査は、まだ気づいていない甲状腺の病気を見つけ出す方法としても有効です。

バセドウ病や橋本病を早く見つける抗体検査

バセドウ病や橋本病の発病には、自己免疫反応がかかわります（24ページ参照）。そこで、異常を起こすもとになっている３つの自己抗体の有無や程度を血液から調べます。

●ＴＳＨ受容体抗体（ＴＲＡｂ）

甲状腺には、下垂体から出されるＴＳＨを受け止めるＴＳＨ受容体があります。ところが、このＴＳＨ受容体に対する自己抗体（ＴＳＨ受容体抗体、ＴＲＡｂ）ができると、ＴＲＡｂはＴＳＨにかわってこの受容体を刺激しつづけて甲状腺ホルモンを過剰につくらせてしまいます。

バセドウ病の治療薬、抗甲状腺薬で治療をすることで、ＴＲＡｂの値は下がってきますので、治療効果をみるためにも必要な検査です。

●抗サイログロブリン抗体（ＴｇＡｂ）

甲状腺細胞（濾胞《ろほう》）には、甲状腺ホルモンをつくり貯蔵するときに欠かせないたんぱく質（サイログロブリン）があります。ＴｇＡｂは、このサイログロブリンに対する自己抗体です。ＴｇＡｂは、バセドウ病でも橋本病でも見られます。

●抗甲状腺ペルオキシダーゼ抗体（ＴＰＯＡｂ）

ペルオキシダーゼは、ヨウ素に働きかけて甲状腺ホルモンをつくる酵素《こうそ》で、甲状腺細胞に含まれています。ＴＰＯＡｂは、このペルオキシダーゼに対する自己抗体で、やはりバセドウ病と橋本病の両方で見られます。診断に使われる場合は橋本病に有効で、画像検査をしても首のはれ（甲状腺腫）が認められないほど初期の橋本病が、ＴｇＡｂやＴＰＯＡｂをはかることで見つけられます。

血液検査で甲状腺機能（ホルモン機能）に異常がなくても、ＴｇＡｂかＴＰＯＡｂのどちらかの自己抗体が陽性なら、橋本病があると考えられます。このような抗体検査の発達で、むずかしい橋本病の早期発見が可能になっています。

「画像検査」でしこりや腫瘍の状態を調べる

Point

- 超音波(エコー)検査は、しこりや腫瘍だけでなくすべての甲状腺疾患に有効
- 超音波検査は、放射線を浴びないため、妊婦や胎児でも安心してくり返し受けられる
- 甲状腺に集まる放射線を映像化するシンチグラム写真は、がんの転移探索に有用

超音波(エコー)検査はすべての甲状腺疾患の診断に有効

超音波(エコー)検査は、甲状腺の病気が疑われたら必ず一度は受けておきたい検査です。しこりや腫瘍だけでなく、すべての甲状腺疾患に有効で、触診と並ぶ重要な検査です。

人間の耳には聞こえない超音波を、調べたい部位に送り、はね返ってくる反射波をコンピュータ処理し、モニターに映し出します。甲状腺など体の表面に近い臓器は、解像度が高く、2～3ミリの腫瘍まで観察できます。

機器の進化はめざましく、最新の装置では、腫瘍内部や血管の分布、血流の状態、腫瘍のかたさまで調べることができます。また、良性腫瘍と悪性腫瘍では腫瘍の形や超音波の反射の仕方が異なりますので、良性か悪性かの鑑別まで、かなりの確率で推測できます。

画像検査というとMRI検査やCT検査のほうがより詳しいというイメージがありますが、甲状腺の診断では、超音波検査がもっともすぐれています。

★放射線を浴びる心配がなく、何回でもくり返し行えます。妊娠中の胎児の観察にも用いられるほどで、安全です。

シンチグラム写真は機能亢進やがん転移などを調べる

シンチグラム写真(シンチグラフィ)は、甲状腺のヨウ素を取り込む性質を利用して行う検査です。ヨウ素と同じ性質を持つ放射性ヨウ素のカプセルを飲み、甲状腺に集まるヨウ素から出る放射線を、シンチカメラがとらえて映像化します。

甲状腺ホルモンが盛んにつくられていると、放射性ヨウ素も盛んに取り込まれ、濃く写り、ホルモンの合成が少ないと、薄く写ります。

プランマー病（機能性結節）の診断や、甲状腺機能亢進症の原因鑑別、甲状腺がんの転移を調べる場合などに行います。

★服用する放射性ヨウ素は微量ですから、副作用や発がんの心配はありません。ただし、妊娠中や授乳中の女性には行えません。

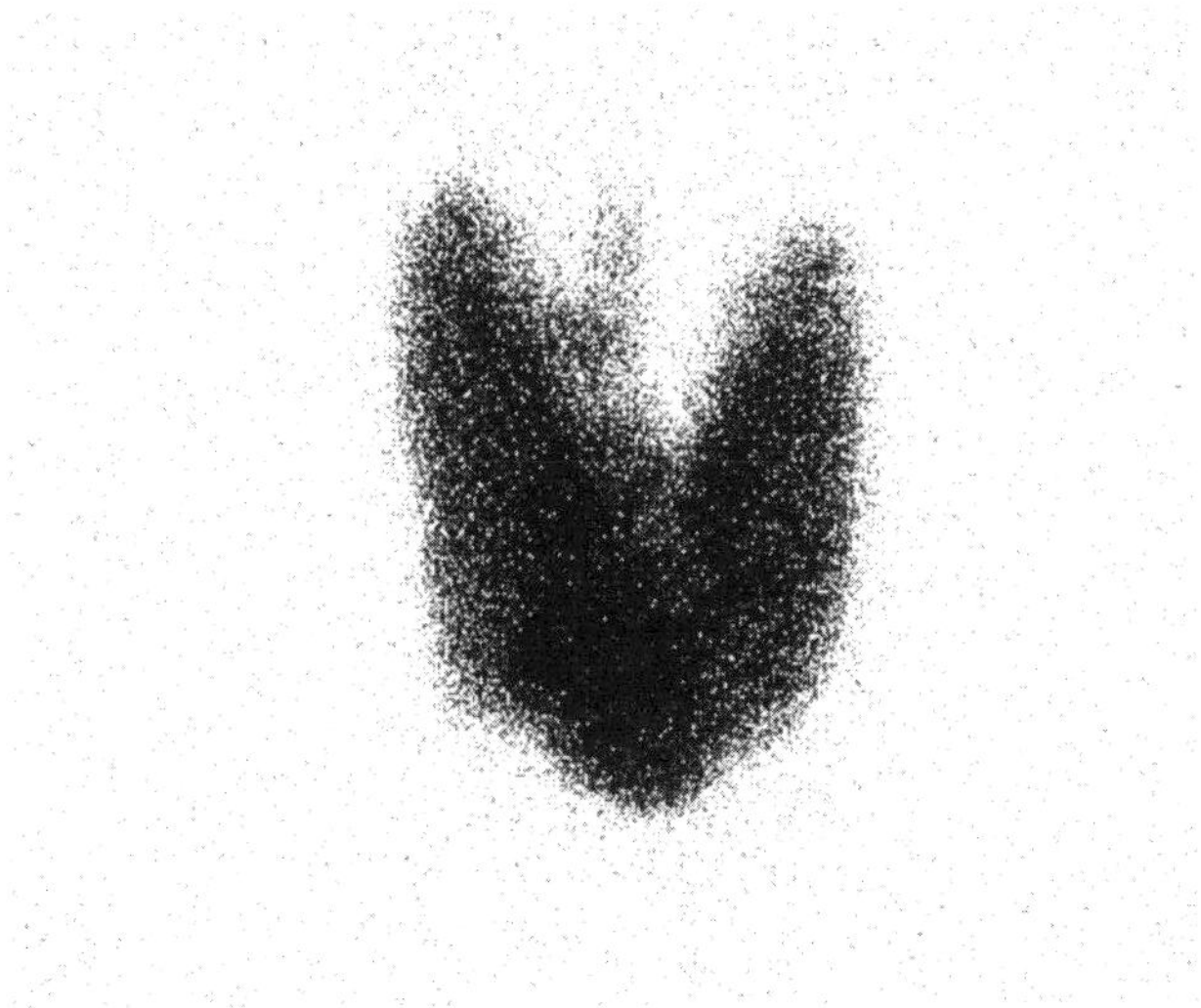

シンチグラム写真

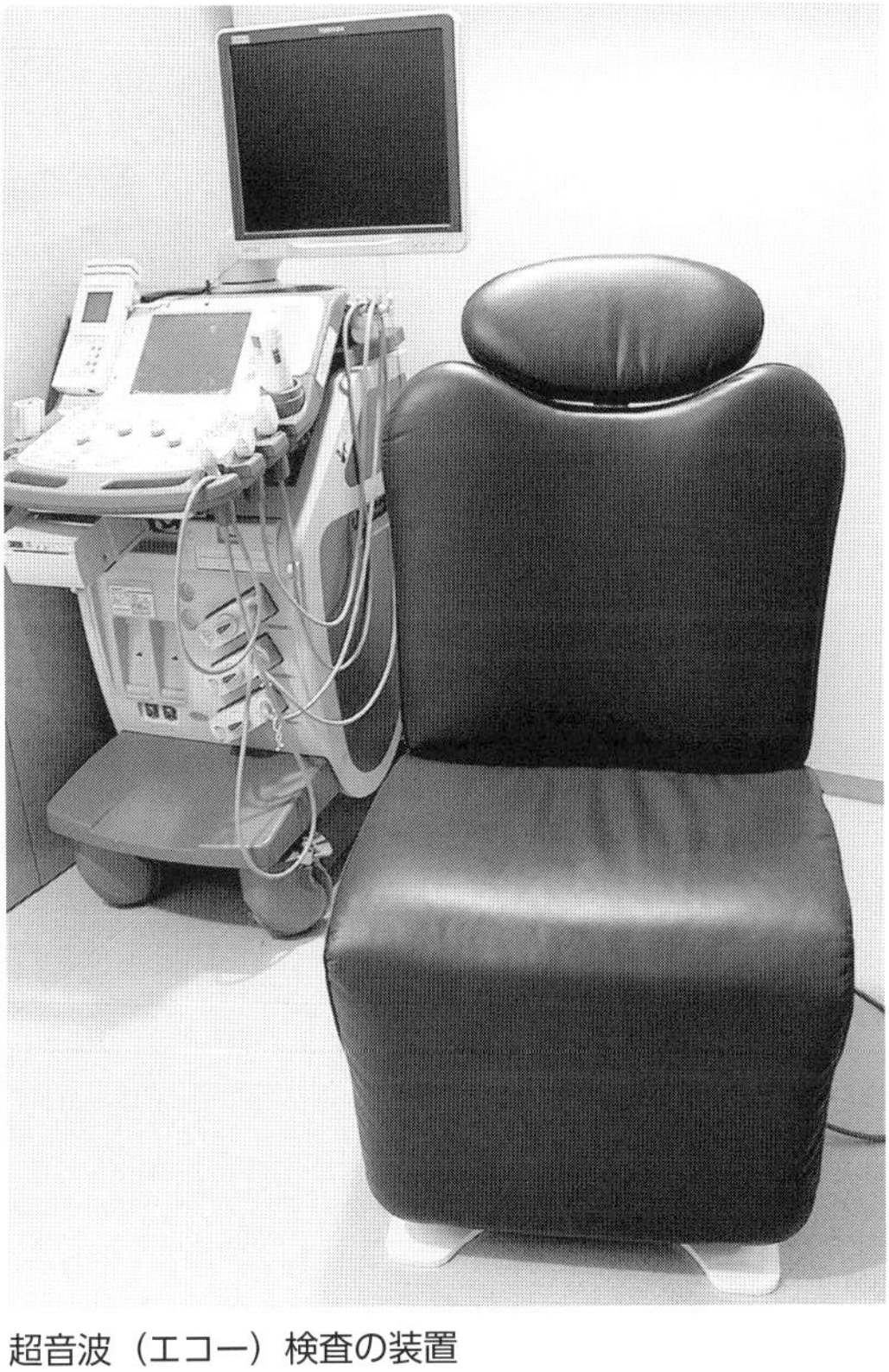

超音波（エコー）検査の装置

検査3

「組織検査」で腫瘍の良性・悪性を調べる

Point

- 穿刺吸引細胞診によって、甲状腺にできる腫瘍が良性か悪性かを調べる
- 穿刺吸引細胞診は、超音波検査とあわせて行うことで、乳頭がんの診断を確実にする
- 血液の腫瘍マーカー検査で、がんの再発・転移を調べたり、治療効果を見る

「穿刺吸引細胞診」で直接組織を調べる

穿刺《せんし》吸引《きゅういん》細胞診《さいぼうしん》は、甲状腺に腫瘍ができている場合に、それが良性か悪性かを調べる検査です。40ページの超音波（エコー）検査と並んで重要な検査です。

この細胞診と超音波検査を組み合わせることで、ほとんどの甲状腺乳頭《にゅうとう》がんを診断できます。

細胞組織は、注射器で採取します。腫瘍に注射針を直接刺して吸引しますが、時間は数秒で、痛みもほとんどなく、麻酔の必要はありません。

病変が奥まったところにある場合や、さわってもわからないほど腫瘍が小さい場合は、超音波（エコー）画像で確認しながら吸引します。

それによって、直径5ミリほどの小さな腫瘍でも、内部へ正確に針を刺すことができます。

採取した細胞は、病理医が顕微鏡で観察し、良性か悪性かを判断します。

甲状腺腫瘍には、いくつかの種類がありますが（118ページ参照）、乳頭がんは、この方法でほぼ１００％診断できます。また、髄様《ずいよう》がんや未分化がん、悪性リンパ腫の判別にも有効です。

ただし、濾胞《ろほう》がんの診断は、細胞診では困難です。

「腫瘍マーカー」で治療効果を確認する

体内に腫瘍があると、その腫瘍がつくる物質が血液や尿に出てきます。このような物質を「腫瘍マーカー」といいます。

甲状腺の腫瘍マーカーは、甲状腺ホルモンをつくるために欠かせない

たんぱく質で（サイログロブリン・39ページ参照）、血液検査で調べることができます。ただし、腫瘍マーカーだけで良性・悪性の診断は困難です。

腫瘍マーカー検査は、甲状腺がんで全摘《ぜんてき》術をしたあとに、治療効果をみたり、がんが再発・転移をしていないか調べる際に特に有用です。

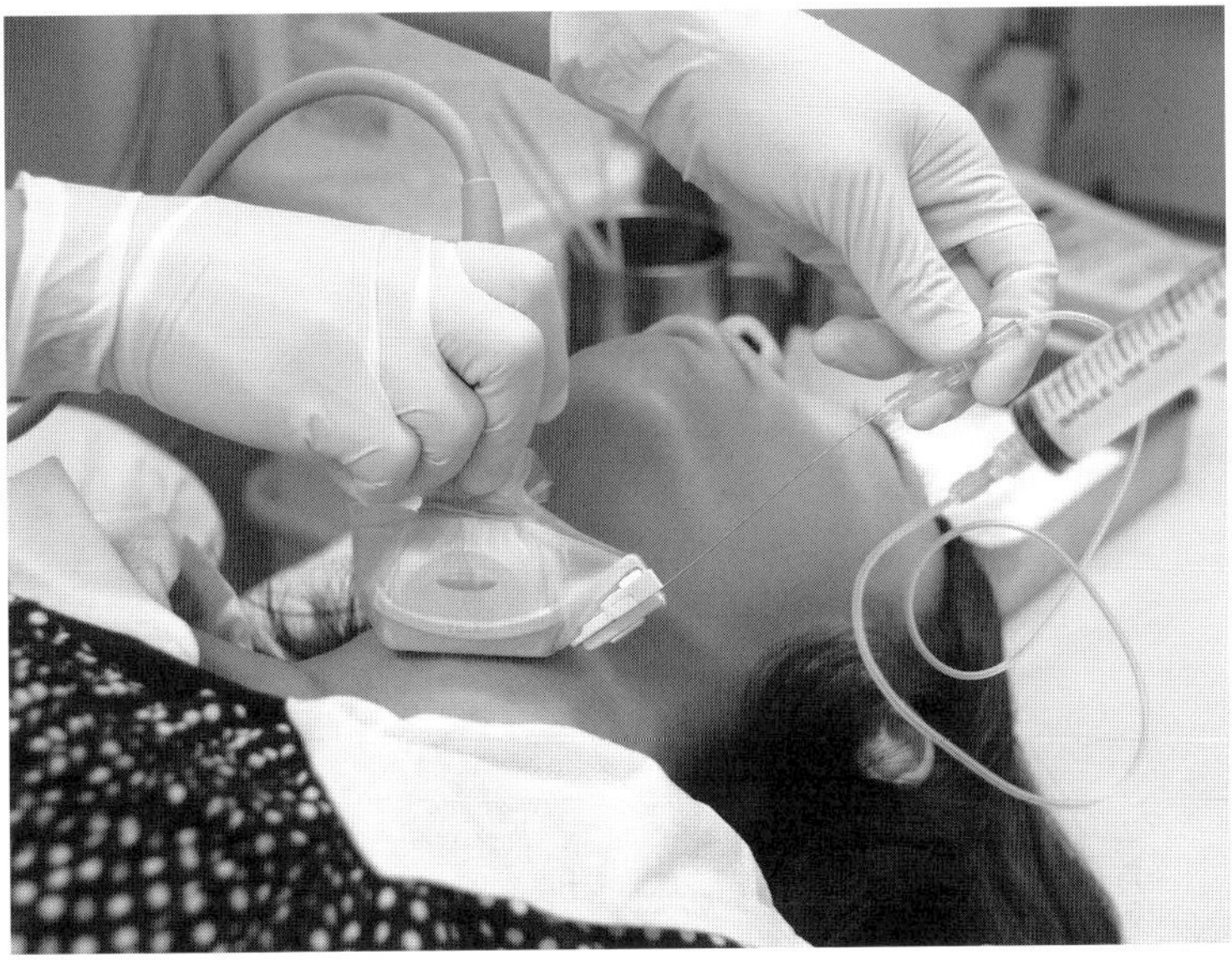

穿刺吸引細胞診をしているところ

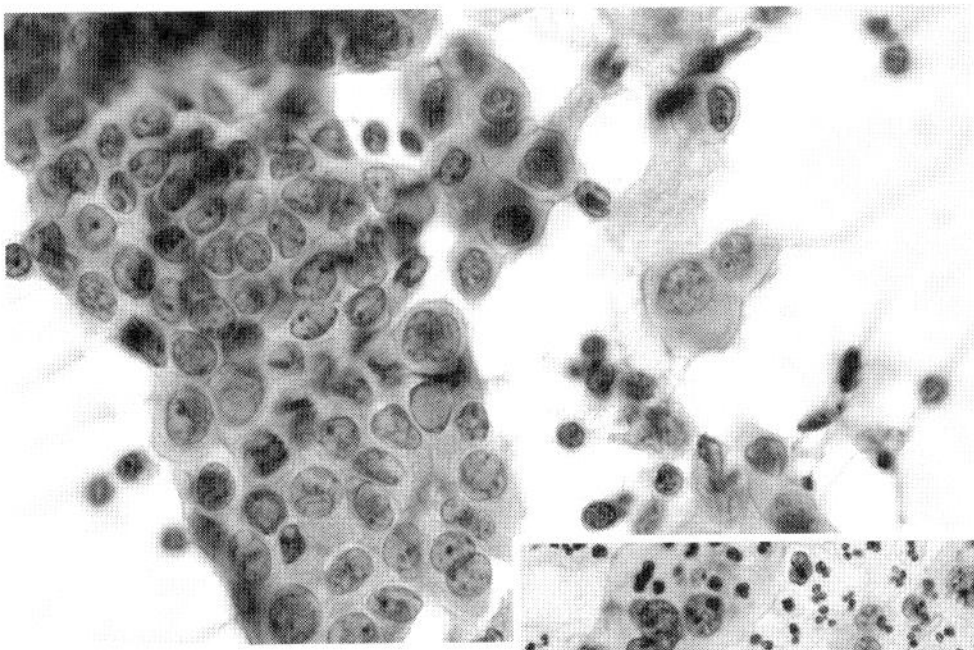

顕微鏡で見た
乳頭がん細胞

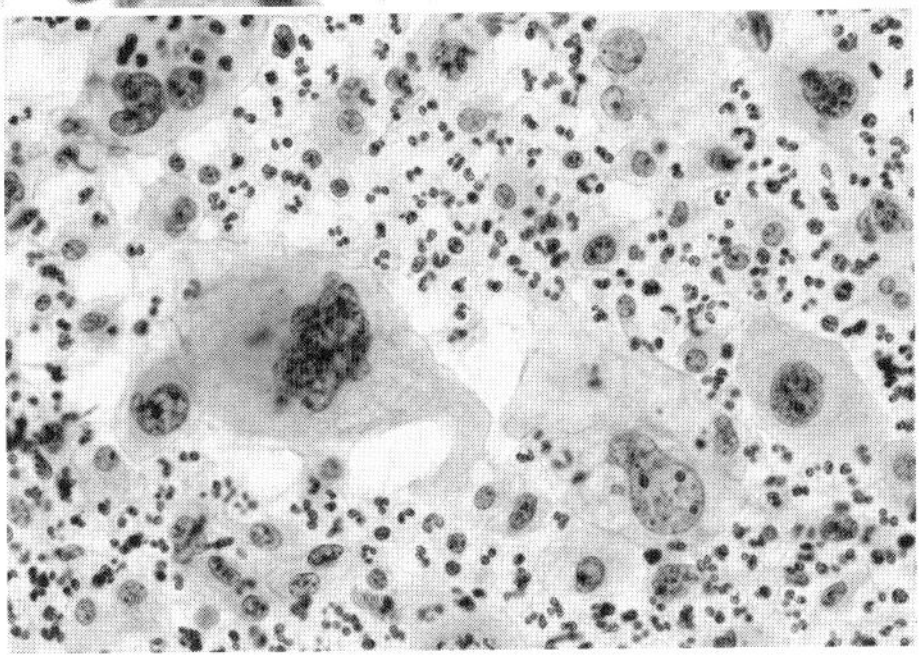

未分化がん細胞

「血液検査」「画像検査」「組織検査」については、第３章〜第５章でも解説しています。検査数値の読み方など、詳しくはそれぞれの病気ごとに見ていきますので参考にしてください。

TSH受容体抗体とTSH刺激性受容体抗体

TSH受容体抗体の検査は診断だけでなく治療中も必要

甲状腺の病気は、自己免疫がかかわるため、抗体検査が重要です。

39ページでも述べましたが、甲状腺の病気では、主に3つの抗体を調べます。TgAbとTPOAbは橋本病でもバセドウ病でも見られる抗体ですが、橋本病の検査が中心です。

ここでは、TSH受容体抗体（TRAb）の検査を少し詳しく見てみます。

TRAbは、診断だけでなく、治療経過の評価のためにも測定されます。

●TRAbの数値が高いと、バセドウ病の程度が強いといえます。
●抗甲状腺薬で治療している間は、TRAbの数値で治療効果が出ているかを見ますので、定期的に調べます。
●TRAbが少なくなれば、バセドウ病は寛《かん》解《かい》（ほぼ治っている状態）となり、薬が中止できる目安となります。
●TRAbが増えていると、バセドウ病再発の目安になります。
●妊娠中の母体のTRAbを調べ、数値が高いと、赤ちゃんにバセドウ病が起こる可能性が高くなります。

TSH刺激性受容体抗体は、バセドウ病眼症の活動性を見る

バセドウ病には、TRAbだけでなく、TSH刺激性受容体抗体（TSAb）という抗体もかかわります。

TSAbは、甲状腺を刺激する作用を測定しています。

●TSAbがあると、バセドウ病と診断できます。
●バセドウ病の甲状腺機能とはあまり関係しません。
●TSAbの数値は、バセドウ病眼《がん》症《しょう》が悪化しやすいかどうかの目安になります。

TRAbもTSAbもバセドウ病の診断に有効ですが、ただし、保険診療では両方を同時に測定することはできません。

そこで使い分けをしますが、TRAbのほうが検査に鋭敏ですので、通常はTRAbを測定します。一方、TSAbは眼の異常に強く関連しますので、バセドウ病眼症の活動性の検査にはTSAbを測定します。

●甲状腺の病気を調べる抗体検査

抗体の名前	抗体が高いと疑われる病気
TSH受容体抗体（TRAb）	バセドウ病
TSH刺激性受容体抗体（TSAb）	バセドウ病
抗サイログロブリン抗体（TgAb）	橋本病 バセドウ病
抗甲状腺ペルオキシダーゼ抗体（TPOAb）	橋本病 バセドウ病

第3章

バセドウ病の症状と検査・診断・治療

バセドウ病はこのような病気です

Point
- 血液中の甲状腺ホルモンが過剰になり、中毒症を起こす病気
- 病気の原因は自己免疫。自己抗体が甲状腺を刺激してホルモンをつくらせる
- 20～30代の若い女性に多いが、男性でもなる人が少なくない

甲状腺ホルモンが増え甲状腺中毒症が起こる

血液中の甲状腺ホルモンが多すぎるためにあらわれる症状を「甲状腺中毒症」といいます。

甲状腺中毒症（※）が起こるのは、甲状腺ホルモンの合成・分泌が過剰になる「甲状腺機能亢進症《こうしんしょう》」の場合が多く、その代表的な病気がバセドウ病です。

よく、甲状腺機能亢進症とバセドウ病は同じ病気と考えられがちですが、この2つはイコールではありません。

甲状腺機能亢進症は「病態」をあらわす言葉で、バセドウ病は「病名」です（23ページMEMO参照）。

甲状腺機能亢進症は、バセドウ病が原因となる場合が圧倒的に多く、**特に日本人の場合、90％以上はバセドウ病**といってよいほどです。

※甲状腺中毒症には、ほかに亜急性《あきゅうせい》甲状腺炎の初期（142ページ参照）、甲状腺機能性結節《けっせつ》（プランマー病。146ページ参照）、甲状腺刺激ホルモン（TSH）産生《さんせい》下垂体《かすいたい》腫瘍《しゅよう》（147ページ参照）などがあります。

自己免疫による病気治療法は3通りある

バセドウ病は、甲状腺ホルモンが過剰になる病気ですが、その原因となるのが自己免疫《じこめんえき》です。自分の甲状腺に対する自己抗体《こうたい》（TSH受容体抗体・TRAb）が甲状腺を刺激し、甲状腺ホルモンをどんどんつくらせてしまうのです。

そこで、バセドウ病の治療は、**過剰になった甲状腺ホルモンの量を調整することが中心**になります。

治療法としては、①薬、②アイソ

■バセドウ病患者の年齢分布

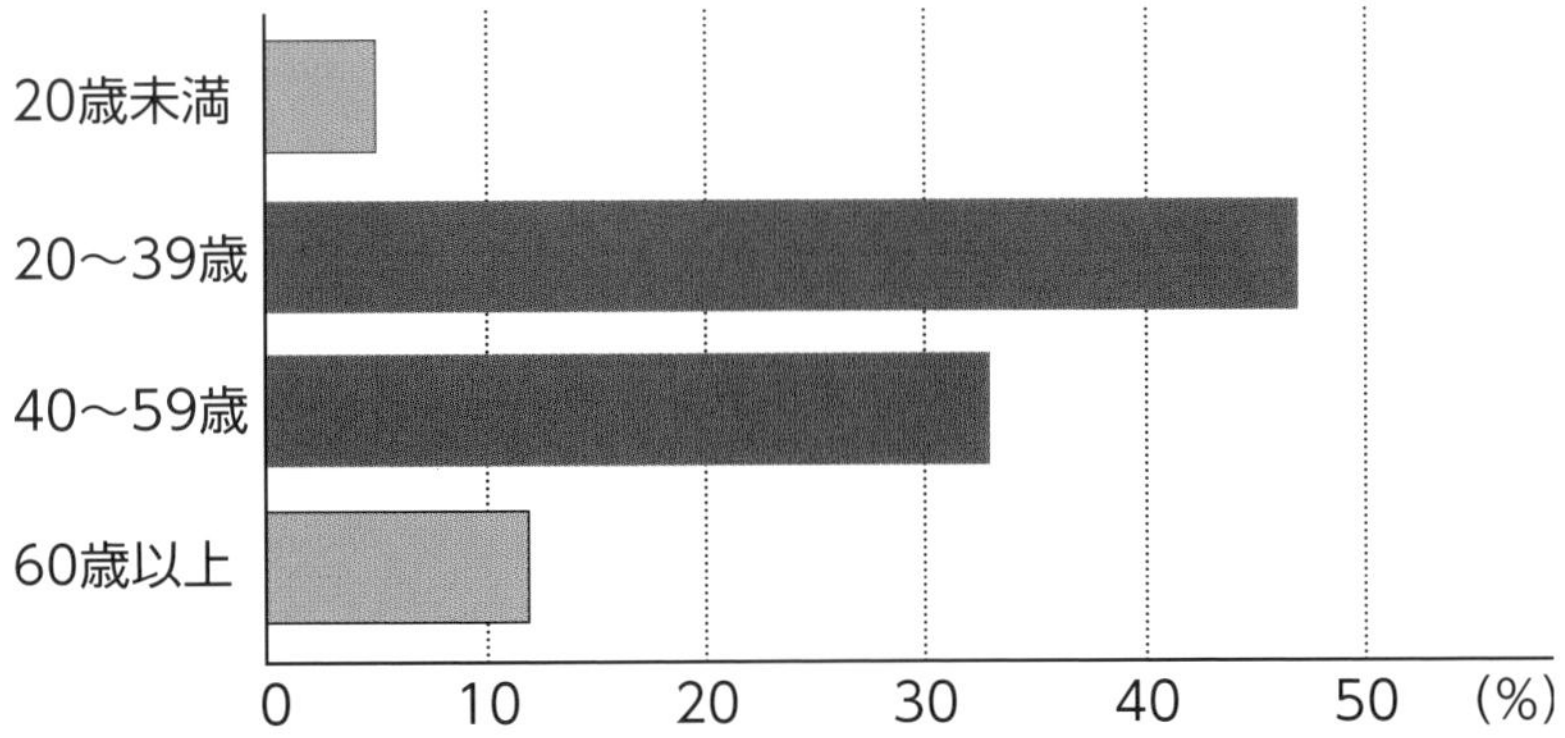

トープ（放射性ヨウ素）、③手術、の3種類があり、日本では薬による治療が中心となっています。なお、バセドウ病の根本原因である免疫異常の治療法は、まだ開発されていません。

治療法については、64ページから詳しく説明します。

若い女性に多いが男性にも少なくない

甲状腺の病気は全般的に女性に多く、バセドウ病も例外ではありません。ただし、ほかの甲状腺疾患とくらべると、**男性でもなりやすい**という特徴があります。

甲状腺の病気全体の男女比は、男性1に対して女性は5・4です。しかし、バセドウ病に限れば、男性1に対して女性は4となっています（下のグラフ参照）。

患者さんの年代は、上のグラフにあるように、20代と30代に多く、次いで40～50代で、60代以降のお年寄りにも見られます。一方、子どもには少なく、15歳以下の患者さんは、バセドウ病患者全体の3％ほどにすぎません。

■バセドウ病患者の男女比

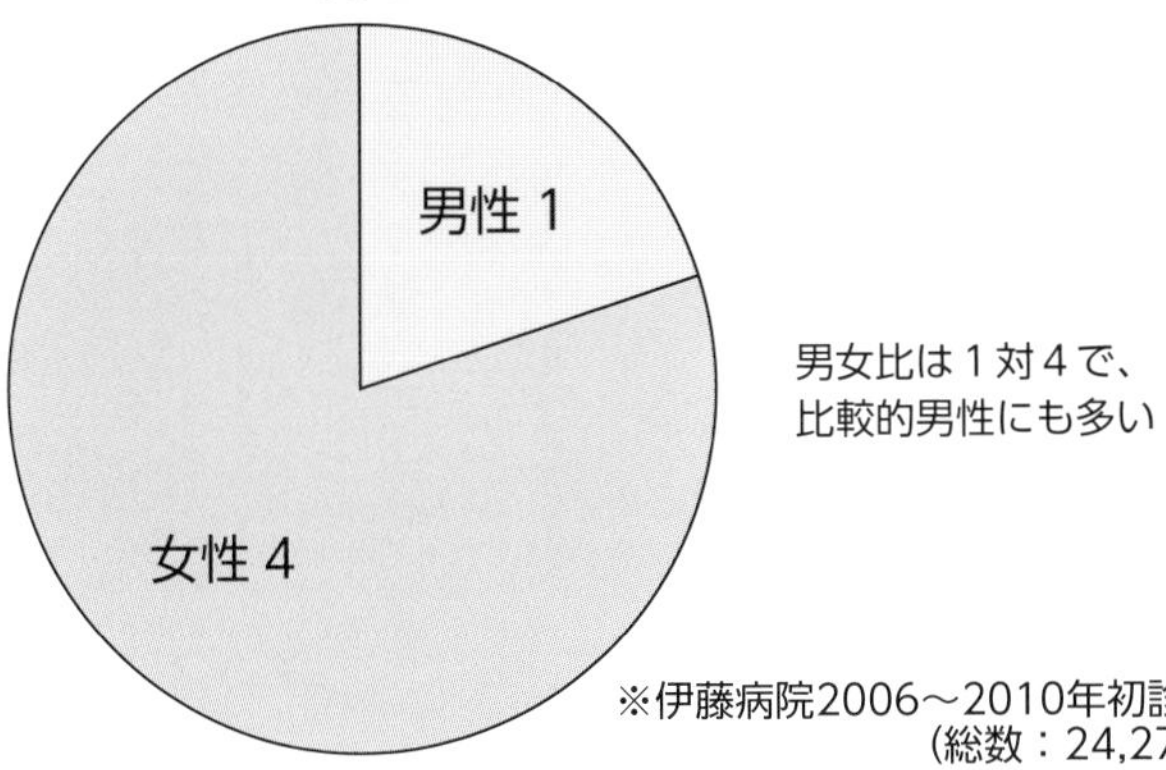

※伊藤病院2006～2010年初診患者
（総数：24,279例）

バセドウ病の症状1

ほとんどの人に出る「首のはれ」

Point
- ●「首のはれ」は、バセドウ病の人に多かれ少なかれあらわれる症状
- ●自己抗体(TSH受容体抗体)が甲状腺を刺激し、細胞が増えてはれる
- ●甲状腺の蝶の形のままに、甲状腺全体が「びまん状」にはれる

自己抗体の刺激で細胞が増加してはれる

バセドウ病になると、程度のちがいはありますが、多かれ少なかれ「首のはれ」があらわれます。

バセドウ病の原因となる自己抗体(TSH受容体抗体、24ページ参照)が甲状腺を刺激しつづけ、その影響で甲状腺細胞がどんどん増えていきます。さらに、甲状腺内の血管細胞も増えて血流が多くなるため、甲状腺全体がはれてくるのです。

「首のはれ」は、バセドウ病の症状として古くから知られている「メルセブルグの三徴《さんちょう》」(左ページのカコミ参照)の一つです。

「はれ」の特徴はやわらかく痛みはない

バセドウ病のはれは、甲状腺の蝶《ちょう》が羽を広げたような形のままで、「びまん状」にはれていきます。「びまん」とは「広がり、はびこる」という意味です。

甲状腺全体に病気がおよんでいる、このようなはれを「びまん性甲状腺腫《しゅ》」といいます。

●位置　首の真ん中より少し下で、鎖骨《さこつ》より上のあたりがはれます。男性がはれる位置は、女性より下になります(31ページ参照)。

●見た目や触感　甲状腺全体がそのままの形ではれてくるため、首全体がふっくらと太くなったように見えます。さわるとやわらかく、しこりは感じられません。

●痛みや詰まり　はれている部分に痛みはありません。また、はれのために、のどが詰まるようなこともありません。

●年齢や男女の差　若い人は大きく

はれ、50歳以上ではそれほど大きくならない傾向があります。また、男性は甲状腺の位置が低いため、はれても女性ほど目立ちません。

●はれの大きさと病気の重さ　人によって、大きくはれる場合もあれば、それほどはれが大きくならない場合もあります。しかし、はれが小さくても重症の場合があるように、大きさと病状の重さは、直接は関係しません。ただし、はれが大きい場合は治りにくい傾向があります。

※「首のはれ」の見分け方は、31ページも参照してください。

❖メルセブルグの三徴とは

バセドウ病という名前は、1840年にこの病気について論文を発表したドイツの医師、カール・フォン・バセドウに由来しています。

バセドウ医師は、バセドウ病特有の症状として「首のはれ（甲状腺腫）」「眼球突出《とっしゅつ》」「速い脈（頻《ひん》脈《みゃく》）」をあげました。これが「メルセブルグの三徴」です。メルセブルグとは、バセドウ医師の診療所があった地名です。

当時は、バセドウ病を検査する方法がなかったため、こういった症状から診断するしかなかったのです。

しかし、この3つの症状がそろうバセドウ病は、現在では少なくなっています。血液による検査法が進んだ現在では、その前の段階で病気が見つかるようになっているからです。

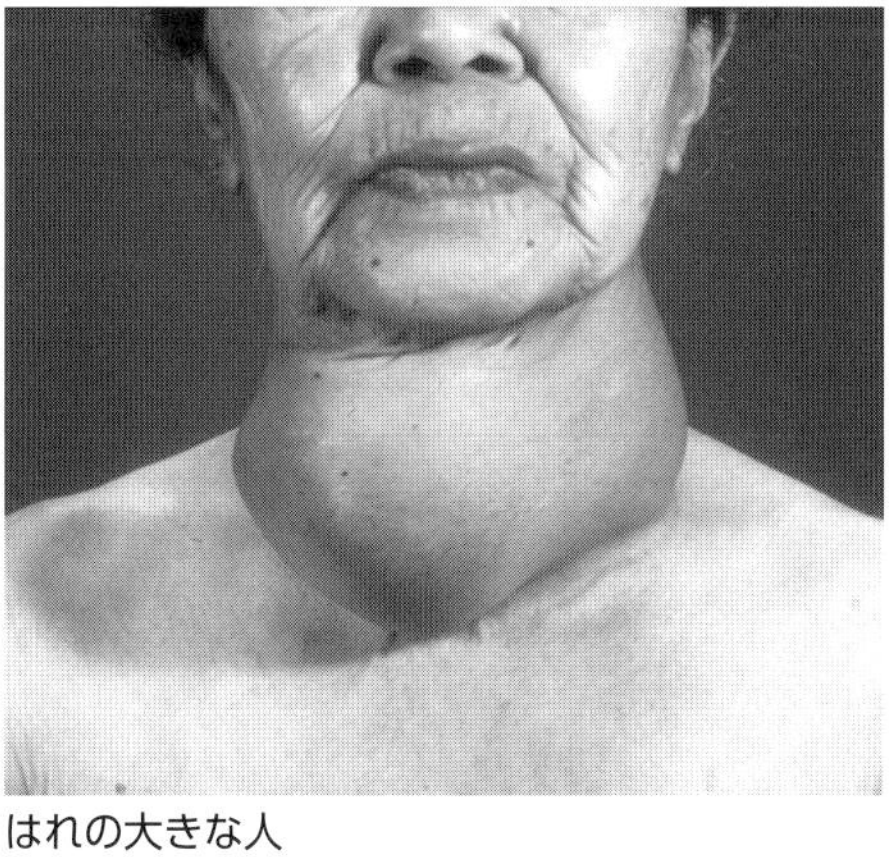

はれの大きな人

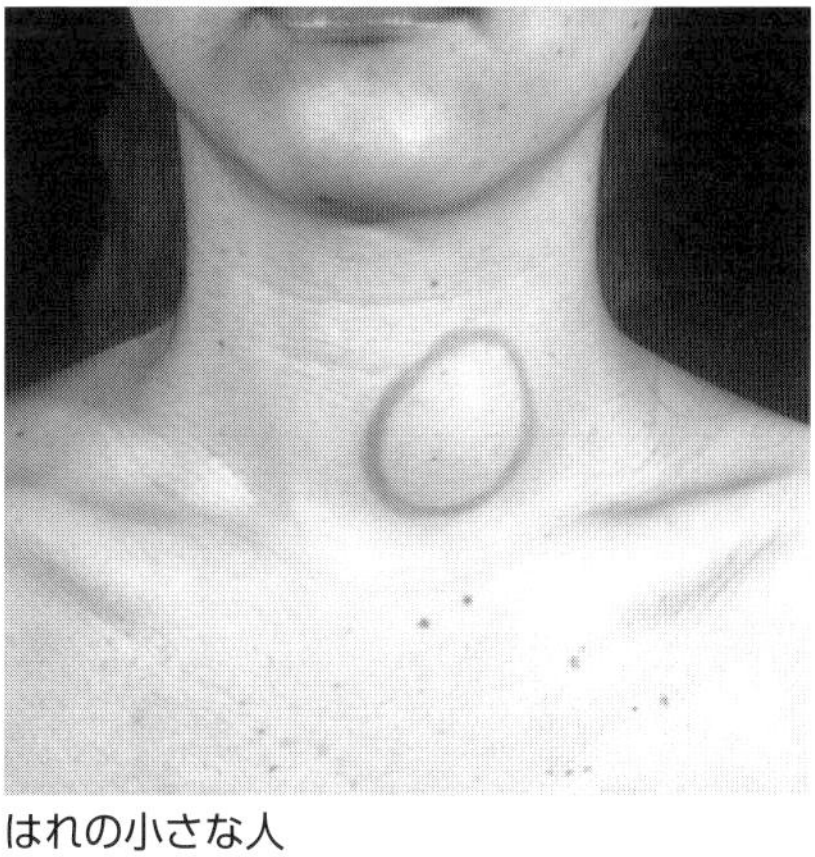

はれの小さな人

バセドウ病の症状2

眼球突出などの「目の症状」

Point

- 自己抗体が眼球の奥の組織を刺激して、さまざまな症状が起こる
- 目が出てくる「眼球突出」が起こるのは、患者の20〜30％
- 眼球を動かす筋肉がおかされたり、まぶたに変化が起こることがある

「眼球突出」は自己抗体の刺激によって起こる

バセドウ病では、目に異常があらわれることがあります。これを「**バセドウ病眼症《がんしょう》**」といいます。

特に、目が出てくる「**眼《がん》球《きゅう》突《とつ》出《しゅつ》**」は、バセドウ病眼症の中でもよく知られています。

目が出る原因としては、自己免疫が関係すると考えられています。眼球の奥にある筋肉や脂肪の組織が、自己抗体によって刺激を受け、炎症やむくみを起こします。そのため筋肉や脂肪の体積が増え、眼球を前方へと押し出してしまうのです（左ページの図参照）。

ただし、眼球突出は、甲状腺ホルモンが増えることとは関係ありません。

甲状腺機能亢進症がひどくなっても、目はほとんど出ない人がいる一方で、ホルモン分泌はそれほど過剰ではないのに目がかなり出てくる人もいるなど、さまざまです。

このように、眼球突出は、甲状腺機能亢進症とは直接かかわらないため、機能亢進症の治療をしても治りません。

症状が強い場合は、バセドウ病眼症が専門の眼科医にきちんと治療をしてもらう必要があります。

なお、眼球突出ではないのに、目が出ているとまちがえられるケースがあります。甲状腺ホルモンの刺激で自律神経が緊張し、上まぶたがつり上がって、かっと見開いた状態になる場合です（**眼瞼後退《がんけんこうたい》**）。こちらは、ホルモン過剰のために起こる症状ですので、機能亢進症の治療をすれば治ります。

目が出るケースは患者の中の20〜30％

バセドウ病というと、目が出てくる病気というイメージがありますが、これは正確ではありません。バセドウ病になっても、必ずしも眼球が突出するわけではないからです。

実際に、バセドウ病の患者さんを見てみると、発病前とくらべてはっ

■ 眼球の奥に起こる変化

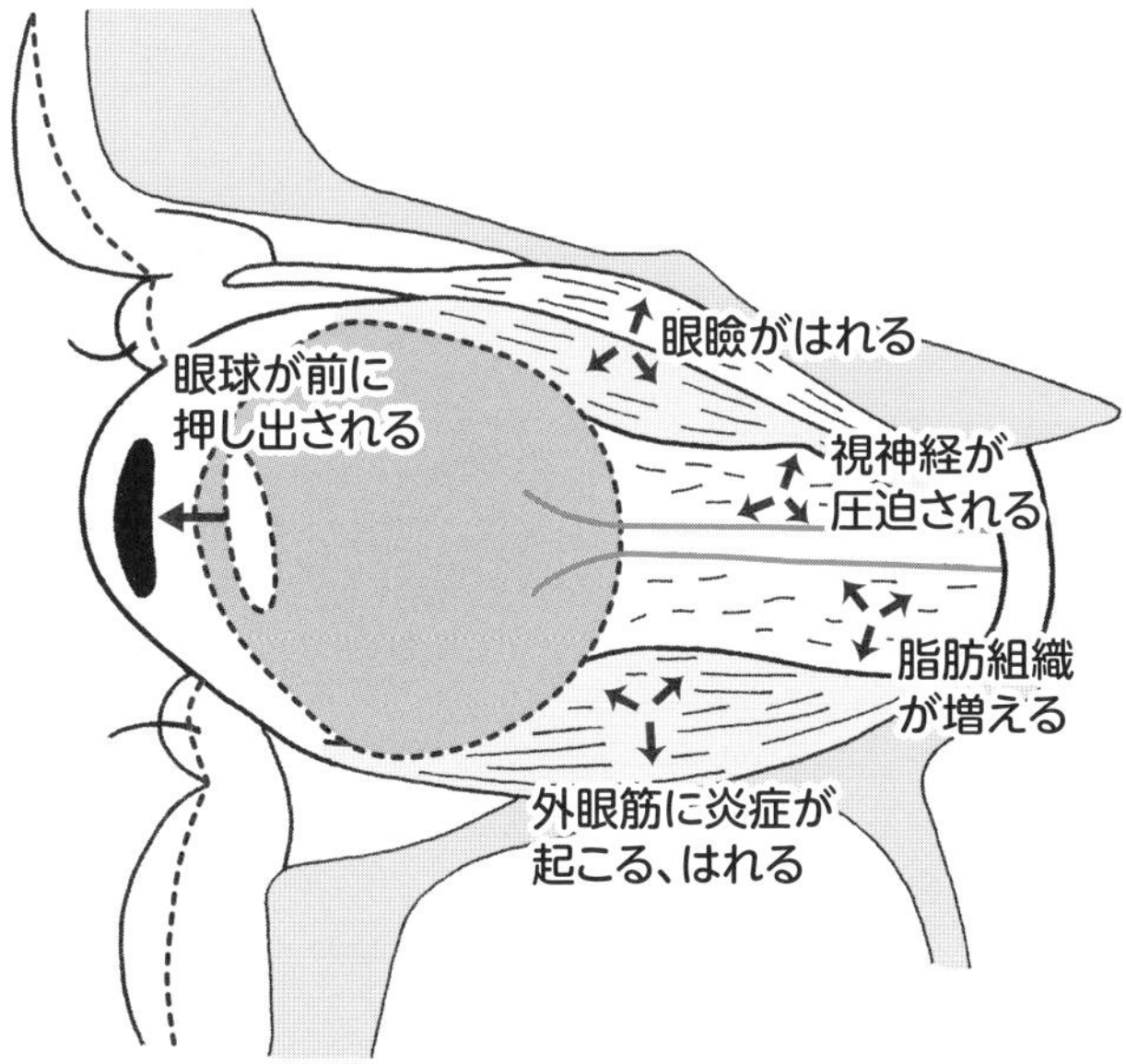

眼球を動かす筋肉（外眼筋《がいがんきん》）がはれたり、眼球の後ろにある脂肪が増えて、内部の圧力が高まり、眼球を前に押し出すので、目が出てきます。外眼筋がはれると、眼球の動きが制限され、左右の目が同調して動かせなくなります。脂肪組織が増えると、まぶたのほうへ押し出され、まぶたがはれることもあります。

■ バセドウ病眼症の症状

症状	医学名
目が出る	眼球突出
まぶたがはれる	眼瞼腫脹《がんけんしゅちょう》
まぶたがつり上がり、目が見開いた状態になる	眼瞼後退
さかさまつげ	睫毛内反《しょうもうないはん》
目が乾き、しょぼしょぼする	ドライアイ
白目とまぶたの裏側が赤く充血する	結膜充血
白目とまぶたの裏側がむくむ	結膜浮腫
ものが二重に見える	複視
視力が低下する	視神経症

きりわかるほど突出する人は、10人中2～3人程度です。

また、日本人は欧米人とくらべ、眼球の突出が軽い傾向があります。白人では、眼球がメガネのレンズについてしまうほど突出する人が少なくないのですが、日本人では、これほど激しく突出する人は、10人に1人もいません。

目に関連して、もう一つ誤った先入観があります。それは、目が大きい人はバセドウ病になりやすい、という説です。しかし、これまでも述べているように、目が出てくるのは自己抗体などのメカニズムによるもので、目の大きさとは関係ありません。あいまいなイメージにまどわされないようにしましょう。

「複視」「眼瞼腫脹」などその他のバセドウ病眼症

バセドウ病眼症では、まず眼球の奥にある脂肪や筋肉、まぶたの筋肉、涙腺《るいせん》などに変化が起こります。さらに進むと、眼球や視《し》神経も障害され、眼球突出以外にもさまざまな症状があらわれます。

●ものが二重に見える（複視）

眼球を動かす筋肉（外眼筋《がいがんきん》）が炎症によってはれると、筋肉がうまくのびずに眼球の動きが制限され、左右の目が調和して動かせなくなります。そのため、ものが二重に見える「複視《ふくし》」になったり、頭痛や眼精《がんせい》疲労が起こります。

【注意点】バセドウ病による複視は、「両目で見たときだけ」二重に見えます。片方の目で見ても二重に見える場合は、別の目の病気が考えられますので眼科を受診してください。

●視力が低下する（視神経症）

外眼筋のはれが進むと、脳へ視覚情報を送る視神経が圧迫され「視神経症」が起こることがあります。視力が低下し、まれですが、失明に至ることもあるこわい眼症です。

●まぶたがはれる（眼瞼腫脹）

眼球の奥の脂肪組織が増え、それがまぶたのほうへ押し出され、まぶたがはれる「眼瞼腫脹《がんけんしゅちょう》」が起こることがあります。はれが進むと、まぶたが眼球をおおい、〝ひさし〟のようになることもあります。

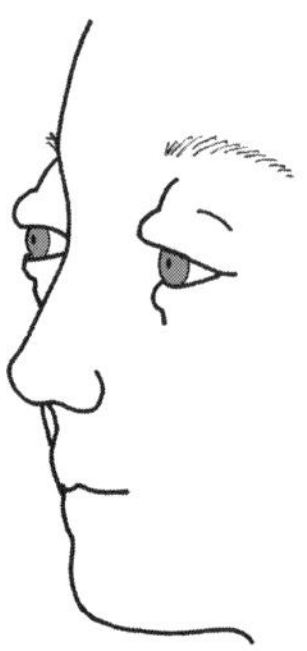

●涙の分泌量が減る（ドライアイ）

涙腺に炎症が起こり涙の分泌量が減ると、目が乾いてしょぼしょぼする「ドライアイ」になりやすくなります。

バセドウ病眼症には、ほかにも、51ページの表のようにさまざまな症状があります。

バセドウ病の症状3

機能亢進による「全身の症状」

Point
- 過剰な甲状腺ホルモンは代謝を異常に高め、多様な全身症状が起こる
- ほとんどの人にあらわれる心臓の症状、手指のふるえ、多汗
- 心も不安定になり、イライラしたり、集中力が落ちたりする

甲状腺ホルモンは新陳代謝《しんちんたいしゃ》を高めますが、多くなりすぎると、全身の代謝が異常に活発になり、体も心も一種の興奮状態になります。

肉体面では、常にエネルギーが燃えて、休んでいても激しい運動をしているような状態になります。精神面では、不安定になってイライラしたり、集中力がなくなります。

甲状腺機能亢進症の症状は気づきにくく、いつ病気がはじまったのか、自分でもなかなかわかりません。次のような症状に気を配るようにしてください。

動悸、頻脈、高血圧など もっとも多い心臓の症状

●動悸・頻脈

甲状腺ホルモンが増えすぎると代謝が高まり、全身の細胞でたくさんの酸素が必要になります。その酸素を送るため、心臓の働きが活発になり、心臓の筋肉が過剰に刺激されるため、動悸《どうき》や頻脈《ひんみゃく》などがあらわれます。バセドウ病の患者さんがもっとも多く訴える症状です。

【バセドウ病の動悸の特徴】

★胸のドキドキ（動悸）は、階段を上るなどして体を動かしたあとに強くなります。そして、体を休めると、徐々に軽くなります。

★動悸には、脈が速くなる頻脈がともないます。脈拍《みゃくはく》数は、ふつうは1分間に70～80くらいですが、バセドウ病では１００以上になることも珍しくありません。

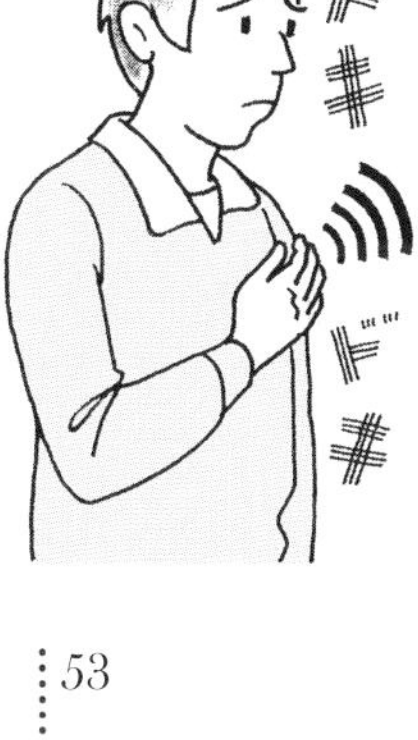

★眠ろうとすると強い動悸を感じ、寝つけず不眠になることがあります。

【注意点】動いているときは気にならないのに、じっとしていると動悸を感じ、何か用事をはじめると忘れてしまうような場合は、不安や緊張など精神的なものが原因となっていると考えられます。このような動悸には、頻脈はともないません。

●心房細動《しんぼうさいどう》

これは、心臓の中に異常な電気回路ができて、不規則にから回りする状態です。脈が不規則に、ゆっくり打ったり速く打ったりします。バセドウ病ではよく起こります。

●高血圧

心臓から送られる血液の量が増え、末梢《まっしょう》血管が拡張するため、血圧が上がることがあります。ただし、バセドウ病の場合、最高血圧は高くなりますが、最低血圧は90、もしくはそれ以下です。通常の高血圧症では、最低血圧も高くなりますが、バセドウ病では最高血圧だけが上がるため、最高と最低の差が大きいのが特徴です。

70〜80%にあらわれる手指のふるえ（振戦）

甲状腺ホルモンの過剰による手指のふるえ（振戦《しんせん》）は、バセドウ病患者の70〜80%にあらわれる、非常に多い症状です。

指先が小さく、こまかく、速くふるえるのが特徴で、ガクガクと大きくふるえることはありません。

ペンを持つ手指がふるえて文字が（特に小さな文字が）書きにくい、針仕事がうまくできない、といった状態になります。

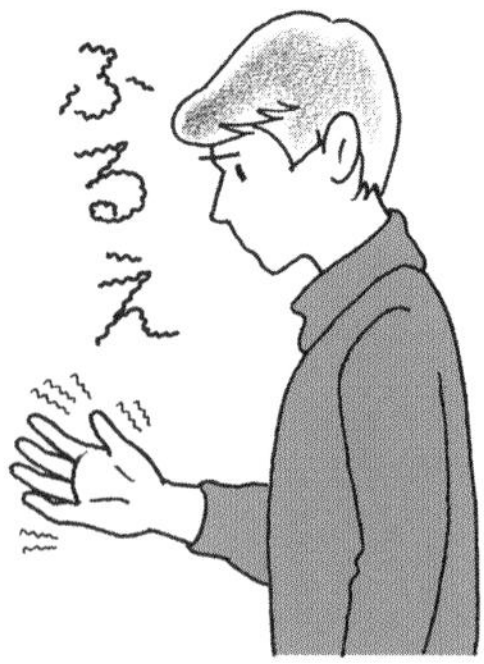

ふるえは、まぶたやひざにまでおよぶことがあります。さらに進むと、全身がふるえ、じっと座っていてもカタカタと音がするようになります。

ふるえは、バセドウ病の治療をしてもなかなか消えないのですが、バセドウ病が治ればおさまります。

体内の発熱量が上がり暑がりになる、汗をかく

バセドウ病になると、過剰な代謝によって、体内ではいつもエネルギーが燃えている状態になります。そのため、体がほてり、暑がりになります。

体内の発熱量が高いために、微熱（37度程度）が出る人もいます。

暑いためによく水を飲むようになり、汗もよくかきます。バセドウ病

の場合は、**動いていないのにじとっとした汗をかくのが特徴**です。皮膚はいつも湿っていて、脂《あぶら》ぎった感じになることもあります。

バセドウ病の人は、冬は人より薄着で過ごせて、体調もいいようです。暖房が入っているところでは、ほかの人にとってはちょうどよくても、一人じっとり汗をかきます。

その一方、夏は全身から吹き出るように汗をかきます。暑さが体にこたえ、具合が悪くなる傾向もあります。現代は冷房が発達していますので、昔ほどではないのですが、それでも「夏はつらい」「夏負けする」という人が多く見られます。

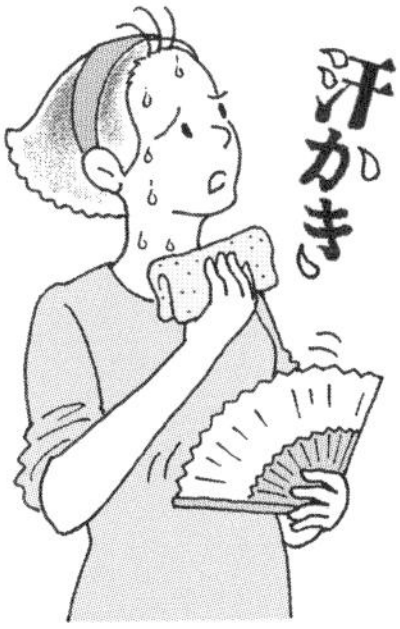

暑がりや多汗《たかん》も、バセドウ病患者の70～80％に見られる、大変に多い症状です。

【注意点】 40歳以上の女性で、首から上だけ汗をかいたり、急に頭のてっぺんから汗が吹き出してくるような場合は、バセドウ病の可能性は低く、更年期《こうねんき》障害が考えられます。

半数の人が食べてもやせる下痢ぎみになることもある

●体重減少（あるいは増加）

代謝とは、栄養素を体が利用しやすい形に分解・合成する働きですが、甲状腺機能亢進症では、この代謝が異常に高まります。そのため「燃費の悪いクルマ」のような状態になり、カロリーがムダに消費されます。

ですから、いくら食べても太らないか、あるいはやせてきます。バセドウ病の人の半数は、こういったタイプです。

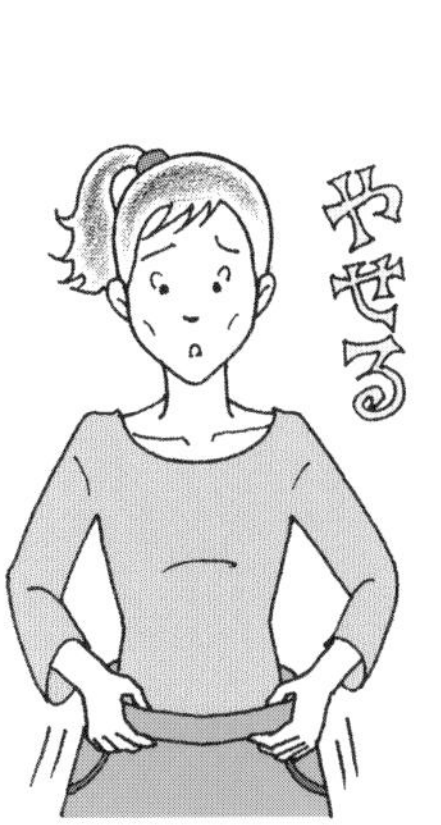

しかし一方では、太る人もいます。食欲が出るため、体が消費する以上に食べてしまって、エネルギーの消費バランスがプラスになってしまうのです。若い女性に多く見られる傾向で、女性患者の20％ほどは、かえって太るようになります。

なお、男性患者では、バセドウ病になって太る人はほとんど見られません。また、お年寄りの場合も、バセドウ病になると食欲がなくなるため、いっそうやせてきます。

●下痢ぎみ（軟便）

甲状腺ホルモンが過剰になると、消化管の働きが活発になりますので、下痢《げり》ぎみになります。ひどい下痢ではないのですが、軟便《なんべん》になり、1日に2〜3回の排便があります。

●血糖値の上昇

食べものの栄養素が、急速に消化管から吸収されるので、一時的に血《けつ》糖値《とうち》が上がることがあります。そのため、糖尿病とまちがえられる場合があります。

筋肉が弱くなる疲れやすくなる

●筋肉が弱る

バセドウ病では代謝が活発になりすぎて、筋肉のたんぱく質も過剰に分解されます。そのため、筋肉が弱くなります。特に、太もも、おしり、背中などの大きな筋肉が落ちてきます。

筋肉が弱ると、いろいろな動作がつらくなりますが、中でも中腰になった姿勢から立ち上がるようなとき、筋肉のおとろえを感じます。また、

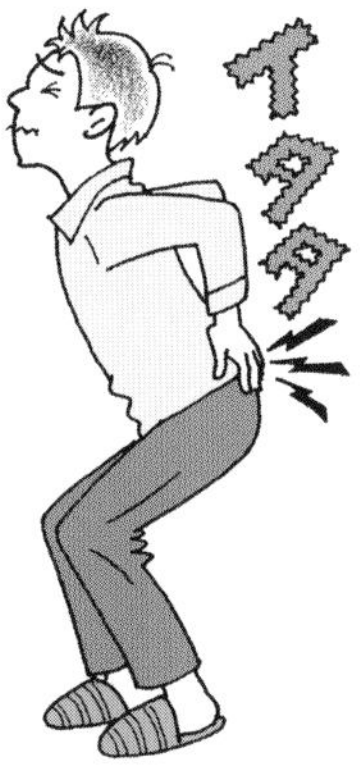

筋力がないため、腰やひざなどの関節に痛みが出る人もいます。

腕力や握力が低下する場合もあり、ものを落としやすくなったり、ものを運ぶのがつらくなったりします。

●疲れやすくなる

バセドウ病では、機能亢進《こうしん》のために、体中の細胞が必要以上にエネルギーを消費するようになります。

動いていないのに休みなくジョギングをしているような状態になって、体力を消耗するので、とにかく疲れます。

消費エネルギーが多い上に、体を支える筋肉が弱まるので、体力が落ちて疲れやすくなるのです。

疲労も、多くの患者さんが訴える症状の一つです。

不安、イライラなど精神や行動面の症状

バセドウ病は、体だけでなく心にも影響をあたえます。

甲状腺ホルモンが過剰な状態がつづくと、気分がしずんだり、逆に精神が高ぶって興奮しやすくなることもあります。

精神的に不安定になりイライラする人も、かなり見られます。イライラから気が短くなり、性格が変わったように見えることもあります。

行動面では、代謝が高まるために活動的になるのですが、むしろそわそわと落ち着かない印象をあたえます。

いずれにしても、バセドウ病と心の問題は深いかかわりがあり、精神的ストレスが発病の引き金になった

り、病気を悪化させるリスク因子《いんし》にもなります（172ページ参照）。

●子どもにあらわれる影響

子どもの場合、甲状腺の機能が亢進すると、体よりも精神や情緒、行動面に、いっそう強く影響があらわれるようになります。

たとえば、一つのことに集中できなくなり、成績が急に下がるような場合。また、気が散りやすい、落ち着きがない、まわりとの協調性がない、といった指摘を先生から受けたり、LD（学習障害）とまちがえられるような場合。そういう場合は、家族や周囲の人は、子どもがバセドウ病になっていないか気を配ってあげることが大切です。

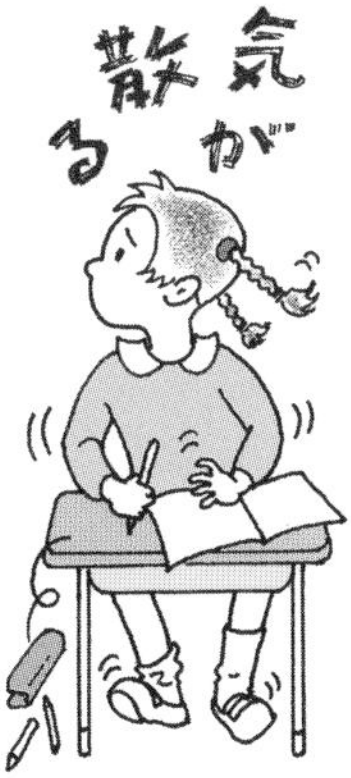

脱毛、かゆみなど毛髪や皮膚の症状

●毛髪にあらわれる症状

バセドウ病では、毛が細くなったり脱毛《だつもう》することが多く、若い女性にとっては美容上からも気になる症状です。このままハゲてしまうのではないかと悩みますが、治療が進むうち脱毛も止まり、元に戻ります。

また、若くても白髪になる人が多いのですが、こちらも治療後は黒髪に戻ります。

●皮膚や爪にあらわれる症状

皮膚の症状でもっとも多いのはかゆみで、40〜50％の人に見られます。また、湿疹も30％ほどの人にあらわれます。

男性によく見られるのが色素沈《しきそちん》着《ちゃく》で、日焼けをしたように皮膚が黒くなります。これは、病気の治療をすれば治ります。

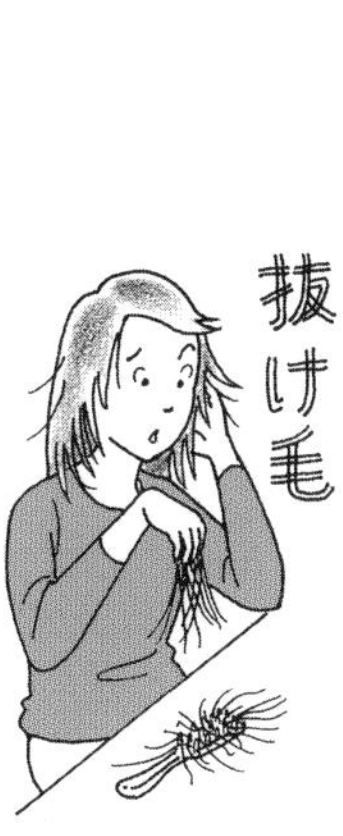

一方、皮膚のメラニン色素が抜けてしまうため、皮膚に白い斑点のようなものができる白斑《はくはん》という症状もあります。

こちらは、甲状腺の機能亢進とは直接は関係がないため、病気の治療をしても残ってしまう場合が多いようです。

バセドウ病では、20％の人に爪《つめ》の変形が見られます。爪が早くのびて縁がギザギザになる、爪の甲が爪《そう》床《しょう》からはがれて白くなる（爪甲剥《そうこうはく》離《り》症〈プランマーズ・ネイル〉）などです。

爪の変化は、病気の治療後もなかなか元通りにはならないのですが、徐々に回復します。

❖バセドウ病の症状についてのQ&A

Q 30代の主婦です。もともと食べてもあまり太らない体質ですが、最近、ダイエットもしていないのに、体重が減ってきました。また、静かにしていても、じとっと湿ったような汗をかくようになりました。少し首もはれてきたような気がします。バセドウ病なのでしょうか？

A 甲状腺ホルモンが多すぎると、交感神経の興奮や代謝の亢進、熱産《さん》生《せい》の増加などが起こります。

そのため、バセドウ病になると、胸がドキドキする（動悸）、脈が速くなる（頻脈《ひんみゃく》）、汗をよくかく、体重の減少（あるいは増加）といった症状が見られます。

また、首の前部の「はれ」はバセドウ病の特徴的な症状の一つです。橋本病でも首がはれますが、橋本病の首のはれは、位置はバセドウ病と同じでのどぼとけの下あたりですが、比較的かたく、表面がゴツゴツしている傾向があります。

それに対し、バセドウ病の首のはれは、やわらかく、表面はなめらかです。

いずれにしても、甲状腺の病気の疑いがありますので、甲状腺の専門医を受診することをおすすめします。

Q 娘ののどがはれてきたので、病院に連れて行ったら、「単純性びまん性甲状腺腫」で、特に治療の必要はないといわれました。ほんとうに治療しないでだいじょうぶなのでしょうか？

A 単純性びまん性甲状腺腫は、単に甲状腺が全体的にはれているだけの状態です。腫瘍や炎症もなく、甲状腺の働きにも異常はありません。

思春期（成長期）に多く見られるので、「思春期性甲状腺腫」とも呼ばれます。

特に治療の必要はありませんが、将来、甲状腺機能に異常が生じる可能性があるので、定期的に（1～2年に1度ぐらい）検査し、経過を観察したほうがよいでしょう。

Q のどのはれには「びまん性」と「結節性」があると聞きましたが、この2つのちがいは何でしょうか？

A 「びまん性」とは、甲状腺全体がそのまま大きくなったものです。

こうした甲状腺の病気を「びまん性甲状腺腫」といいますが、びまん性甲状腺腫には、単純性びまん性甲状腺腫やバセドウ病、橋本病、亜急性甲状腺炎（ウイルスによって甲状腺がはれて痛みや発熱がある）などがあります。

一方、「結節性甲状腺腫」は、甲状腺の一部に「しこり（結節）」ができるもので、甲状腺機能には異常はありません。

しこりは1つの場合もありますが、いくつかできる場合もあります。

しこりというと、悪性のがんを心配するかもしれませんが、ほとんどの結節性甲状腺腫は良性の腫瘍です。

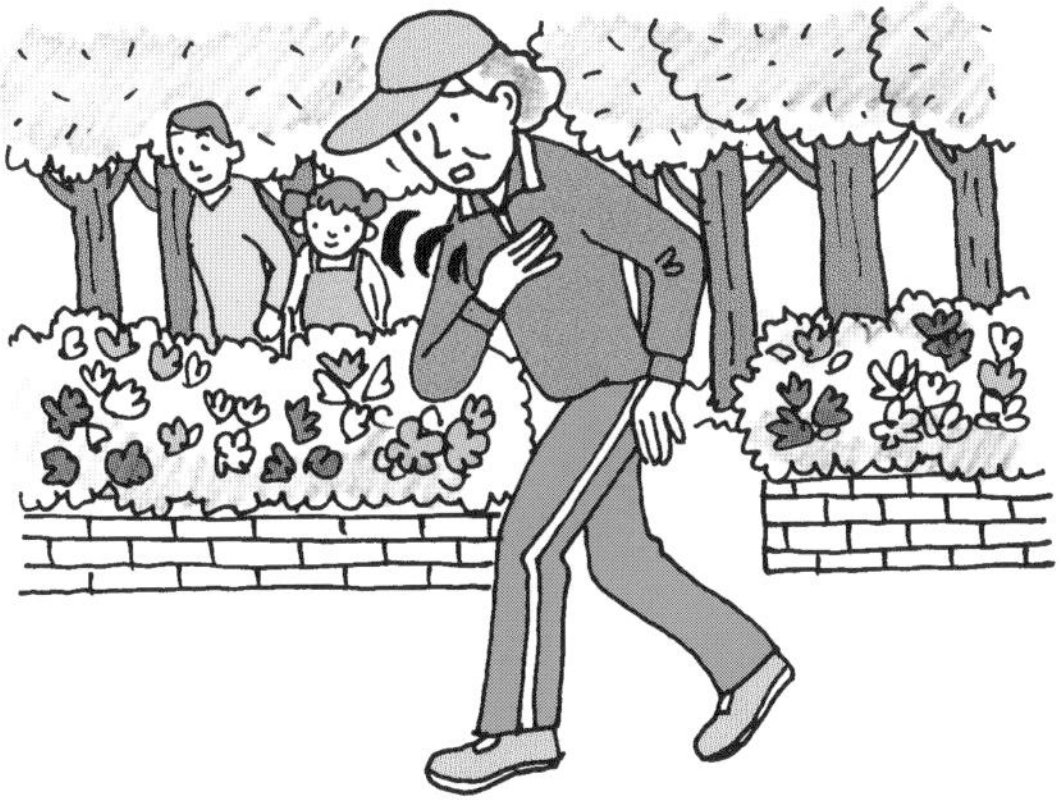

Q バセドウ病で治療中です。最近、不整脈があるといわれましたが、バセドウ病と関係があるのでしょうか？

A バセドウ病で甲状腺ホルモンが過剰な状態が長期にわたって継続しますと、心臓が過剰な働きを強いられて疲弊し、心房細動（不整脈の一種で、心房がけいれんを起こし脈が不規則になる）や心不全（心臓の働きが悪くなる状態）を引き起こすことがあります。

特に、高齢者は影響を受けやすいのですが、若い方でも起こることがありますので、注意が必要です。

甲状腺の治療で甲状腺ホルモン値を正常化させることが一番重要ですが、心不全や不整脈の治療も同時に行う必要があります。

Q 50代の主婦です。最近、なぜかイライラすることが多く、つい家族にあたってしまうこともあります。また、体がほてり、非常に暑がりになりました。これはバセドウ病なのでしょうか。それとも単なる更年期障害でしょうか？

A 更年期障害の可能性もありますが、中高年の女性に多く見られるバセドウ病かもしれませんので、一度病院で詳しく調べてもらうとよいでしょう。

バセドウ病は精神疾患ではありませんが、甲状腺ホルモンが過剰になると、精神症状をともなうことがあります。感情が不安定で神経過敏になり、精神的に不安になったり、イライラしたり、怒りっぽくなったりします。

逆に気分が落ち込んで、うつ病のようになることもあります。

また、不眠、集中力の低下などが原因で、大人の場合は仕事の能率の低下、子どもの場合は成績の低下が見られることもあります。

バセドウ病の診察・検査で調べること

Point
- 問診や触診を基本に、さまざまな検査結果を総合して診断する
- 血液検査では甲状腺ホルモン、甲状腺刺激ホルモン、自己抗体を調べる
- 超音波（エコー）検査で、甲状腺の血流やはれの状態を調べる

バセドウ病は、かつては発見しにくい病気でしたが、現在は、検査方法や検査機器の発達で見つけやすくなっています。基本は問診《もんしん》や触診《しょくしん》ですが、その上で、血液検査や超音波検査などにより、わずかな異常も見逃さず、正確に調べていきます。

症状をチェックし触診ではれを調べる

症状は、病気を知るための重要なサインです。診察では、左ページにあるような症状をチェックします。

また、触診では、医師は首のはれから多くの情報を得ることができます。全体的に大きくはれていて、さわると弾力があり拍動《はくどう》を感じる、という場合は、バセドウ病を疑う目安になります（触診については37ページ参照）。

甲状腺ホルモンの濃度を調べる血液検査

バセドウ病は、甲状腺ホルモンを必要以上につくってしまう病気です。そこで、血液中の甲状腺ホルモンの濃度を調べます。

バセドウ病では、T4（サイロキシン）とT3（トリヨードサイロニン）の2種のホルモンが増えますが、甲状腺機能の状態をみるためには、**結合たんぱくと離れて働く遊離《ゆうり》型（フリー）のT4とT3の数値が重要です。**

フリーT4の正常値は、およそ0・80〜1・60ng/dL（ナノグラム/デシリットル）です。フリーT3の正常値は、フリーT4よりさらに微量で、およそ2・20〜4・30pg/mL（ピコグラム/ミリリットル）です（63ページの表参照）。

フリーT3は、甲状腺ホルモンの

中でも中心的な役割をする重要なホルモンですが、あまりにも微量なため、以前は測定することが困難でした。それが、技術の進歩で測定することができるようになりましたが、微量ゆえに測定値があいまいに出ることがあります。そこで、フリーT4の数値もあわせてみて、総合的に判断します。

フリーT4もフリーT3も、基準値より高ければ甲状腺機能亢進症と考えられます。ただし、甲状腺機能亢進症だからといって、バセドウ病とは限りません。そこで、次に述べる甲状腺刺激ホルモン（TSH）を調べます。

甲状腺刺激ホルモンを調べる血液検査

甲状腺ホルモンは、下垂体《かすいたい》から分泌される甲状腺刺激ホルモン（TSH）によって、一定の量が保たれるように調節されています。

しかし、バセドウ病になって、血液中のフリーT4やフリーT3が増えると、逆にTSHの量は減ります。そこで、TSHの数値が低下しているかどうかを調べる血液検査（**TSH検査**）を行います。

TSH検査での正常値は0・20〜4・50μU/mL（マイクロユニット/ミリリットル）ですが、バセドウ病で甲状腺ホルモンが過剰に

■ 診察でチェックするバセドウ病の症状

- □ 首のはれ
- □ 眼球突出
- □ 胸がドキドキする（動悸《どうき》）
- □ 脈が速い（頻脈《ひんみゃく》）
- □ 不眠
- □ 疲れやすい
- □ 汗をよくかく
- □ 微熱がある
- □ 口が渇《かわ》く
- □ 毛が抜ける
- □ むくみがある
- □ かゆみがある
- □ 皮膚に色素が沈着
- □ イライラする
- □ 手足がふるえる
- □ 筋力の低下
- □ 食欲の増加、あるいは低下
- □ 下痢
- □ 月経の不順
- □ 血圧の上昇
- □ 血糖値の上昇
- □ 骨量の低下
- □ コレステロール値の低下

なると、測定できないほど低下し、0・1μU／mL以下にまでなります。

TSH検査のすぐれているところは、甲状腺ホルモン（フリーT4、フリーT3）よりもはるかに鋭敏に甲状腺ホルモンの量を反映することです。つまり、**TSHだけを調べれば、（フリーT4やフリーT3をはからなくても）病気があるかどうかをチェックできる**のです。

最近は、一部の人間ドックや健診センターでTSH検査を健康診断の一項目として加えるようになっています。

なお、TSH検査は、治療がはじまってからも、治療効果や経過を観察するために重要な検査です。

TSH受容体抗体を調べる血液検査

甲状腺の細胞膜には、血液にのって運ばれてきたTSHを受け止めて結合するTSH受容体があります。

バセドウ病は、このTSH受容体に対する自己抗体（TSH受容体抗体・TRAb）ができて、TSHにかわって甲状腺を刺激し、甲状腺ホルモンを過剰につくらせてしまう病気です。**TRAbは、いわばバセドウ病の原因物質**といえます。

そこで、血液中にTRAbがあるかどうかを検査します。陽性の場合は、バセドウ病と診断できます。

TRAbの検査は、同じ甲状腺機能亢進症の無《む》痛性《つうせい》甲状腺炎（144ページ参照）とバセドウ病とを判別する場合にも有効です。無痛性甲状腺炎では、TRAbはまれにしか出ません。

また、妊娠中の人には、放射性ヨウ素検査（次ページ参照）ができないので、TRAbの検査が重要です。

治療の経過を観察したり、治療後の再発をチェックする場合も、TRAbの検査が大切になってきます。

甲状腺の血流を調べる超音波（エコー）検査

超音波（エコー）検査は、すべての甲状腺疾患に不可欠な検査です。画像検査の機器の進化はめざましく、非常に高い解像度で甲状腺全体や、甲状腺内の血管の分布、血液の流れ、微小な腫瘍まで映し出すことができます。

バセドウ病の検査では、甲状腺の大きさや血流を見ます。

画像から甲状腺の大きさを計測して、そこから何グラムかを計算し、正常な場合とくらべてはれているかどうかを判断します。

また、血流の状態は、病気の種類によって特徴がありますので、鑑別《かんべつ》の材料になります。たとえばバセドウ病では、甲状腺全体の血流量が多くなりますが、無痛性甲状腺炎では血流が見られないため、診断の参考にできます。

甲状腺の機能を調べる放射性ヨウ素検査

バセドウ病かどうかは、甲状腺ホルモン（フリーT4、フリーT3）、甲状腺刺激ホルモン（TSH）、TSH受容体抗体（TRAb）を調べることで、10人中9人は診断できます。しかし、血液検査をしてもTRAbが見つからない人がいます。このような場合は、放射性ヨウ素検査を行います。これで残りの1人も、ほぼ診断できるようになります。**主にバセドウ病と無痛性甲状腺炎を鑑別するために行われます。**

【検査法】

甲状腺ホルモンはヨウ素を材料につくられるため、ヨウ素を取り込む性質があります。そこで、ヨウ素と同じ性質を持つ放射性ヨウ素のカプセルを飲み、甲状腺に取り込まれた放射能を測定して摂取率を見ます。

バセドウ病の場合は、甲状腺ホルモンをたくさんつくるため、ヨウ素も大量に取り込まれます。一方、無痛性甲状腺炎では、下垂体からのTSHの分泌が抑えられていて甲状腺ホルモンをあまりつくらないため、ヨウ素もほとんど取り込まれません。

また、シンチグラム写真（40ページ参照）をとって、ヨウ素の摂取状態を画像化して見ることもできます。バセドウ病では摂取量が高いため、甲状腺は真っ黒に写ります。

■ 検査数値

●甲状腺ホルモンの機能検査・基準値

フリーT4（FT4）	0.80 ～ 1.60ng ／ dL
フリーT3（FT3）	2.20 ～ 4.30pg ／ mL

※ng（ナノグラム）は10億分の1g、pg（ピコグラム）は1兆分の1g

●甲状腺刺激ホルモンの機能検査・基準値

TSH	0.20 ～ 4.50μU／ mL

※μ（マイクロ）は100万分の1。U（ユー）は定量のときの基準

●甲状腺の自己抗体の検査・基準値

TRAb（TSH受容体抗体）	2未満

（これらの基準値は伊藤病院におけるものです。医療機関によって異なる場合があります）

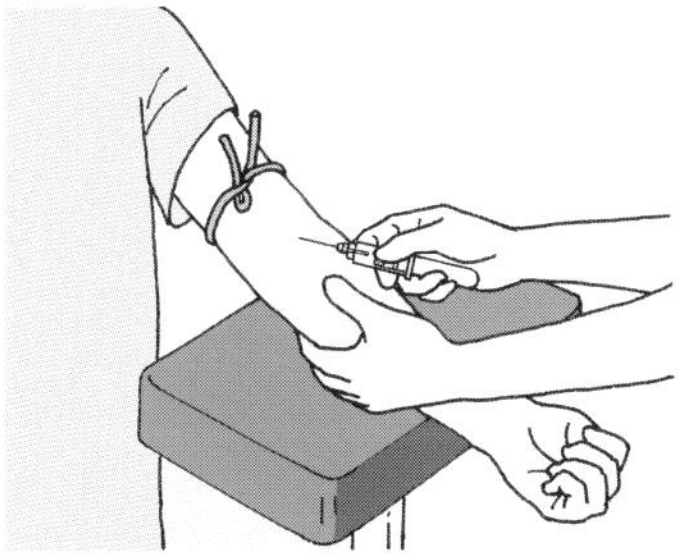

3つの治療法から合ったものを選ぶ

Point
- バセドウ病の治療は、薬、アイソトープ（放射性ヨウ素）、手術が3本柱
- 3つの治療法には、それぞれ長所・短所、向き・不向きがある
- 年齢や社会的、身体的条件などを考慮しながら選ぶ

体力、年齢などを考慮し医師と相談しながら選ぶ

現在、バセドウ病の治療には、「薬」「アイソトープ（放射性ヨウ素）」「手術」の3通りの方法がありますが、**日本では薬による治療が中心**になっています。

3つの治療法の特徴については、左ページに一覧にしました。

この表を見てもわかるように、治療法にはそれぞれ長所と短所があり、患者さんによって向き不向きがあります。患者さんはこれらを踏まえながら、自分自身で治療法を決めるのが、最近の傾向です。

治療法を選択するときは、患者さんはまず、それぞれの長所や短所について医師から十分に説明を受けることが大切です。その上で、自身の年齢、社会的、身体的な条件などを総合的に考慮し、医師と相談しながら判断します。

治療法は、表にあるような原則的な決まりはありますが、必ずしもこの通りにいくとは限りません。病気の状態や生活の変化などによって、治療法が途中で変わることもあります。

また、薬の服用一つとっても、長い時間がかかります。治療が終わったあとで、知らないうちに再発することもあります。

バセドウ病は不治の病ではないので、決して悲観することはありません。ただし、的確な治療を受けるには、医師との信頼関係や協力関係が重要です。

医師にまかせきりにするのではなく、患者さん自身が治りたいという意識を持ち、積極的に治療に取り組んでいくことが大切です。

■ 3つの治療法の長所と短所

	薬による治療	アイソトープ（放射性ヨウ素）治療	手術による治療
内容	抗甲状腺薬の服用	放射性ヨウ素のカプセル服用	甲状腺の全摘
長所	• 外来通院で治療できる • どの病院でも可能 • 妊娠・出産、授乳が可能	• 薬より短期間で治る • 副作用や合併症がない • 治療費が安い • 効果が出れば再発しにくい	• 期限つきでより早く治る • 再発しにくい • 大きなはれも可能
短所	• 治りきるまで時間がかかる • 治療をやめたあと再発が多い • 服薬をはじめてしばらく副作用の心配がある	• 効果が出るまでに１年前後かかる • 効き方に個人差がある • 甲状腺機能低下になることがある • 入院が必要な場合がある	• 入院が必要になる • 傷あとが残る • 甲状腺機能低下になる • 手術にともなう合併症が起こる場合がある
向く人	• 年齢制限はない • 甲状腺のはれが小さな人 • 薬をきちんと服用できる人	• 19歳以上の人 • 薬で治りにくい人 • 早く治したい人 • 忙しくて通院が困難な人 • １年以内に妊娠の予定がない人 • 甲状腺のはれが小さい人	• 薬で副作用が出る人 • 薬で治りにくい人 • 早く治したい人 • 忙しくて通院が困難な人 • 甲状腺のはれが大きい人 • 腫瘍性疾患を合併している人
向かない人	• 薬の副作用が出る人 • きちんと服用しても効果があらわれない人	• 妊娠中、あるいは近い将来に妊娠を希望している人 • 現在、授乳中の人 • 活動性のバセドウ病眼症がある人	• 甲状腺機能がまだ高い人 • 重篤な合併症がある人

バセドウ病の治療1

9割以上が「抗甲状腺薬」で治療開始

Point

- 抗甲状腺薬の服用は、バセドウ病治療の第一選択
- 薬を飲みはじめると、1〜3カ月で甲状腺機能が正常になる
- 服用期間は、1〜10年以上と、人によって差がある

抗甲状腺薬によって、ホルモン合成を抑える

日本では、バセドウ病患者の90%以上は、まず抗甲状腺薬で治療をはじめます。

抗甲状腺薬は、甲状腺ホルモンがつくられるときの酵素《こうそ》（ペルオキシダーゼ）の働きを抑え、ホルモンの合成を少なくする薬です。つまり、**過剰になっている甲状腺ホルモンをそれ以上つくらないようにして、血液中のホルモン濃度を正常に戻す働き**をするのです。

甲状腺ホルモンの量が正常になってくると、少なくなっていた甲状腺刺激ホルモン（TSH）が増え、自己抗体（TRAb）の数値も正常の範囲に戻ってきます。

抗甲状腺薬には、MMIとPTUの2種類がある

抗甲状腺薬は、現在、次の2種類が使われています。

- **チアマゾール（商品名：メルカゾール、略名：MMI）**
- **プロピルチオウラシル（商品名：チウラジールあるいはプロパジール、略名：PTU）**

チラウジールとプロパジールは、製造・販売会社が異なるために名前がちがうだけで、薬としては同じものです。

※以後、チアマゾールはMMI、プロピルチオウラシルはPTUと表記します。

MMIは1錠5mg、PTUは1錠50mgで、薬の分量はPTUのほうが10倍多いのですが、1錠の効果はMMIのほうが10倍以上の効き目があります。また、MMIのほうが効果があらわれるまでの時間が速く、副

作用もやや少ないため、**抗甲状腺薬ではMMIが第一選択薬**となっています。

ただし、近い将来妊娠を希望する場合や妊娠初期、あるいは授乳期には、成分が母乳に出ないPTUが用いられます。

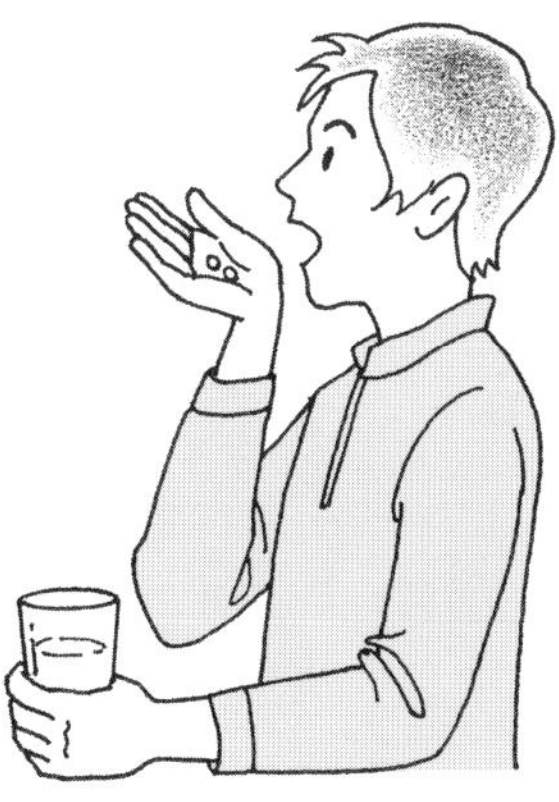

抗甲状腺薬が作用し効果が出るまでの時間

抗甲状腺薬は、きちんと量を守って服用していれば、まず効かないことはありません。

ただし、効果があらわれるまでには時間がかかります。

動悸が少なくなって体が楽になってきた、と感じるようになるのは、早い人でも飲みはじめて2～3週間かかります。甲状腺のはれが大きく、重症の場合は、2カ月以上かかることもあります。

過剰につくられた甲状腺ホルモンは、甲状腺細胞に貯蔵されているため、血液中の甲状腺ホルモンはすぐには減らないのです。しかし、薬によってホルモン合成が抑えられ、ストックが減ってくると、血液中の甲状腺ホルモンも減ってきます。

初期は十分な量を飲み、徐々に減らしていく

抗甲状腺薬の服用は、初期は、甲状腺機能を早く正常にするため十分量を飲み、その後徐々に減量していき、一定量の服用をつづけていくという方法が一般的です。

MMIの場合は、1日3錠（15mg）からはじめます。十分量の服用は、甲状腺ホルモンやTSHの検査値が正常になるまでつづけます。フリーT4が高く、甲状腺機能亢進症が重度の場合は、MMI6錠では副作用の可能性が高くなるため、MMIは3錠のままとし、ヨウ化カリウム1丸（50mg）を追加します（73ページ参照）。

ほとんどの人は、飲みはじめて1カ月ほどすると改善が見られます。動悸や息切れ、疲労などの症状が軽くなり、精神的にも落ち着いてきます。その後、ゆっくり薬の量を減らしていきます。短い人では、1年以内、長い人でも3年ほどで、維持量（2日に1錠）にまで減らせます。

そして、バセドウ病の原因物質である自己抗体（TRAb）の数値を参考にして（陰性になるのが望ましい）、寛解《かんかい》（ほぼ治っている状態）

■抗甲状腺薬の効果があらわれる時期

服用開始

飲みはじめると、少しずつ症状が改善し、早い人ですと2~3週間くらいで体が楽になります。発熱など薬の副作用に注意してください。

⬅

約2カ月

甲状腺の機能は、2カ月で70~80％の人が、3~4カ月で90％の人が正常になります。甲状腺ホルモンは2カ月ほど先の分までつくられ、甲状腺内にストックされています。このストックがなくなるまで、約2カ月かかるのです。

⬅

3カ月以内

ほとんどの副作用は、飲みはじめて3カ月以内に起こります。2~3週間ごとに、血液細胞の検査（白血球とその分画、赤血球数、血小板数）と肝機能検査を受けるようにしてください。

⬅

3~4カ月後

90％ぐらいの人は、薬を飲みはじめて3~4カ月で甲状腺機能が正常になります。つらい症状も消失して、運動や抜歯などもできるようになります。ただし、体調がよくなっても服薬はやめないでください。

⬅

薬を減量する時期

甲状腺機能が正常になってからは、機能が低下しないように、ゆっくり薬の量を減らしていきます。薬の量は、甲状腺ホルモンやTSHの数値を見ながら調整していきます。TRAbの値も少しずつ下がってきます。

⬅

かどうかを見ながら、服薬の中止を判断します。

●維持量の服用は6カ月ほど

維持量の服用を6カ月ほどつづけると、甲状腺ホルモンやTSHの数値が正常に保たれます。さらに、TRAbが低下しますので「寛解」に入ったと考えられますが、服薬を中止する時期の判断は非常にむずかしいといえます。

●服薬中止のめど

薬をやめるかどうかの一つのめどは、維持量の6カ月間、甲状腺ホルモンやTSHが正常値にあることです。また、TRAbの状態も重要です。TRAbが陽性の場合は、治療をやめると50~90％の人が再発するといわれます。

一方、TRAbが陰性ですと、治療をやめても1~2年で再発する人は20~30％程度です。

●服薬期間は人によって差がある

■抗甲状腺薬の飲み方

- 初期は十分な量を飲み、その後、徐々に減らしていきます。検査数値が正常値になっても、しばらくは一定量（維持量）を飲みつづける方法が一般的です。
- MMIの場合は、フリーTの高さによって、1日3錠（15mg）から、あるいは1日3錠とヨウ化カリウム1丸からはじめます。PTUの場合は1日3～6錠からはじめます。
- 維持量の時期になると、1日に1錠、さらに2日に1錠となります。
- 服薬中は、定期的に血液検査をして甲状腺ホルモン濃度をチェックし、薬の量を調整します。
- MMIとPTUの2種類の薬に大きなちがいはありませんが、MMIのほうが効果が確実で副作用が少ないため、はじめに使われることが多くなっています。
- 妊娠を希望する人や妊娠初期の人、あるいは授乳中の人は、PTUを使用します。
- 指示通りの量をきちんと服用せず、不規則な飲み方をすると、副作用が出やすくなります。
- タバコは、抗甲状腺薬の効き方に悪影響をあたえ、眼症を悪化させるため、すぐ禁煙するようにしてください。

1～3年で維持量に

甲状腺ホルモンの数値が正常になり、症状がなくなっても、そこで服薬をやめてしまうと数カ月で再発します。しばらくは維持量（2日に1錠）を服用しますが、維持量になるまでに、早い人で1年以内、長い人で3年以上かかります。

※効果のあらわれ方は人によってちがいがあります。これは大まかなめどです。

1年ほどで薬をやめられる人もいますが、10年以上飲みつづける場合もあります。しかし、寛解しにくい人でも、自分の状態に合った量をきちんと服用していれば、日常生活は支障なく過ごせます。

●治療開始から2年

抗甲状腺薬の治療をはじめて2年間で薬をやめられるのは、患者さんの6分の1です。中止の見通しが立たない場合は、このまま薬をつづけるか、ほかの治療法に切りかえるか、主治医と相談してください。

●薬をやめても血液検査を

抗甲状腺薬は、服薬を中止するとかなりの率で再発します。再発した場合は、はじめから薬を増やして治療をやり直しますが、すぐ治療を再開したほうが回復も早くなります。

再発を早く見つけるためにも、定期的な血液検査でチェックが必要です。

抗甲状腺薬の副作用とその対処法

Point

- 抗甲状腺薬の副作用は、飲みはじめて3カ月以内にあらわれることが多い
- かゆみのある発疹や、じんま疹などの皮膚症状は、もっとも多い副作用
- 無顆粒球症や重症の肝機能障害、血管炎症候群など、まれに重い副作用も

抗甲状腺薬は効果の高い薬ですが、副作用もあります。

軽い発疹や軽度の肝機能障害が多いのですが、まれに生命にかかわるような重い副作用も起こります。

副作用は、服用をはじめて5日後から3カ月以内に出ることが多いので、この期間は2~3週間ごとに受診をして、副作用の有無をチェックする必要があります。

抗甲状腺薬は、発売されてから50年以上がたっていますので、副作用についての研究も進んでいます。医師の指示を守り、注意しながら服用すれば決してこわい薬ではありません。

ただし、次のような症状が出たら、必ず医師に相談してください。

かゆみのある赤い発疹、じんま疹などの「皮膚症状」

抗甲状腺薬でもっとも多い副作用で、5~10%の頻度で見られます。

【症状】 この副作用が出やすいのはMMIで、服用開始後1~3週間でかゆみのある赤い発疹やじんま疹のような皮膚症状があらわれます。

ただし、バセドウ病でもかゆみや湿疹が起こることがあるので、抗甲状腺薬によるものかどうか、わかりにくい場合があります。

【対処】 軽い場合は、薬の服用をつづけていると消えることもありますが、皮膚症状があらわれたことは医師へ伝えてください。抗ヒスタミン薬などを処方してもらいます。

突然の高熱、のどの痛みは「無顆粒球症」のおそれ

無顆粒球症とは、血液中の白血球のうち顆粒球（好中球《こうちゅうきゅう》）がいちじるしく減ったり、なくなったりする

副作用で、500人に1人ほどの割合であらわれます。抗甲状腺薬が好中球と結合して起こる、一種のアレルギー反応とされています。

無顆粒球症になると細菌への抵抗力が弱まり、さまざまな感染症にかかりやすくなります。

ときに生命にもかかわる重い副作用で、実際に死亡例も報告されています。

【症状】突然の高熱、悪寒《おかん》、のどの痛みなど、カゼに似た症状があらわれます。

【対処】無顆粒球症でもっとも重要な対応は感染対策です。無顆粒球症は、ほとんどの場合、薬の服用をはじめて3カ月以内に起こりますので、この期間は2～3週間に1回、白血球数と白血球分画《ぶんかく》（白血球の内訳）の測定を受けてください。

ただし、測定を受けていても、突然起こることも多いので、症状があらわれたら、ただちに服薬を中止し、医師を受診してください。

バセドウ病の診察を受けているところとは別の医療機関を受診する場合は、必ず抗甲状腺薬を服用していることを伝えてください。

■抗甲状腺薬の主な副作用

ＭＭＩとＰＴＵに共通の副作用	症　状
・薬疹《やくしん》	かゆみのある赤い発疹など
・軽度の肝機能障害	（目立った症状はない）
・発熱	
・関節痛、筋肉痛	
・無顆粒球症★	突然の高熱、悪寒、のどの痛み
ＰＴＵに多い副作用	**症　状**
・重症の肝機能障害★	食欲不振、吐き気、尿の色が濃い、皮膚や白目が黄色い、倦怠感、発熱
・血管炎症候群★	発熱、血尿、たんぱく尿、血痰《けつたん》、関節痛、筋肉痛

★マークの副作用は生命にかかわることがある重大なものです。
ただちに医師を受診してください。

白目が黄色い、尿の色が濃いなどの「肝機能障害」

抗甲状腺薬で起こる肝機能障害には、一過性のものと重症のものがあります。

また、治療前のバセドウ病（甲状腺ホルモン過剰）によって、肝機能障害が起こる場合もあります。

これらを区別するためには、治療前に必ず肝機能検査を受けておくことが大切です。

そして、治療前よりも肝機能の数値（AST、ALT、ビルビリン）が上がっている場合は、薬の副作用を疑います。

MMIでは軽いものが多いのですが、**PTUは重症の肝機能障害を起こすことがあります。**

また、服用後3カ月を過ぎても起こる可能性があり、注意が必要です。

【症状】 皮膚や白目が黄色い、尿の色が濃い（黄褐色）、食欲不振、全身の倦怠《けんたい》感などの症状があらわれます。

【対処】 肝機能障害が、バセドウ病によるものか、薬の副作用によるものか判断します。

さらに、薬の副作用の場合は、それが一過性のものなのか、抗甲状腺薬を中止しなければならないほど重症なものなのかを見きわめる必要があります。

薬を飲みながら、1～2週間ごとに肝機能検査を行って経過観察し、数値が正常化していくようであれば、一過性のものと判断して服薬をつづけます。

正常化しない場合は、薬（特にPTU）の中止を検討します。

中止をする場合は、別の治療法（放射性ヨウ素あるいは手術）を選択します。

発熱、血尿、関節痛などは血管炎症候群のおそれ

血管炎症候群は、PTUの服用を数カ月から数年にわたってつづけていると、まれに見られる副作用で、服用初期にはありません。

また、MMIではほとんど起こりません。

血管の炎症によって、腎臓や肺など全身の臓器に障害が起こる重大な副作用です。

【症状】 発熱、関節痛、筋肉痛などではじまり、血尿や血痰《けったん》が見られる場合もあります。

【対処】 早い人は3週目くらいから起こり、遅い人は30年後に起こります。いつ発症するかわからないというむずかしさがあります。

血管炎症候群が起こったら、ただちに抗甲状腺薬を中止し、ほかの治療法に切りかえる必要があります。

ヨウ素剤を使う場合

甲状腺ホルモンの合成や血液への分泌を抑える

ヨウ素剤治療では、甲状腺ホルモンの材料となるヨウ素を大量に服用しますので、甲状腺機能の亢進をさらに高めてしまうのではないかと思われるかもしれません。

しかし、ヨウ素には特殊な作用があります。大量に飲むと、甲状腺ホルモンの合成に利用されるヨウ素を、ヨウ素によって抑えられるのです。また、甲状腺ホルモンが血液に分泌されるのを抑えることができます。

効果は、抗甲状腺薬よりずっと早く、4~5日であらわれます。しかも、抗甲状腺薬のような副作用がないというメリットもあります。

代表的なヨウ素剤は、ヨウ化カリウム丸《がん》(商品名)で、1錠中にヨウ素が38㎎含まれています。健康な人が甲状腺ホルモンをつくるのに必要なヨウ素は、1日0・05~0・15㎎とされますので、その250倍から750倍ということになります。

重症の患者さんで効果を早く出したい場合

よく使われるケースは、重症のバセドウ病で心不全などを合併し、できるだけ早く血中のホルモン濃度を下げたい場合などです。

ただし、効果は長くつづかないことが多く、服用しつづけると2~3カ月で効かなくなります。そのため、抗甲状腺薬もいっしょに服用して、症状が悪化しないようにします。

そのほか、ヨウ素剤には甲状腺腫を小さくする作用があるため、バセドウ病の手術の前に使うこともあります。

バセドウ病の症状が急激に悪化する甲状腺クリーゼなどに、緊急措置として使う場合もあります。

軽症の人に効果が出て薬がいらなくなることも

ヨウ素剤治療は重症の患者さんに使用されることが多いのですが、ときには軽症のケースでも使われます。抗甲状腺薬を併用せず、ヨウ素剤だけで治療するのです。

甲状腺のはれが小さく、甲状腺ホルモンの上昇も軽い患者さんが服用すると、効果が切れずに、長期にわたって甲状腺機能をコントロールでき、中には服用が必要なくなるまでよくなる場合があります。

ただし、ヨウ素剤治療はさじ加減がむずかしいところがあるので、経験を積んだ専門医にかかるのがよいでしょう。

❖抗甲状腺薬についてのQ&A

Q 薬を飲むと、苦みが口の中に残ることがありますが、なぜですか？

A 抗甲状腺薬のMMIもPTUも、どちらも味覚異常の検査に用いられるほど苦みがある薬ですので、苦みがあっても心配いりません。

Q 抗甲状腺薬と飲み合わせが悪い薬はありますか？

A 抗甲状腺薬は、ほかの薬といっしょに服用しても問題ありません。ただし、甲状腺機能が改善することで併用薬の吸収が異なってくるため、効果が増強したり減弱《げんじゃく》したりすることがあります。ほかの病気で医療機関を受診する際は、抗甲状腺薬を服用していることを伝えてください。

Q 薬を飲みはじめましたが、あまり効果が感じられません。どうしてですか？

A 抗甲状腺薬は、新たな甲状腺ホルモン合成を阻害しますが、甲状腺ホルモンの分泌は抑制しません。そのため、すでに甲状腺内に貯蔵されていたホルモンが血中に出つづけるために、薬の効果があらわれるまでには、ある程度の時間（1～2カ月）が必要です。

自己判断で勝手に服用を中止しないことが大切です。

Q 治療開始のときに、抗甲状腺薬といっしょにβ遮断薬《ベータしゃだんやく》（インデラル、テノーミン、メインテートなど）が処方されました。このβ遮断薬とは何ですか？

A β遮断薬は、高血圧症、狭心症、および不整脈の治療に用いられますが、そのほか脈を遅くさせる作用（徐脈《じょみゃく》）もあります。抗甲状腺薬の効果があらわれるまでには時間がかかりますので、その間、甲状腺ホルモンの心血管系に対する直接の作用による頻《ひん》脈《みゃく》（脈が速くなる）や不整脈の改善はされません。そこで、β遮断薬を不整脈や頻脈の治療の目的で併用します。通常、抗甲状腺薬が効果をあらわすと頻脈や不整脈の症状が改善され、β遮断薬は中止となります。しかし、甲状腺ホルモンが正常化しても不整脈が改善されない場合は、不整脈の治療は継続されます。

Q 私は血圧がふだんから低めなのですが、降圧薬のβ遮断薬が処方されました。どのような注意をしたらよいでしょうか？

A 服用後に立ちくらみなどの血圧が下がる症状が出たり、脈が1分間に50以下になったりしたら、ただちにβ遮断薬を中止して主治医に連絡してください。

Q β遮断薬を服用してはいけない人はいますか？

A 原則としてぜんそくの方は服用できません。

バセドウ病の治療2

「アイソトープ（放射性ヨウ素）」による治療

Point

- 放射性ヨウ素が甲状腺を破壊して、ホルモンをつくらないようにする
- 手術よりも簡単にできて、薬よりは効果が早く出る治療法
- 効果は確実で、副作用がなく、再発もない、安全な方法

手術より手軽で、薬より早く効果が出る

ヨウ素は甲状腺ホルモンの材料になる物質で、体内に入ると甲状腺に集まる性質があります。

アイソトープ治療（放射性ヨウ素内用療法）は、ヨウ素のこの性質を利用する方法です。放射線を出す機能を持ったヨウ素を、甲状腺に取り込ませて、ホルモンをつくる場所(甲状腺)を破壊して小さくするのです。

治療に使用するのは、ヨウ素131（^{131}I）という種類のアイソトープで、カプセルに入っています。

このカプセルを服用すると、^{131}Iは放射線（ベータ線）を発して甲状腺細胞を少しずつ破壊していきます。細胞の数が少なくなりホルモン合成が抑えられるので、症状がおさまってきます。甲状腺のはれも、徐々に小さくなっていきます。

アイソトープによる治療の長所は、効果がはっきり出る点で、治癒率は60〜70%とされています。手術ほど完全に治らない場合もありますが、手術より手軽にできます。また、抗甲状腺薬よりも早く治り、いったん治ると再発はめったになく、副作用もありません。

治療のため、食事を制限し抗甲状腺薬の服用もやめる

アイソトープ治療のための手順を、段階を追って見ていきましょう。

●治療前の摂取率検査

治療のためには、その人の甲状腺がどのくらいの量のヨウ素を取り込むか、測定する必要があります。取り込む量は、人それぞれに異なるからです。そこで、ヨウ素の摂取率や、効果がどれほど持続するかを測定し

■治療スケジュール

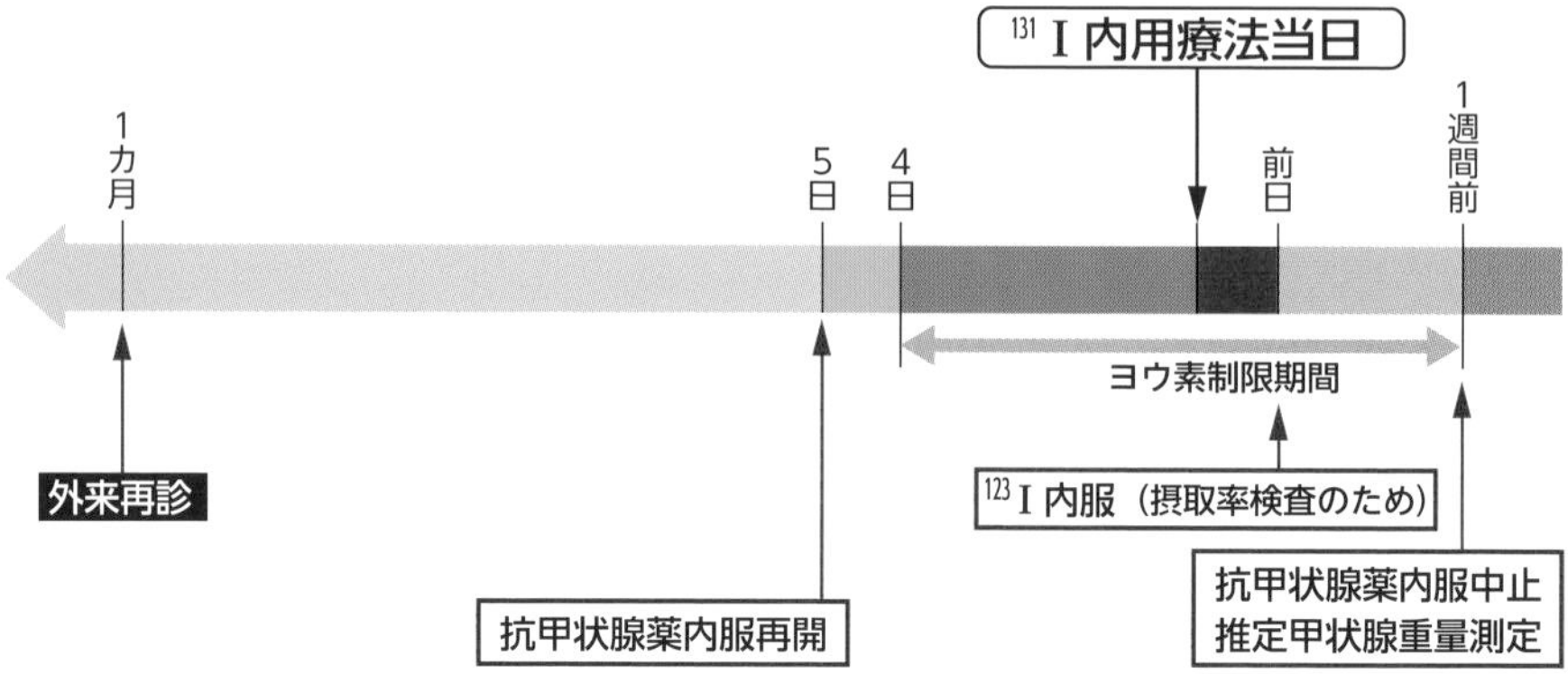

ます。また、甲状腺の重量なども測定します。これらの測定結果をベースに、その人に合った放射性ヨウ素の量を計算します。

●治療前の準備

【治療の1週間前】

アイソトープ治療に使われる放射性ヨウ素は、通常の食事に含まれるヨウ素とくらべると、ごく微量です。そのため、ふつうに食べていると、食物中に含まれているヨウ素のほうがたくさん甲状腺に吸収されてしまって、放射性ヨウ素が十分に取り込めなくなります。そこで、治療の前後は、ヨウ素を含む食品を控える必要があります（188ページ参照）。ヨウ素の制限が不十分な場合は、治療の効果も上がりません。ヨウ素を制限する食事は、治療の1週間前からはじめます。

また、ヨウ素を含む食品だけでなく、抗甲状腺薬も放射性ヨウ素の取り込みを抑えてしまうため、治療の1週間前から中止します。

●治療用の放射性ヨウ素を飲む

治療は、専用の放射線管理室内で、アイソトープの入ったカプセルを水で飲むだけで終了です。

●抗甲状腺薬を再開

【治療の5日後】

抗甲状腺薬を、再び飲みはじめます。ヨウ素制限食もこの日までで、ふつうの食事に戻せます。

●経過を見る

【治療後1年程度】

服用した^{131}Iは、ゆっくり作用します。ふつうは、ホルモンの値が低下するまでに1～2カ月かかります。さらに、治療効果があらわれるのは、半年ほどあとです。甲状腺の機能が大きく変化することもあります。そのため、治療後1年くらいは経過を見る必要があります。

アイソトープ治療の注意点

Point
- アイソトープ治療は安全だが、妊婦や授乳中の人は受けられない
- 1週間は、汗、尿などを通して排出される放射性ヨウ素に気を配る
- 治療後、機能低下症があらわれやすい。数年後ということもある

安全性は認められているが、受けられない人もいる

アイソトープ治療は、1945年ごろ米国ではじまり、日本では1955年ごろより行われるようになりました。長い経験を経て、安全で有効な治療法と認められていますが、それでも放射線を使うことを心配する人もいるでしょう。

まず、発がん性（甲状腺がんや白血病）への不安です。これは、まったく心配ありません。アイソトープ治療を受けた人と受けない人とのがん発生率を調べても、差がないことが確かめられています。

ほかの臓器への影響もありません。アイソトープが放つ放射線（ベータ線）はごく弱く、体内最大飛距離は2㎜です。肺、脳、卵巣（精巣）などの重要な臓器に、ベータ線が届くことはありません。ただし、次のような人はアイソトープ治療を避けなければなりません。

【治療を受けられない人】

●**妊娠中の人**…母体が飲んだ^{131}Iは、胎児の甲状腺も破壊します。

●**授乳中の人**…母乳に^{131}Iが出ますので、結果として乳児にも^{131}Iを飲ませてしまうことになります。

●**18歳以下の人**…原則として、18歳以下の人にアイソトープ治療は行いません。

●**活動性のバセドウ病眼症がある人**…自己免疫が高まり、眼の症状が悪化する場合があります。アイソトープ治療の前に、あらかじめバセドウ病眼症の評価を行います。

体外へ排出される放射性ヨウ素に気を配る

甲状腺に取り込まれなかった放射

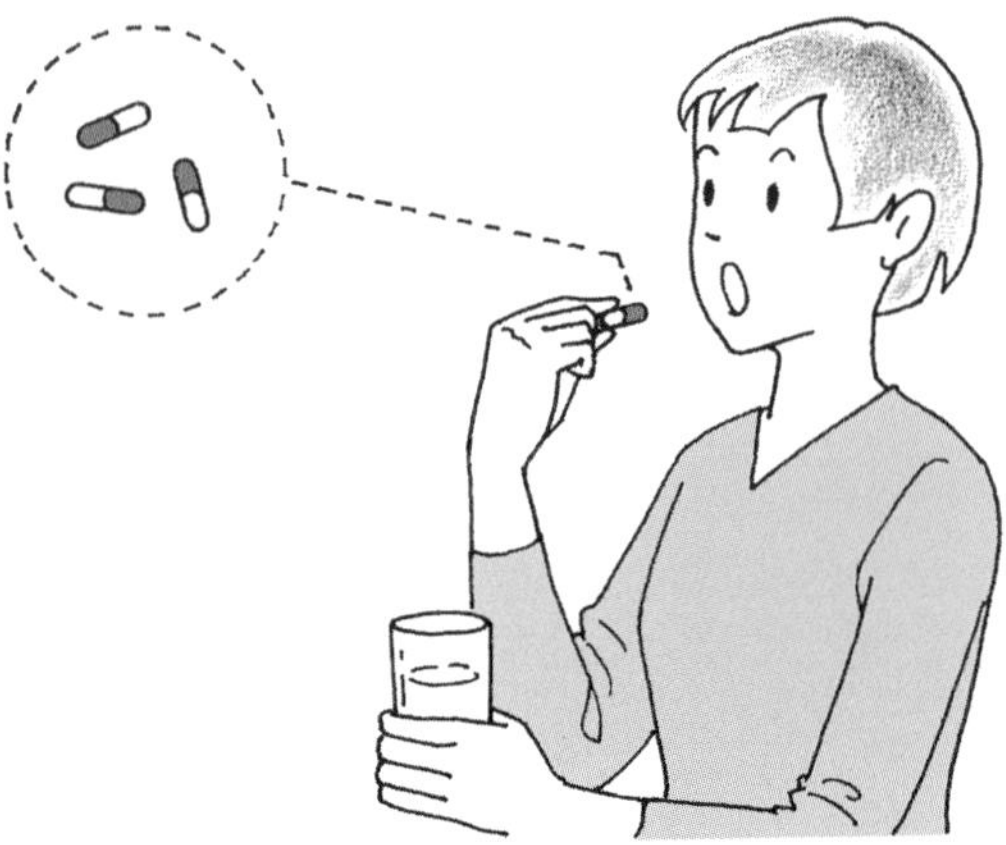

性ヨウ素は、数日間かけて、汗、唾《だ》液《えき》、尿などから体の外へ排出されます。1週間ほどは、次のようなことをこころがけてください。

●水分を十分にとって、不要な放射性ヨウ素を早く出すようにします。

●トイレで排泄後は、水を2度流すようにします。

●家族でも、深いスキンシップは避けましょう。特に妊婦や乳幼児、子どもは15分以上抱かないように。

●公共の場や乗り物では、ほかの人と1メートル以上の距離をあけます。

治療後、数カ月であらわれる機能低下症

アイソトープ治療には、副作用の心配はありません。ただし、これは副作用ではないのですが、治療によって甲状腺機能が変わりやすくなることがあります。

服用した^{131}Iは甲状腺の細胞の一部を破壊しますが、この破壊が強すぎると、甲状腺機能低下症になります。大体、治療後2～3カ月するとあらわれることが多いのですが、これを完全に防ぐ方法は、いまのところありません。

機能の低下が一時的な場合は、数カ月で回復します。しかし、永続性の機能低下もあり、この場合は回復の可能性はほとんどありません。

こうなると、甲状腺ホルモン薬を生涯飲みつづける必要があります。

しかし、このような機能低下症は、ホルモンを補充することで甲状腺機能を正常に維持でき、安定した体調で生活することができます。甲状腺ホルモン薬（108ページ参照）は副作用もなく、費用は安価です。

長い年月がたってからあらわれる機能低下症

一方、アイソトープ治療後、何年も（ときには10～20年も）経過してあらわれる機能低下症があります。晩発性《ばんぱつ》（遅く発生する）の甲状腺機能低下症は、長い年月をかけて症状がじわじわと出てきます。

むくみ、皮膚のカサカサ、食欲不振、寒がり、抜け毛……このような症状は、患者自身も気づかないまま、

日常生活の中で見逃されてしまいます。

長い時間が経過していると、いまの症状と過去のアイソトープ治療との因果関係に気づかないこともあります。

そのため、治療を受けた年月日、治療期間、病院（医師）、服用した薬などを記した簡単なメモを、ぜひ残しておくようにしましょう。

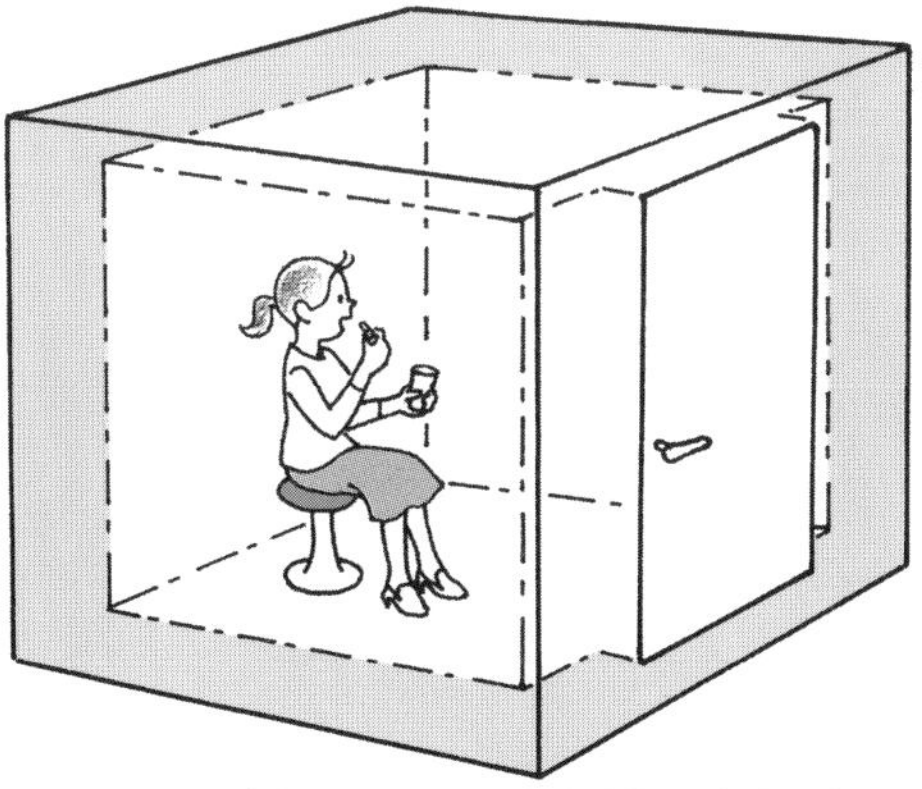

アイソトープ治療は専用の放射線管理室内で行う

できれば、甲状腺機能が改善していて問題がないときも、半年に1回程度は外来を受診し、定期的なチェックをつづけることが大切です。

外来で治療できるが入院して行う場合もある

放射性ヨウ素は、外来で投与できる量の制限がありましたが、1998年にこの規制が緩和されました。いまは、ほとんどの人が、外来で治療できるようになっています。

ただし、安全をはかるために、治療を行う設備には厳重な法的規制があります。経験豊富な専門医がいる病院でなければならず、これが可能な病院はまだ限られています。

なお、アイソトープ治療を外来で受けるためには、抗甲状腺薬で甲状腺機能を正常に近い状態にコントロールしておく必要があります。

機能亢進症がコントロールされていないまま、アイソトープ治療を受けると、治療後にバセドウ病が悪化して危険な状態になることがあるからです。

【入院して治療する場合】

●高齢者や心臓病を合併している人

アイソトープ治療をきっかけに心不全や不整脈を起こすことがあります。慎重を期して、入院がすすめられます。

●抗甲状腺薬が使えない場合

副作用で抗甲状腺薬が使えない場合は、アイソトープ治療後の機能亢進症のコントロールがむずかしいため、入院して行うことがあります。

●ヨウ素制限食のために

きちんとしたヨウ素制限食が準備できない家庭環境の人には、ヨウ素制限の病院食を食べてもらうため、入院して行うことがあります。

バセドウ病の治療3

「手術」による治療

Point

- ●もっとも古くからある治療法で、長所は、効果が早く確実に出るところ
- ●一部を残す亜全摘と、全摘（準全摘）があり、全摘がすすめられる方向にある
- ●手術のための入院はおよそ1週間。職場や学校への復帰は退院後1〜2週間

古くからある治療法で早く確実に効果が得られる

バセドウ病の手術は、抗甲状腺薬やアイソトープ治療よりもずっと古くから行われている治療法です。

手術は、甲状腺ホルモンを必要以上につくってしまう甲状腺を切り取るのですが、方法は2種類あります。一つは、ホルモンを完全につくらせないようにする全摘《ぜんてき》（準全摘）術。もう一つは、ほとんどつくらせないようにする亜《あ》全摘術です。

手術治療の長所は、ほかの2つ（抗甲状腺薬とアイソトープ治療）とくらべ、早く確実に効果が得られるところです。実際、高い治療成績を上げています。

しかし、最近は、病気が早く発見されるため、首のはれ（甲状腺腫）が小さい患者さんが増えています。切除するより、薬で治療するほうが適しているため、手術は減っています。近年は、手術で治療する患者さんは、全体の5％程度です。

亜全摘術と全摘術 そのちがいと最近の方向

●亜全摘から全摘へ

手術による治療が目標とするのは、薬を飲まなくても甲状腺機能が正常になることです。

そのため、かつては甲状腺を少し残す（ホルモン分泌の機能を残す）亜全摘術が主流でした。現在も、亜全摘術を標準術式として採用している医療機関はあります。

しかし、亜全摘術でどれだけの甲状腺を残せばよいのか、適正な重量について長年にわたって研究・検討されてきましたが、いまだ確定的なものは出されていません。

さらに、最近では、手術以外の治療法では明らかな効果が見られない難治《なんち》性の患者さんが多くなっています。このようなケースは、亜全摘術では再燃《さいねん》（病気が再び進行しはじめること）することが多いのです。

再燃を避けるためには、残す甲状腺の範囲を小さくします。すると、結局は機能低下症になります。亜全摘術をしても、現状では、機能が正常になることは非常に少ないのです。

そこで、現在では、手術を選択する患者さんには全摘（準全摘）術がすすめられています。準全摘術は、甲状腺組織を1g程度残す手術です。

ただし、患者さんは納得して手術を受けることが大切です。全摘（準全摘）か、亜全摘にするか、担当の医師とよく相談して決めるようにしてください。

●術後は甲状腺ホルモン薬を使用

甲状腺を全摘（準全摘）すると、ホルモンがつくられなくなるため、生涯にわたって甲状腺ホルモン薬を飲む必要があります。

一生涯、薬を飲むのは大変と思う人がいるかもしれません。しかし甲状腺ホルモン薬は、1日1回の服用ですみ、価格も安価です。サプリメント感覚で飲めます。

【全摘術＋甲状腺ホルモン薬で治療するメリット】

★甲状腺ホルモンが変動しなくなりますので、体調が安定します。
★薬の副作用は、ほとんど皆無です。
★薬は妊娠中でも安心して飲めます。
★ひんぱんに血液検査を行う必要がなくなります。
★薬は、長期の処方が可能です。
★専門医に通院しなくても、かかりつけの医師のところで処方してもら

■甲状腺手術で切除する部分

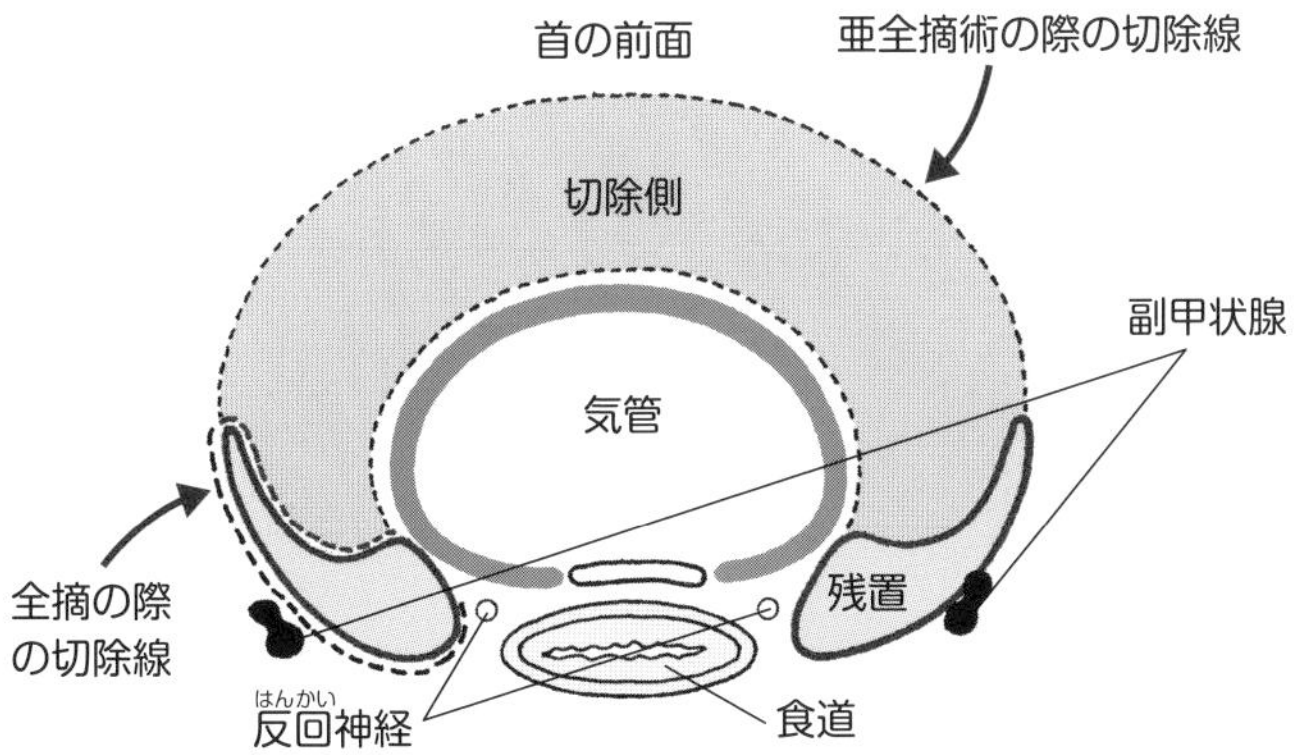

●かつては、左右の葉の背面を、それぞれ2ｇ以下（合計4ｇ以下）残す亜全摘術が主流でしたが、近年では、甲状腺をすべて摘出する全摘術が中心となっています。

えます。

手術時間は1～2時間 入院期間は1週間

手術治療の大まかな流れを見ていきましょう。

●入院の前

甲状腺の機能が亢進したまま手術をすると、症状が急に悪化することがあります。

そのため、入院前に、抗甲状腺薬、あるいはヨウ素剤（抗甲状腺薬よりも早く血中のホルモン濃度を下げる。73ページ参照）などを使って、甲状腺の機能を正常にしておきます。入院してからも、甲状腺機能を抑える治療をつづけます。

●入院

【入院1日目】

血液検査、心電図、胸部レントゲン検査、超音波（エコー）検査などの検査を行います。

■ 手術から職場復帰までの流れ

手術前、数日間

抗甲状腺薬やヨウ素剤で、
甲状腺機能を抑える治療をする。

↓

手術当日

朝から絶食となる。
手術は１～２時間。
術後は食事も水分も禁止。

↓

手術の翌日

翌朝から食事ができる。
トイレや洗面などに歩いて行ける。

↓

術後１週間以内

経過にもよるが、
大体１週間以内に退院できる。

↓

退院後１～２週間

学校や職場に復帰できる。

【入院2日目もしくは3日目】

手術は入院の2、3日後に行います。当日は朝から絶食。手術は1～2時間で終了します。術後は食事だけでなく、水分も禁止になります。

【術後1日目】

手術の翌朝には、食事をとれるようになり、トイレや洗面にも歩いて行けるようになります（歩行開始）。血液検査を行います。

【術後2日目】

声帯検査を行います。

【術後4日目】

血液検査を行います。

【術後7日以内】

経過にもよりますが、大体、術後7日以内には退院できます。

●自宅療養～職場復帰

退院後1～2週間は自宅で療養してから、職場や学校へ復帰します。1カ月後には、ふつうの生活ができるようになります。

❖手術治療が適した人

●甲状腺のはれ（甲状腺腫）が大きい人

甲状腺のはれが大きすぎて、抗甲状腺薬を服用しても小さくならない場合は、手術がすすめられます。

●抗甲状腺薬をきちんと服用しているのに効果が見られない人

抗甲状腺薬の服用後2年が経過しても、なかなか改善が見られない場合、手術は次の治療の選択肢になります。

●抗甲状腺薬で、重い副作用（無顆粒球症や肝機能障害など）が出た人

無顆粒球症など重い副作用が出た場合、抗甲状腺薬はただちに中止する必要があります。バセドウ病の治療は薬とは別の方法がすすめられ、手術も選択肢になります。

●腫瘍（甲状腺がんなど）の合併が見られる人

甲状腺腫そのものは良性ですが、そこに悪性腫瘍が合併した場合は（疑いがある場合も）、切除手術を検討する必要があります。

●ＴＲＡｂ（自己抗体）の値が高く、早期の妊娠を希望している人

ＴＲＡｂの値が高いまま残っていると、妊娠中に胎児に悪影響が出る場合があります。全摘術は亜全摘術にくらべ、ＴＲＡｂがすみやかに下がりますので、近い将来出産を希望している人には安心です。

●重いバセドウ病眼症のある人

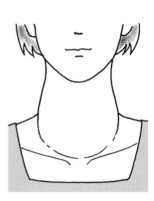

バセドウ病眼症には、抗甲状腺薬の治療で機能が正常になればよくなるものもあります。しかし、機能亢進ではなく自己免疫が原因の眼症もあります。この場合、薬ではよくならず、アイソトープ治療も眼症を悪化させたり、新たに発病する危険性があります。そのため、手術がすすめられます。

●早い寛解《かんかい》を希望している人

抗甲状腺薬も、アイソトープ治療も、寛解までには時間がかかります。勉学、結婚、就職、海外への留学、転勤などのため、早く治したい人には手術がすすめられます。

手術治療の注意点

Point
- 亜全摘術では機能亢進症が再発することがあるが、再手術はしない
- 手術で周囲の臓器を傷つけると、合併症が起こることがある
- メスを入れるのは、ネックレスなどで隠せる位置

術後、病気が再燃しても再手術はできない

手術後にバセドウ病が再発することは、全摘（準全摘）術では起こりません。

一方、亜全摘術を行ったあとは、機能亢進症がつづいたり、いったんおさまっても再発することがあります。

この場合、原則として、2回目の手術をすることはありません。最初の手術による癒着《ゆちゃく》があり、合併症の危険性が高いからです。

そのため、治療は、抗甲状腺薬の服用か、アイソトープ治療になります。

抗甲状腺薬を服用する場合、機能亢進症は手術前とくらべて軽くなっていることが多いので、薬の量も手術前よりは減らせます。

手術をしたことはムダにはなりませんし、薬によって回復し、服用をやめられる場合もあります。

合併症が起こっても重大なことにはならない

バセドウ病の手術は、技術が進歩していますので、合併症が起こることは非常に少なくなっています。

しかし、まったくないというわけではありません。甲状腺の周囲には、さまざまな臓器があり、これらが手術によって傷つくことがあるのです。

仮に合併症が起こったとしても、重大なことにはならないので、心配しすぎないようにしてください。

●嗄声《させい》（かれ声）

甲状腺の背面には、反回《はんかい》神経という細い神経が走っています。声門を開いたり閉じたりする筋肉運動をコントロールする神経で、この神経が

傷つけられると、声帯の動きが悪くなり、声がかすれたり、非常にまれですが、声が出なくなることもあります。

また、気管の近くをいじったことによるマヒで、一時的に声がかすれることがあります。一過性のものですので、2〜3カ月すれば治ります。

●喉頭浮腫

甲状腺はもともと血管に富んだ臓器ですが、特にバセドウ病では血流量が増えています。手術では100〜200mLほどの出血量がありますが、この出血が傷の内部にたまり、気道を圧迫して喉頭浮腫《こうとうふしゅ》（むくみ）を起こすことがあります。

出血はまもなく止まりますが、止まらない場合は、短時間の再手術を行うこともあります。後遺症を残すことは、ほとんどありません。

●テタニー症状

甲状腺の背面の上下左右には、合計4つの副甲状腺（13ページの図参照）があり、ここで分泌される副甲状腺ホルモンは、血液中のカルシウム量を一定に保つ働きをしています。

バセドウ病の手術では、副甲状腺はそのまま残るよう工夫をしますが、手術の操作で副甲状腺への血流が悪くなったり、甲状腺といっしょに切除することがあります。

そのため、術後は、一時的に副甲状腺ホルモンの分泌が低下して、顔面がこわばったり、手足がしびれる「テタニー症状」（154ページ参照）があらわれることがあります。

テタニー症状の治療は、カルシウムの点滴をしたり、カルシウム剤とビタミンD剤を服用します。

傷あとは、数年後には目立たなくなる

バセドウ病の手術をすると、かつては首の傷あとが目立ちました。

しかし、現在は、首のつけ根のネックレスがかかる位置を、皮膚にそって横に切除します。切開した傷は、表面に糸が出ないような縫い方をしますので、順調に経過すると、数年後にはしわのようになり、ほとんど目立ちません。気になる場合は、ネックレスなどで隠せます。

なお、ケロイド体質の人は回復に時間がかかりますので、手術前に医師に伝えてください。

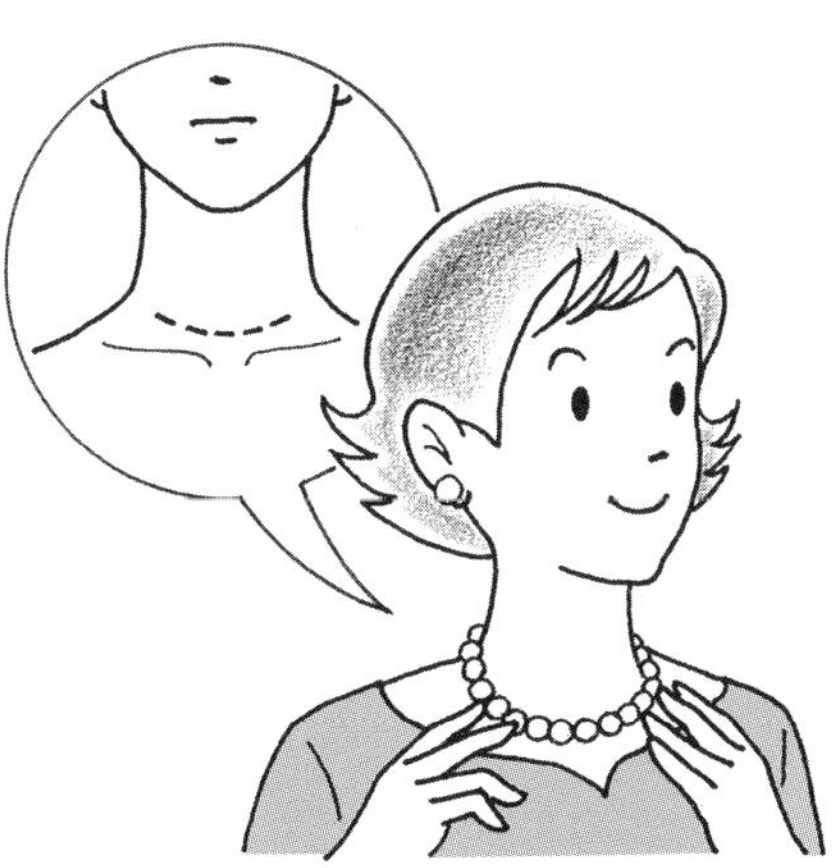

バセドウ病眼症の治療

Point
- ●バセドウ病眼症には、機能亢進症の治療だけでなく、眼症独自の治療が必要
- ●バセドウ病眼症は自己免疫によるものなので、ステロイド薬が有効
- ●重い眼球突出や複視は、手術が成功すると大きく改善できる

機能亢進の治療だけでなく眼症独自の治療が必要

バセドウ病で起こる目の異常を「バセドウ病眼症《がんしょう》」といいます（50ページ参照）。

バセドウ病眼症には、大きな特徴があります。それは、機能亢進症によって起こる眼瞼後退《がんけんこうたい》を除き、ほかの症状はすべて**自己免疫による炎症が原因**となる点です。

つまり、抗甲状腺薬を中心とする、過剰な甲状腺ホルモンを下げる治療だけでは、バセドウ病眼症は治せないのです。

もちろん、機能亢進症を放置しておいては眼症の治療もうまくいかないので、バセドウ病の治療は必要です。その上で、眼症独自の治療が必要になります。

バセドウ病眼症の治療は、甲状腺疾患の専門医と眼科の専門医が、協力して行うことが大切です。そのため、医師どうしが協力体制を敷いている医療機関が多くなっています。

眼科医での治療には、次のようなものがあります。

自己免疫疾患に有効な「ステロイド薬」治療

ステロイド薬（副腎皮質《ふくじんひしつ》ホルモン）は、膠原《こうげん》病など自己免疫疾患の治療に使われますが、バセドウ病眼症にも有効です。

自己抗体（ＴＲＡｂ）がつくられるのを抑えて炎症をやわらげ、結膜《けつまく》の充血や、まぶたのむくみ、眼球の痛み、涙目などに効果があります。薬を服用する場合と、まぶたや眼球の後方に直接注射する場合があります。

また、重症の眼球突出や複視《ふくし》には、

ステロイドパルス療法が、ほかの療法と併用して行われます。これは、大量のステロイドを、短期間に集中投与する治療法で、静脈注射で行います。

ステロイド薬は副作用もありますので、慎重に使われます。

「放射線治療」で、炎症や浮腫を軽くする

ステロイドパルス療法と同様に、自己免疫と、それによって生じる眼球の奥の炎症や浮腫《ふしゅ》を抑えるために行われます。

バセドウ病眼症では、自己免疫によって活性化された免疫細胞・リンパ球が、眼窩《がんか》（眼球の奥）に集まり、炎症を引き起こします。リンパ球は放射線への抵抗力が非常に弱いため、放射線を照射すると、ほかの細胞に害をあたえることなくリンパ球にだけダメージをあたえることができます。

この性質を利用し、眼球の奥の外眼筋の組織へ、弱い放射線を照射します。周囲の影響を避けるため、ほかの部位を避けるお面をつけ、照射は何回かに分けて行います。

組織が萎縮《いしゅく》し、眼球の飛び出しが軽くなります。この治療は、強い眼球突出や複視で行われます。

重い眼症状が改善する「手術治療」

複視や視力障害、重い眼球突出などに行う手術療法があります。

「眼窩減圧術《がんかげんあつ》」は、眼球奥の眼窩の壁（骨）の一部を切り取り、脂肪も取り除いて、眼球の奥のスペースを広げて圧力を下げる手術です。

また、外眼筋《がいがんきん》の癒着した組織をはがし、傷《いた》んだ部分を調整する手術もあります。

このような手術には高度な技術が必要で、熟練した医師でなければ行えませんが、成功すると大変よくなります。

❖バセドウ病眼症にタバコは禁物

タバコは、バセドウ病眼症の大きなリスク因子です。

タバコを吸わない人にくらべて、喫煙者は、眼球突出になりやすいという調査結果があります。

また、バセドウ病眼症のステロイド治療や、放射線照射治療の効果を上げにくくします。

バセドウ病へのタバコの害については、170ページも参照してください。

❖アイソトープ治療・手術・バセドウ病眼症についてのQ&A

Q これから出産を考えています。アイソトープ治療は可能ですか？

A アイソトープ治療を受けると、しばらくは甲状腺機能が変動するので、流産しやすくなります。また、甲状腺を刺激する物質で胎児の甲状腺に影響することもあるので、少なくとも治療から1年間は妊娠は避けたほうがよいでしょう。

さらに、アイソトープによる治療で治ったあとも、長い間、甲状腺を刺激する物質が血液中に高い濃度で残っている場合があります。妊娠しても、この濃度が高いままですと、胎児の甲状腺に影響することがあります。

近々出産を希望している人には、アイソトープ治療ではなく、抗甲状腺薬、あるいは手術療法をおすすめします。

Q このごろは若い人でもアイソトープ治療を受ける人が増えているようですが？

A これまで日本では、アイソトープ治療は中高年の患者さんに行うのが一般的でしたが、最近では、副作用の少ないすぐれた治療法であることが認識され、若い人にも行われるようになっています。

ただし、18歳以下の人がアイソトープ治療を受けて甲状腺機能低下症になった場合、甲状腺ホルモン薬の服用が一生必要となりますので、18歳以下の人にはアイソトープ治療はすすめられません。

Q アイソトープ治療の副作用にはどのようなものがありますか？

A 基本的にアイソトープ治療には副作用の心配はありません。ただし、次のような点に注意する必要があります。

●アイソトープ治療をしたあと、しだいに甲状腺機能低下症になることがあります。機能の低下が一時的な場合は数カ月で回復しますが、永続的な機能低下症の場合は、甲状腺ホルモン薬の服用が生涯必要になります。

●わずかながら、治療のあと眼症が悪化する可能性があります。そのため、治療前と治療後はしばらく眼科で眼症状について経過を見てもらうことになります。

●アイソトープ治療を受けるときは、一定期間、抗甲状腺薬の服用を中止しますので、治療時に甲状腺ホルモンの値が高くなり、動悸や倦怠感などの症状があらわれることがあります。心臓病などの基礎疾患がある人や高齢者は十分に注意する必要があります。

Q アイソトープ治療を受けるにあたり、特に注意すべきことはありますか？

A 血液中にヨウ素がたくさんあると、放射性ヨウ素の甲状腺への取り込みが少なくなります。したがって、放射性ヨウ素が甲状腺へできるだけたくさん取り込まれるように、治療の前にはヨウ素摂取の制限を行う必要があります。

ヨウ素は一般に海藻類に多く含まれています。特に昆布は要注意です。昆布の佃煮や昆布巻き、昆布だしなどにはたくさんのヨウ素が含まれていますで、できるだけ食べないようにしましょう。海藻類が欲しいときは、比較的ヨウ素が少ない、わかめ、ひじき、海苔などを食べましょう。

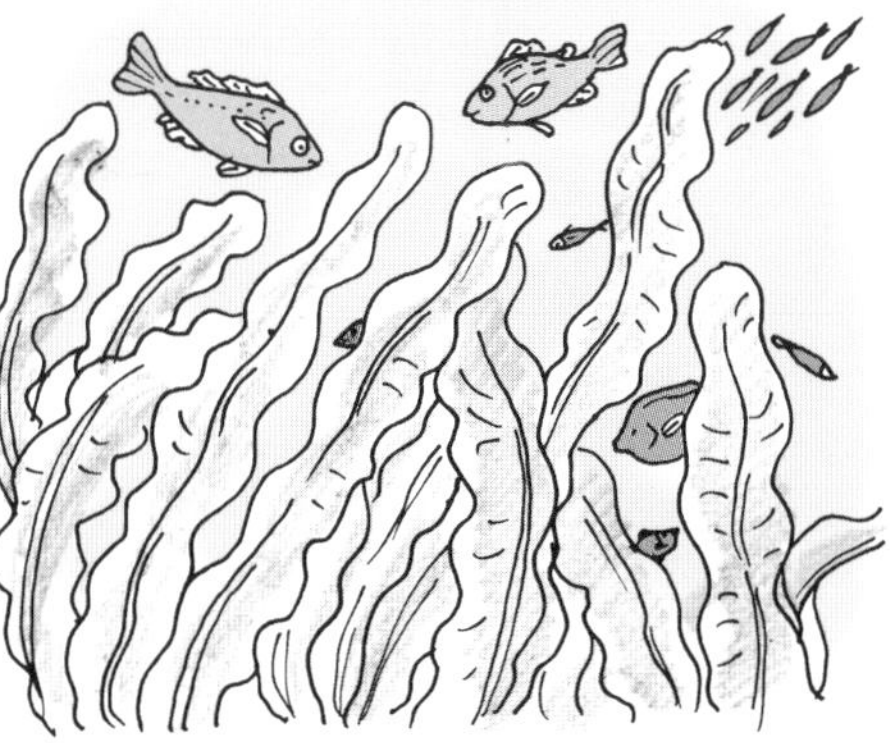

同じ理由で、うがい薬のイソジンガーグルなどもヨウ素が多いので、注意が必要です。

Q バセドウ病で手術が選択されるのはどのような場合でしょうか?

A バセドウ病の手術の目的は、甲状腺を切り取ることで、過剰な甲状腺ホルモンが出ないようにすることです。バセドウ病で手術が適応となるのは、以下のような場合です。

- ●無顆粒球症など重篤な副作用のために抗甲状腺薬の継続がむずかしい場合。
- ●バセドウ病に悪性腫瘍（がん）が合併している場合。
- ●抗甲状腺薬による治療で明らかな効果が見られない場合。

悪性腫瘍が合併しているケース以外は、アイソトープによる治療も選択肢となります。

そのほか、TRAb（自己抗体）の値が高いため将来の出産に不安がある場合、年齢などの理由から早期の妊娠を望む場合なども手術の適応となることがあります。

Q 手術をすれば、その後の治療は必要なくなるのでしょうか?

A 手術による治療は、うまくいけば、薬とはまったく縁が切れて、治療の必要はなくなります。ただし、100%そうとはいいきれません。

手術をした人のうち、10%前後は機能亢進症が再発するといわれています。これでも抗甲状腺薬よりはずっと少ないのですが、ゼロではありません。

再発するのは、亜全摘の場合に、切除が不十分で、残された甲状腺組織が大きかったり、残した部分が再び腫大《しゅだい》したりするケースです。

取り残した甲状腺の量が多いと機能亢進症が再発し、少ないと機能低下症になります。残念ながら、患者さんごとに適正な甲状腺の量は異なるため、残すべき適正な量を手術前に予測することは困難です。

再発しても、最初の手術による癒《ゆ》着《ちゃく》があったり、合併症を起こすなど、むずかしい問題が多いため、再手術はできません。この場合は、抗甲状腺薬を服用するか、アイソトープ治療を行うことになります。

Q バセドウ病眼症にタバコは有害だと聞きましたが、なぜなのでしょうか？

A 喫煙は、眼球突出などバセドウ病眼症のリスクを高めます。はっきりした因果関係はわかりませんが、タバコの煙に含まれるチオシアネートなどの化学物質が、甲状腺機能に悪影響をおよぼすのではないかといわれています。

また、タバコは抗甲状腺薬の効果を弱め、バセドウ病眼症に対するステロイド治療や放射線治療の効果も上げにくくしますので、患者さんは禁煙を心がけることが大切です（170ページ参照）。

Q バセドウ病眼症に対して行われる「ステロイドパルス療法」とはどのような治療法なのでしょうか？

A バセドウ病眼症に対する治療は、「活動期」と「非活動期」で治療法が異なります。

活動期というのは、眼球の奥にある筋肉や脂肪の組織に炎症がある状態です。炎症がある場合（活動期）には、炎症を抑えるために、「ステロイドパルス療法（ステロイド大量療法）」と「球後《きゅうご》照射（放射線治療）」の併用が有効です。

ステロイドパルス療法では、たとえば、ステロイド薬を3日間連続して点滴し、4日間休むという方法を2～3回くり返します。

パルス療法とは、薬を服用する期間と服用しない期間を周期的にくり返す治療法のことです。

ステロイドパルス療法で目の奥の炎症を抑えたら、再び炎症が起こらないように、目の奥の組織に放射線をあてます。これがステロイドパルス療法と球後照射の併用療法です。

ステロイド薬には、消化器症状、骨粗鬆症、体重増加、高血糖などの副作用がありますが、中止すれば副作用も消えます。

なお、ステロイドパルス療法は、入院での治療となります。

炎症がない非活動期の場合は、基本的には、症状を緩和するために点眼薬を使用したりする保存的治療などを行いますが、特に治療が必要ないこともあります。

第4章

橋本病の症状と検査・診断・治療

橋本病とは1

甲状腺に慢性の炎症が起こる病気

Point

- ●リンパ球の浸潤による攻撃で、甲状腺に慢性の炎症が起こる
- ●血液中に自己抗体があるだけで、多くの人は機能が低下しない
- ●慢性甲状腺炎が進むと首がはれる。さらに進むと機能低下症があらわれる

自己免疫が炎症を起こすが多くの場合、機能は正常

橋本病は「**慢性甲状腺炎**」ともいわれ、その名の通り甲状腺に慢性の炎症が起こる病気です。

炎症というと、通常は、外から侵入してきた細菌やウイルスなどに対して、体を守るために免疫細胞が起こす防御反応のことをさします。このような炎症には、発熱や痛み、はれなどの症状がともないます。

しかし、橋本病の炎症は、細菌やウイルスの感染で起こるのではなく、自己免疫によるものなので、発熱や痛みなどはありません。

そもそも橋本病は、**症状があらわれにくい病気**です。血液の中に甲状腺細胞を破壊するリンパ球があっても、甲状腺が本来の機能（ホルモンの合成・分泌）を保っている間は、症状が出ないのです。

橋本病の人のうち、症状をともなう機能低下症になる人はわずかです。左ページのグラフは、まだ未治療段階の橋本病患者の機能別割合ですが、これを見ても、機能低下がある人はわずか16％です。さらに、症状がないため病気に気づかないまま過ごしている人も、かなりいると考えられます。

Key Word

橋本博士が約100年前に発表

橋本病という名前は、1912年（大正元年）にこの病気についてはじめて論文を発表した橋本策《はかる》博士にちなんでつけられました。日本人の名がついた病気としては、もっともよく知られていて、世界中どこでもHashimoto's diseaseで通じます。名前のため日本特有の病気と思われがちですが、欧米でも多く見られます。米国では50歳代の10人に1人、70歳代では5人に1人は甲状腺機能低下症の傾向があると報告されています。

機能低下は4～5人に1人

橋本病になると、甲状腺機能が低下していきますが、その大まかなプロセスを見てみます。

はじめは、本来なら免疫の働きの中心となるリンパ球が甲状腺に入り込み（浸潤《しんじゅん》）、攻撃し傷つけて発病に至ります。リンパ球にはTリンパ球とBリンパ球があり、攻撃をするのはTリンパ球です。

一方、Bリンパ球は甲状腺にあるたんぱく成分に対する自己抗体（95ページ参照）をつくります。

Tリンパ球により甲状腺細胞が破壊されると、下垂体からの甲状腺刺激ホルモン（TSH）が増え、ホルモンをつくるよう促します。その刺激を受けて甲状腺が働くため、ホルモン量はほとんど減りません。この段階では、まだ症状はあらわれず、「潜在性」の段階です。

リンパ球の浸潤で攻撃や破壊が進むと、炎症が起こって「慢性甲状腺炎」の状態になります。甲状腺全体が大きくかたくはれてきます。

さらに破壊が進むと、甲状腺の働きが落ちてきます。ホルモンの合成・分泌ができなくなるため、血液中のホルモンが不足して、機能低下症の症状があらわれてきます。

これが、橋本病の大まかなプロセスですが、すべての人がこうなるとは限りません。橋本病は、一人一人ちがうといえるほど、人によってさまざまな経過をたどります。

橋本病になっても、機能低下症までに至る人は、大体4～5人に1人といわれています。

■ 橋本病の未治療患者の機能別割合（伊藤病院）

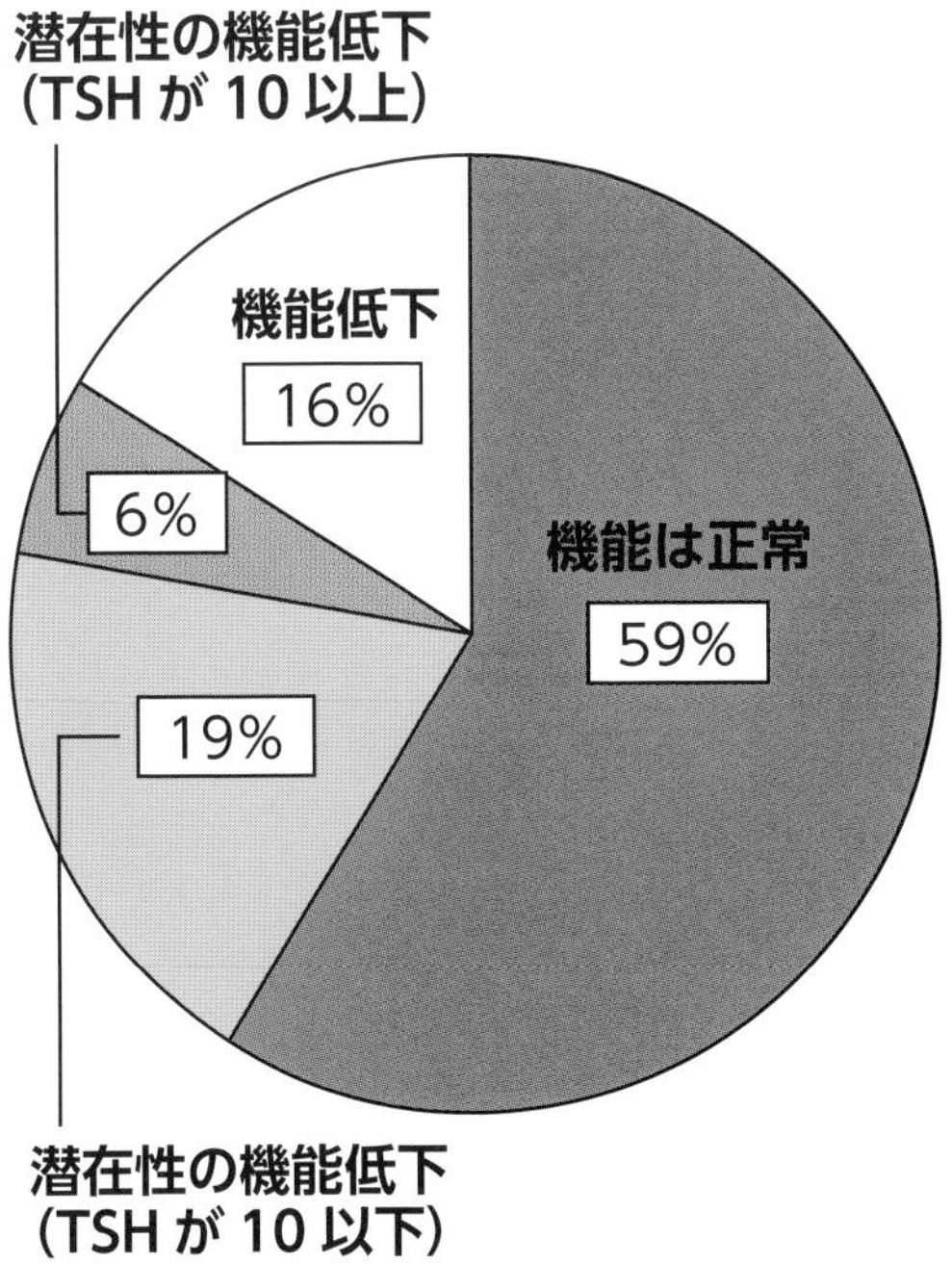

※TSH が高くなるほど、機能低下になる可能性は高くなる

橋本病とバセドウ病のちがいと共通点

Point
- 橋本病とバセドウ病は、どちらも自己免疫で発病するが、標的が異なる
- バセドウ病は自己免疫が甲状腺を刺激し、橋本病は破壊するように働く
- どちらの病気も、背景には遺伝的な因子や環境因子があると考えられる

橋本病もバセドウ病も、自己免疫によって発病します。

同じ甲状腺という臓器で、自己免疫によって起こる病気が、一方では機能が亢進し、もう一方では低下するのはなぜなのか、そのしくみを見ていきます。

自己免疫の標的が異なり機能が亢進したり低下する

同じ自己免疫による病気といっても、橋本病とバセドウ病ではターゲットが異なります。

バセドウ病の場合は、甲状腺細胞にある甲状腺刺激ホルモン（TSH）の受容体が標的になります。

この受容体を異物《いぶつ》とまちがえて、それを排除する自己抗体（TRAb）ができ、TSHにかわって甲状腺のTSH受容体を刺激するのです。そ

20～50代の女性に多い橋本病

橋本病は、男女比が1対10～20と、圧倒的に女性に多い病気で、成人女性の10～30人に1人という高頻度で見られます。

罹患《りかん》年齢はバセドウ病より高く、20～50代に多くなっています。

甲状腺疾患の家族がいる人（特に女性）は、なりやすい体質を持っていると考えられますので、たとえ症状がなくても、妊娠時や、40歳を過ぎたら、甲状腺の機能検査を受けておくことをおすすめします。

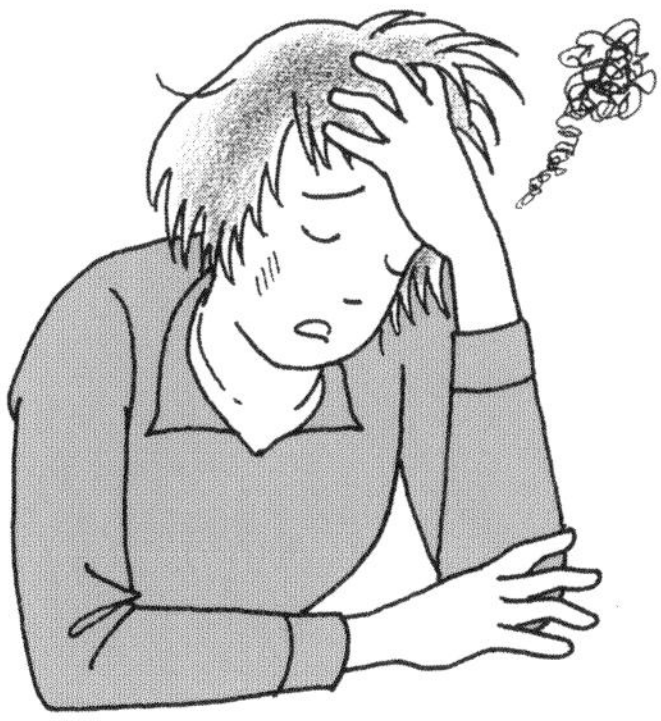

のため、ホルモン量の調節ができなくなり、ホルモンが過剰になって甲状腺機能亢進症になるわけです。

一方、橋本病では、**甲状腺の細胞内にあるたんぱく成分が、自己免疫の標的**になります。つまり、甲状腺内の、サイログロブリンやペルオキシダーゼといったたんぱく成分に対して、それぞれTgAbやTPOAbという自己抗体ができます（103ページ参照）。

こうした攻撃を受けても、甲状腺は余裕のある臓器なので、急にホルモンの合成・分泌が止まることはありません。しかし、攻撃によって炎症が進むと、甲状腺細胞が破壊され、ホルモンがつくられなくなるので、しだいに機能低下症の症状があらわれてきます。

病気の背景には、共通の遺伝的因子が考えられる

自己免疫が、橋本病では甲状腺を破壊するように働き、バセドウ病では刺激するように働く、そのちがいがなぜ起こるのかについて、理由はいまだによくわかってはいません。

いずれにしても、橋本病とバセドウ病では、自己免疫の働き方が異なり、症状もまったく逆にあらわれます。

ただし、病気の背景には、共通のものがあると考えられます。それは、どちらにも遺伝性の因子や環境因子がある点です。

橋本病の患者さんには、血縁者にバセドウ病や橋本病の人がいるケースがしばしば見られます。家系に甲状腺疾患の人が多いということは、遺伝とのかかわりが考えられるのですが、橋本病はバセドウ病ほど遺伝性がはっきりしていません。

たとえ甲状腺の病気になりやすい体質があったとしても、橋本病は症状があらわれにくいため、気がつかないままでいるケースも多いのではないかと考えられます。

また、橋本病とバセドウ病とのつながりでは、もう一つ重要なものがあります。**ほとんどのバセドウ病の患者さんが、はじめから、すでに橋本病の自己抗体であるTgAbやTPOAbの両方、あるいは片方を持っている**のです。そのため、バセドウ病が寛解《かんかい》しても、数十年後に甲状腺機能低下症になる人がいます。

橋本病の症状1

「首のはれ」が病気を知らせるサイン

Point
- 橋本病は機能低下がないと症状があらわれず、首のはれが唯一の手がかり
- 橋本病のはれは、ゴムのようにかたく、表面がゴツゴツしているのが特徴
- 大きなはれにも甲状腺ホルモン薬がよく効き、小さくやわらかくなる

機能低下がなければ「はれ」は唯一の症状

甲状腺の病気では、「首のはれ（甲状腺腫）」が異常を知らせるサインとなります。特に、橋本病の場合は重要です。

橋本病では、甲状腺機能低下症にならない限り、特に症状はなく、**首のはれが唯一の症状**といえるものです。これが、病気を見つける手がかりになることが多いのです。

橋本病もバセドウ病も、同じように首がはれますが、はれが起こるメカニズムはまったく異なります。

バセドウ病の甲状腺腫は、甲状腺細胞が刺激され、働きすぎる（ホルモンを過剰に合成・分泌する）ためにはれてきますが、橋本病では、甲状腺細胞が破壊され、線維化し、慢性的に炎症が起こってはれてきます。

橋本病の「はれ」はかたくゴツゴツしている

橋本病もバセドウ病も、はれ方は基本的に同じで、甲状腺全体に「びまん性（全体に広がる）」に広がっていきます。

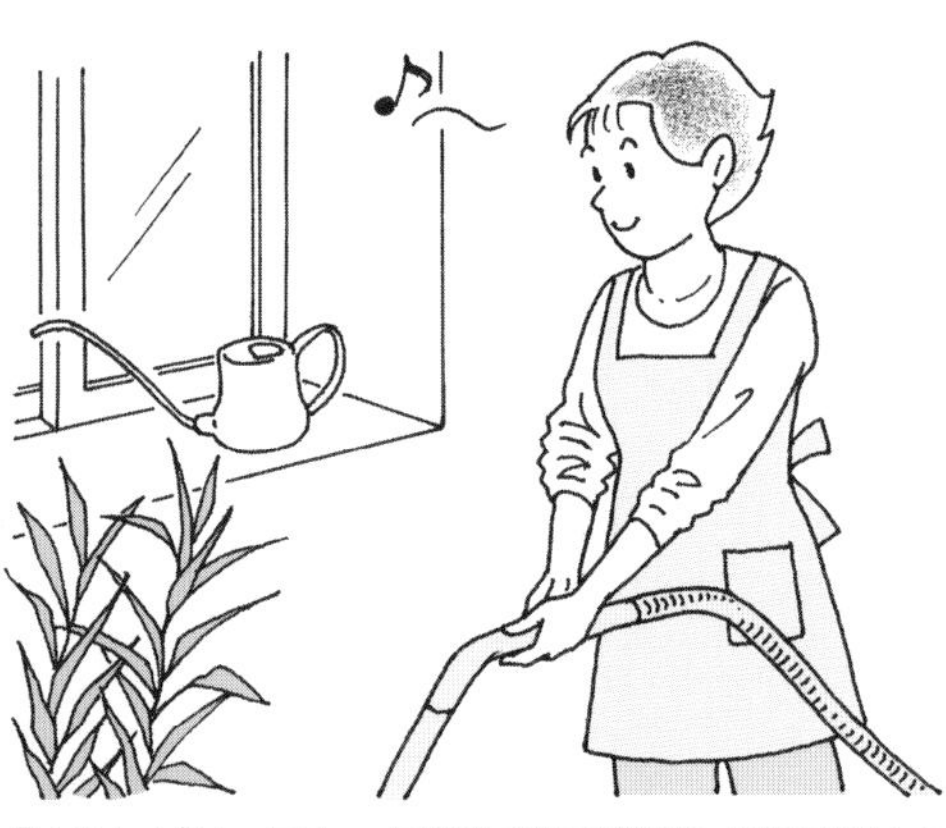

首の「はれ」があっても、日常生活に影響なく暮らせる人は多い

橋本病の「はれの特徴」としては、次のようなものがあげられます。

●位置…首のはれの位置は、バセドウ病と同じです。のどぼとけの下で、鎖骨《さこつ》の上あたりがはれていないか見てみましょう（31ページ参照）。

●はれの大きさ…首のはれの大きさは、人によってさまざまです。慣れた医師がさわらないとわからない程度で、健康な人とほとんど変わらない場合もありますし、通常の20倍、あるいはそれ以上に大きくはれてくる場合もあります。

また、自己免疫によって甲状腺が破壊され、正常な大きさより縮んで小さくなることもあります。

●機能との連動…はれの大きさと甲状腺機能とは連動しません。はれが大きいだけで、機能低下症状はないため、不自由なく過ごす人もいます。一方、はれが小さくても、機能低下症状が激しい人もいます。

●痛みや詰まり…ふつう、はれが大きくなっても、痛みはありません。下を向いたとき、少し圧迫感がある程度です。はれが急に大きくなり、痛む場合は、橋本病の急性増悪《ぞうあく》（116ページ参照）が考えられますので、医師を受診しましょう。

はれが大きくなってくると、気管が狭くなることがあり、「のどが詰まる」「ものが飲み込みにくい」と訴える人がいます。

はれが直接の原因ではない場合もありますので、詳しい検査を受けましょう。

●見た目や感触…バセドウ病のはれはやわらかく、表面がなめらかですが、橋本病のはれは、全体がゴムのようにかたくなり、表面がゴツゴツとして、ときにはしこり（結節《けっせつ》）状になります。

●薬が効く…橋本病のはれは、よほど大きくならない限り、治療の必要はありません。

機能低下症の症状があらわれても、甲状腺ホルモン薬の治療をつづけると、はれも小さく、やわらかくなっていきます。

一方、バセドウ病のはれは、抗甲状腺薬を飲んでも小さくならず、薬が効かない場合が多いので、別の治療が必要です。

◈「はれ」だけの人も多い

橋本病であっても、首がはれているだけで、特に不自由な症状もなく一生を終える人はたくさんいます。

ただし、はれが急に腫大《しゅだい》すると、まれに橋本病から発生する甲状腺リンパ腫（133ページ参照）の場合がありますので、注意が必要です。

橋本病の症状2

機能低下症による「心身の症状」

Point
- 甲状腺ホルモンの不足で代謝が低下するため、全身の活力がなくなる
- 水分が体内にたまってむくんだり、心臓や腸など内臓の働きも弱まる
- ホルモン不足は脳の働きを低下させ、うつや認知症とまちがえられることも

ホルモン不足が進むとしだいに症状が出てくる

橋本病が発病しても、すぐに機能低下症があらわれるわけではありません。甲状腺細胞の破壊はあっても、甲状腺刺激ホルモン（TSH）が増えてホルモンの合成を促し、甲状腺はそれを受けて「がんばって」ホルモンを供給しますので、甲状腺の機能は保たれるのです。

しかし、破壊が進むと、甲状腺はしだいにホルモンをつくれなくなります。そのため、血液中のホルモンが不足していき、機能低下症の症状が少しずつあらわれるようになります。

ただし、ホルモン不足の程度は人によって差がありますので、あらわれる症状もさまざまです。

機能低下症は、自分ではなかなか気づきにくいのですが、印象としては、年齢より老《ふ》けていたり、活力がなかったり、疲れているように見えます。

全身の代謝が悪くなりむくみ、太る

甲状腺ホルモンには、体全体の新陳代謝を高める働きがあります。そのため、このホルモンが不足すると、体中のさまざまな物質を代謝する力が弱くなります。水分もたまりやすくなります。

●むくんでくる

体内にある水分が、汗となって外に排出されにくくなるため、体の中にたまって、さまざまな部位がむくむようになります。

顔　むくみのために、まぶたがはれて目が細くなります。唇が厚ぼったくなり、ほおがたれ、鼻が広がって、

ボーっとした橋本病特有の顔つきになります。

舌　むくんで肥大《ひだい》することがあります。舌が肥大すると、もつれて、ろれつが回らない話し方になります。

粘膜　口の中の声帯や咽頭《いんとう》の粘膜がむくむことがあり、声がしわがれて低くなります。

●太ってくる

カロリーが消費できないため、あまり食べないのに体重が増えてきます。また、余分な水分がたまって、体がむくみます。脂肪がつくのではなく、水分のために太るのです。

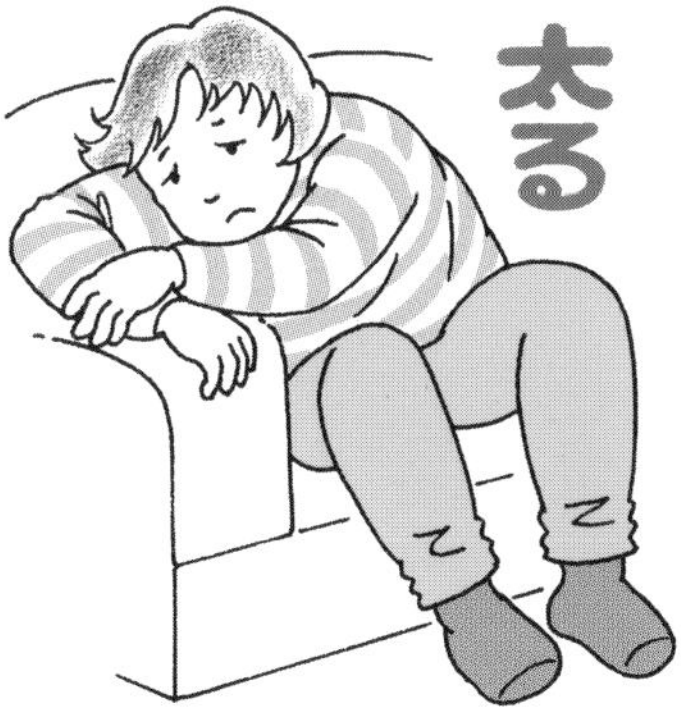

●コレステロール値の上昇

体内で、コレステロールが分解（代謝）される速度が遅くなるため、血中濃度が高くなります。

代謝力の低下が体温や皮膚にも影響する

バセドウ病が、エネルギーを必要以上に消費してしまう「燃焼型」だとすると、橋本病は「不燃型」です。代謝力が低下して、エネルギーをうまく燃やせなくなります。

●寒がりになる

甲状腺ホルモンが不足すると、新陳代謝の力が弱まり、熱（体温）をうまくつくり出せなくなります。そのため寒がりになって、いくら厚着をしたり暖房を強めても、冷えはなかなか解消しません。橋本病になると、バセドウ病とは逆に、冬が苦手になります。

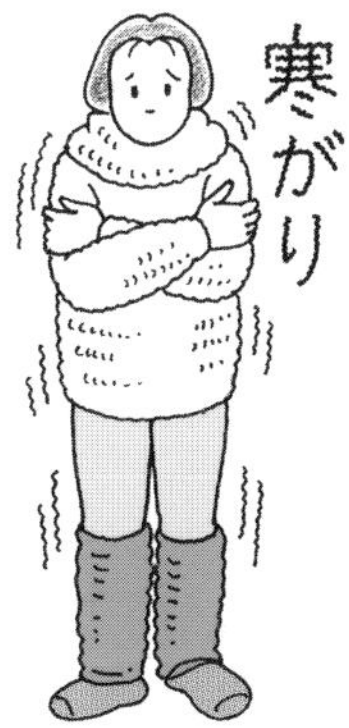

●汗をかかず、皮膚が乾燥する

代謝が悪く、体温が低いため、汗をかかなくなります。

皮膚は、うるおい（水分）やつやがなくなり、乾燥してカサカサになります。症状が進むと、白く粉をふいたようになることもあります。

●顔色が青白くなる

皮膚が冷たく、蒼白《そうはく》に見えることがあります。代謝が低下して血管が収縮し、血流が悪くなるためです。

皮膚が青白くなるのには、貧血も影響します。貧血は、機能低下症の人の10％程度に見られます。

●毛が抜ける、薄くなる

髪の毛の脂《あぶら》っけがなくなり、バサバサになったり、抜けたりします。

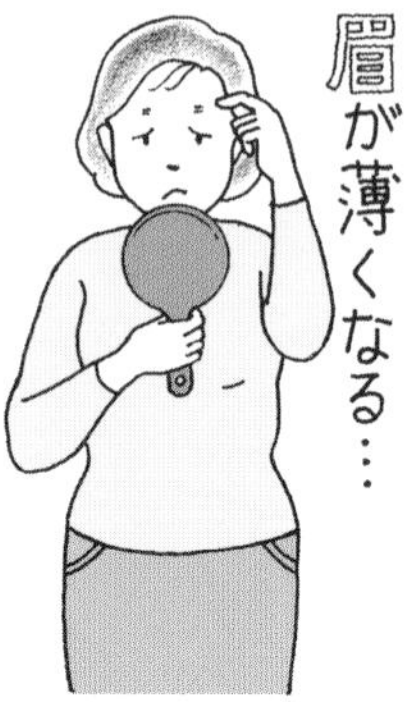

また、眉が薄くなることもあります。

心臓や腸など、内臓の働きが弱まる

甲状腺ホルモンが不足すると、体中の働きが低下し、臓器の働きにも影響します。

●脈が少なくなる（徐脈）

バセドウ病の頻脈《ひんみゃく》とは正反対で、心臓の働きがゆっくりと静かになり、脈拍数が少なくなります（徐脈《じょみゃく》）。脈拍は、正常な場合は1分間に70～80程度ですが、機能低下症では60以下になります。脈の打ち方も弱く、心電図の波形は小さく、弱々しくなります。

心臓自体はむくんで大きくなり、胸部X線写真をとると、心臓の影が異常に大きく見えることがあります。これは、心臓を包む袋（心嚢《しんのう》）に水がたまるためです。

※なお、機能低下症に気づかず、治療をしないまま放置すると、動脈硬化（心筋梗塞など）のリスクになりますので、注意が必要です。

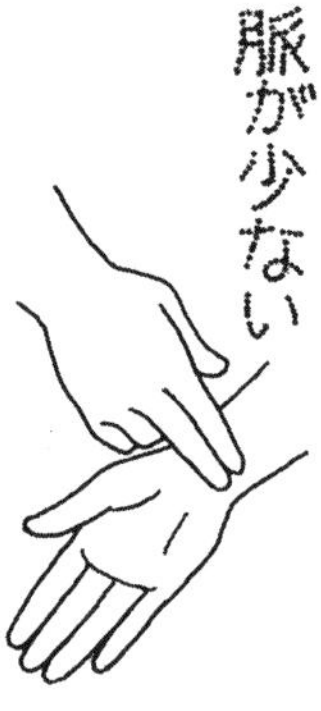

●便秘になる

甲状腺ホルモンには、腸の蠕動《ぜんどう》運動を促す働きがあります。このホルモンが不足するために、腸の活動が弱くなり、便秘ぎみとなります。

下痢ぎみになるバセドウ病とは、対照的です。

卵巣の機能にも影響 月経過多や流産など

甲状腺ホルモンは、女性の卵巣の働きにも影響するため、甲状腺機能が亢進しても低下しても、月経《げっけい》に異常が起こりやすくなります。

機能低下症では、月経異常が起こるといわれます。女性の約30％に月経と月経の間隔が長くなる、量が多くなる、だらだらと長くつづく、といったことが起こります。

また、機能亢進症に気づかず治療しないでいると、流産の原因になることがあります。無排卵になることもあります。

※甲状腺の病気と妊娠・出産の関係については、第7章で詳しく解説しますので参照してください。

血液の循環が悪くなり筋力が落ちる

甲状腺ホルモンが不足すると、血液の循環が悪くなり、それが影響して筋力が低下します。

よく起こるのは、足のふくらはぎなどが急につる、いわゆる「こむらがえり」です。筋肉がつるところはふくらはぎが多いのですが、腰のまわり、腕、首のまわりなどがつることもあります。

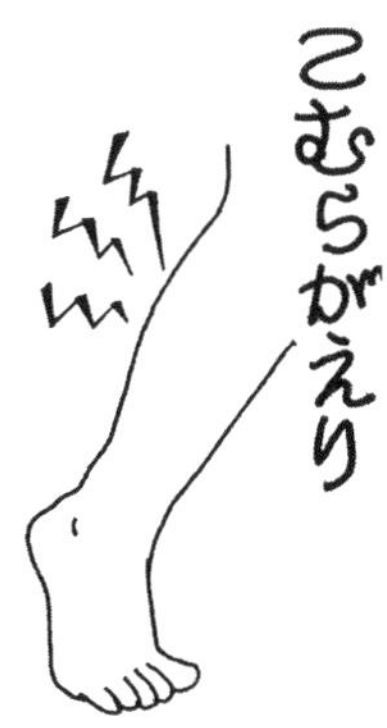

脳の働きが低下して もの忘れ、無気力など

甲状腺ホルモンは、脳の働きを活発にするためにも必要です。機能低下症では、そのホルモンが不足するわけですから、精神・神経面の働きもにぶくなります。

●もの忘れが多くなる

記憶力が低下して、もの忘れが多くなったり、考える力が落ちてきます。ただし、このような症状は、治療をすればよくなります。

軽い橋本病の人に甲状腺ホルモン薬で治療したあと、計算力や記憶力、状況認識などをチェックしたところ、すばやい改善が見られたという報告もあります。

●意欲が低下する

意欲や気力がおとろえて、何もしたくなくなります。動作も緩慢《かんまん》になり、何をするのもおっくうになるため、ものが片づけられないなど、日常生活にも支障が出てきます。

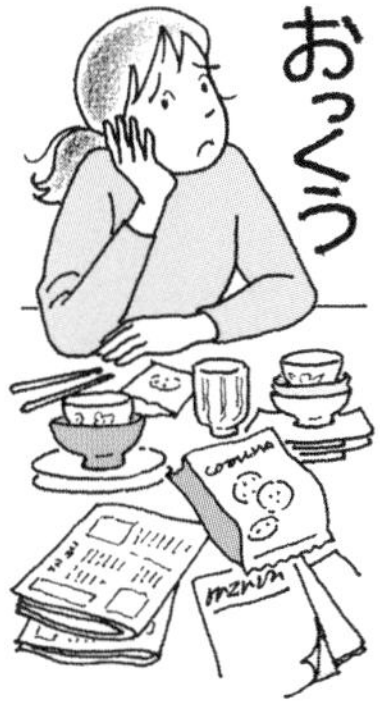

●眠たがりになる

朝の寝起きが悪く、昼間もうつらうつらとして、乗り物の中でもどこでも、居眠りをするようになります。

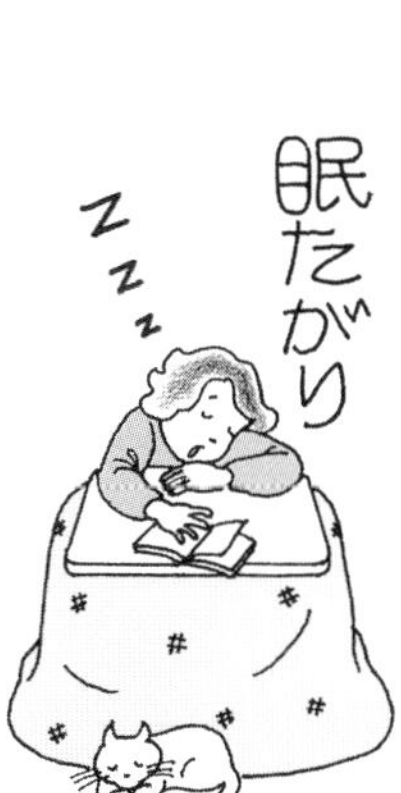

●うつや認知症とまちがえられる

こうした精神・神経症状がきわだってあらわれると、精神科の医師でも、まれにうつ病や認知症と誤診することがあります。

注意をしたいのは、機能低下症の人に抗不安薬を処方してしまうことです。機能低下で全身の代謝力が落ちているため、少量の薬でも効きすぎて、ときに昏睡《こんすい》状態におちいることがあるからです。

橋本病の診察・検査で調べること

Point
- ●甲状腺のはれの状態を、触診や超音波（エコー）検査などで確認する
- ●血液検査で2種類の自己抗体を調べ、1つでも陽性なら橋本病とする
- ●血液中の甲状腺ホルモンやTSHを検査し、病気の進行状態を判断する

橋本病は、症状としては、慢性的な炎症によって甲状腺にはれが起こるのが特徴です。

また、病気の原因としては、甲状腺にある2種類のたんぱく成分（サイログロブリンとペルオキシダーゼ）を標的とする自己免疫ということがわかっています。

そこで、橋本病の診断では、現在、下にあるような「慢性甲状腺炎（橋本病）の診断ガイドライン」に沿って、甲状腺腫（はれ）と2種の自己抗体を調べることが中心になっています。

甲状腺のはれを調べ その他の症状をチェック

橋本病にとって、甲状腺のはれは重要なサインです。実際、橋本病の疑いで病院を訪れる人の多くは、健診などではれが発見され、それをきっかけに受診しています。

診察では、まず触診《しょくしん》（37ページ参照）ではれの状態を調べます。医師がていねいに触診をすれば、びまん性かどうか、ほぼわかります。

さらに、はれが橋本病以外の病気によるものでないかどうかを確認し

■ 慢性甲状腺炎（橋本病）の診断ガイドライン

A　臨床所見

1　びまん性甲状腺腫大

ただし、バセドウ病など他の原因が認められないもの

B　検査所見

1　抗甲状腺マイクロゾーム（またはＴＰＯ）抗体陽性

2　抗サイログロブリン抗体陽性

3　細胞診でリンパ球浸潤を認める

慢性甲状腺炎（橋本病）

Aおよび Bの１つ以上を有するもの

（2013年・日本甲状腺学会編）

ます。そのために、内部の構造を調べる超音波（エコー）検査や、甲状腺の機能を調べる甲状腺ホルモン検査を行って、判別していきます。

問診では、症状のチェックも行います。橋本病は自覚症状がない場合が多いのですが、それでも104ページのグラフにあるように、症状を感じている患者さんはたくさんいます。自覚症状は、治療を進める上で大切な情報ですので、医師にきちんと伝えるようにしてください。

橋本病を診断する決め手 血液中の自己抗体を調べる

橋本病の自己抗体（抗甲状腺マイクロゾーム抗体、現在は抗甲状腺ペルオキシダーゼ抗体という呼び名になっている）が発見されたのは1956年のことでした。これ以後、橋本病は早期に見つかるようになりました。

現在、橋本病の自己抗体検査では、**抗サイログロブリン抗体（TgAb）**と**抗甲状腺ペルオキシダーゼ抗体（TPOAb）**の2種類を調べます。

橋本病になると、TgAbは90％くらいの人が、TPOAbは70％くらいの人が陽性になります。TgAb、またはTPOAbの少なくとも1つが陽性になっていれば、橋本病と診断してほぼまちがいありません。

血液中のTSHや甲状腺ホルモンを調べる

甲状腺ホルモン検査や甲状腺刺激ホルモン（TSH）検査は、橋本病が発病しているかどうか、病気がどれくらい進んでいるかといったことを調べる上で重要です。

甲状腺ホルモン検査は、血液中のホルモン濃度を調べます。これによって、甲状腺がきちんと機能しているかどうか（甲状腺ホルモンを必要なだけ合成・分泌しているかどうか）がわかります。

甲状腺ホルモン検査は、橋本病の場合も、遊離《ゆうり》型の（フリーの）T4とT3を調べます。

また、TSHは、甲状腺に対してホルモンをつくるよう促す働きをしますので、TSHの値が高ければ、甲状腺の機能が低下している（橋本病が発病している）ことがわかります（甲状腺ホルモンやTSHの基準値は63ページ参照）。

●潜在《せんざい》性の甲状腺機能低下

甲状腺ホルモン（フリーT4とフリーT3）が基準値内であっても、TSHが基準値より高ければ、機能低下がはじまっていると考えられます。これは、TSHの量が増えてホルモン分泌を促しているために、甲状腺ホルモンが基準値を保っている状態といえます。

●顕在《けんざい》性の甲状腺機能低下

フリーT4とフリーT3が基準値を下回り、TSHが基準値を大きく超えている場合は、TSHが強く促してもホルモンが正常に分泌されなくなっている状態です。機能低下症がかなり進んでいると判断できます。

診断を確実にするため補完的に行う検査

●コレステロール値検査

甲状腺機能低下症になると、血中コレステロールが高くなる場合が多いので、補完的に血液中のコレステロール値の検査を行います。

●超音波（エコー）検査

甲状腺のはれの状態は、触診でほぼつかめますが、内部の構造まではわかりません。しこりがあるかないか、腫瘍が合併していないかどうか、といったことは、超音波（エコー）検査で確認できます。

※橋本病では、甲状腺の細胞組織を採取し、顕微鏡で見て判断する「穿刺《せんし》吸引《きゅういん》細胞診」という検査法があります。しかし最近では、血液検査の精度や感度が高くなっているため、ほとんど行われません。

■ 橋本病・初診のときの自覚症状

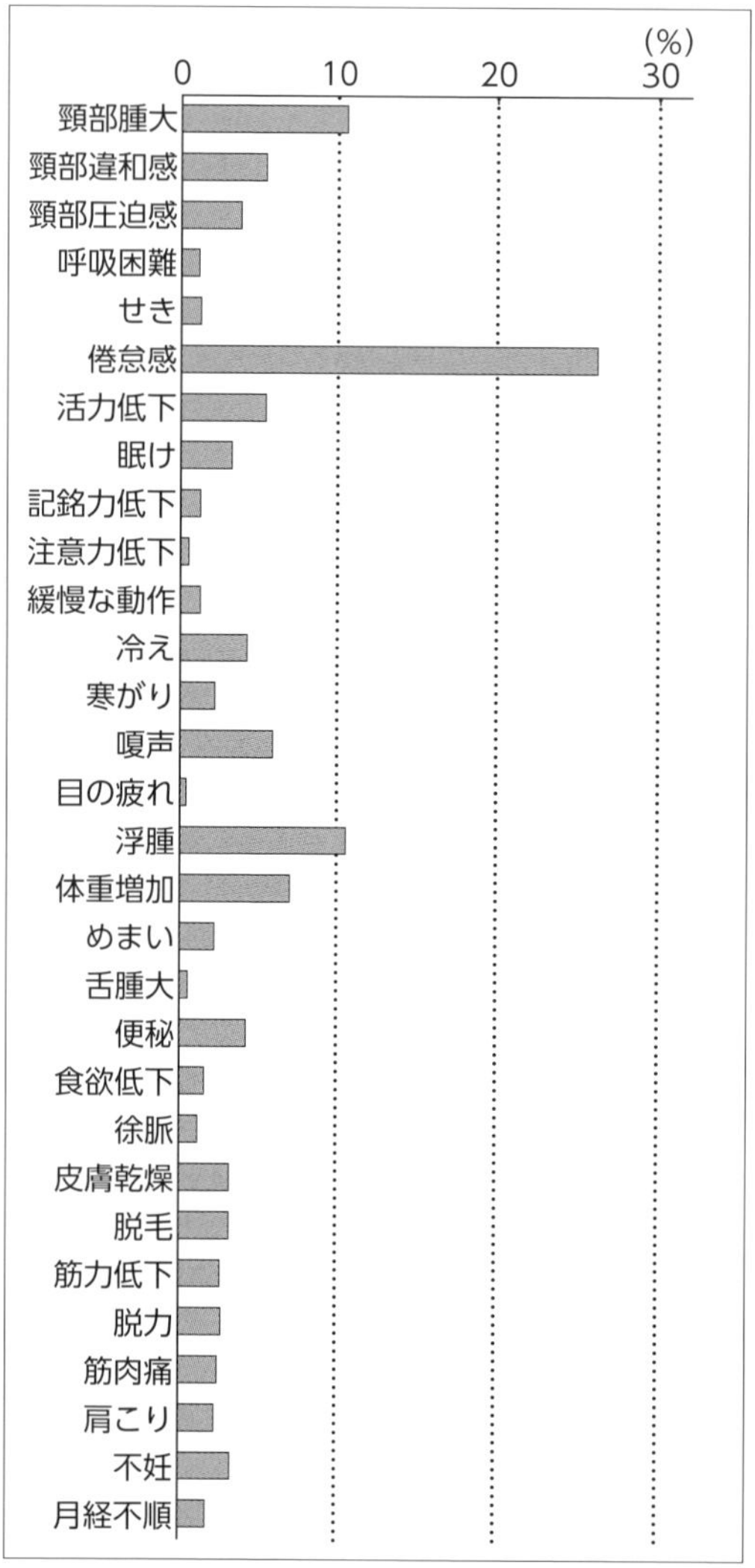

■ 橋本病の自己抗体の検査・基準値

TgAb（抗サイログロブリン抗体）	40以下
TPOAb（抗甲状腺ペルオキシダーゼ抗体）	28以下

※基準値は医療機関によって異なる場合があります。

機能低下がない橋本病がたどる経過は？

生涯、治療を必要としない可能性もあるが

橋本病と診断されても、機能低下の症状をともなう人は、わずか16％です（93ページ参照）。

つまり、多くの人は甲状腺機能が正常で、当然のことながら甲状腺ホルモン薬を飲む必要もありません。

それでも橋本病がある（自己抗体がある）わけですから、将来どうなっていくか気になるところでしょう。

5年くらいの期間で見ると、甲状腺ホルモンが低下する人もいれば、逆に高くなる人もいて、あわせて30％程度の人に変化が見られます。ただし、この変化は一過性のもので、機能低下症まで進む人は4～5％です。

さらに長い期間での変化は、実際のところ明らかではありません。橋本病の経過は、一人一人ちがうといえるほど多様で、統計はとれないのです。

そこで、橋本病が段階的に進むと仮定し、それぞれの進行過程に要する時間を、種々の研究データから計算してみます。

●自己抗体が陽性になるまで

甲状腺にリンパ球が入り込んだ状態になると、半数の人は自己抗体（TgAbやTPOAb）が陽性になります。そうなるまでに20～30年を要します。

●甲状腺機能低下症になるまで

自己抗体が陽性になった人の半数が、軽い甲状腺機能低下症に進行します。そうなるまでに30～60年かかります。

そこから治療が必要な機能低下症になるのは、さらに半数。そこまで進行するのに10～20年と推定されます。

つまり、甲状腺機能が正常なら、橋本病と診断されても、治療が必要になるまで進行せず一生を終える可能性が高いと考えられるのです。

しかし、これは仮定の計算で、実際には20代で治療を受けている患者さんもいるわけです。

橋本病は、時間をかけて徐々に進行する病気ですが、現実の生活では、病気を悪化させる原因がいくつも待ち受けています。

ですから、たとえ甲状腺機能が正常であっても、橋本病と診断された人は、定期的に甲状腺機能の検査を受けることが大切です。

【自己免疫に影響をあたえる原因】

●ストレス
●出産
●花粉症
●ヨウ素食品を大量に摂取
●薬（造影剤、インターフェロン治療、ゴナドトロピン放出ホルモンアゴニスト、ステロイド治療の急な中止）

橋本病の治療1

機能低下がなければ治療の必要はない

Point

●血液中に自己抗体があっても、機能低下がなければ治療は必要ない
●治療はしなくても、経過観察は必要。半年~1年に1回は受診する
●機能低下はないがTSHが増えている潜在性の人は、ヨウ素制限をしてみる

橋本病と診断されても、特に治療の必要がない場合があります。どんな状態であれば治療をしなくてもよいのか、経過観察中にはどんなことに気をつける必要があるのか、詳しく見ていきます。

症状がなければ治療不要だが半年~1年に1度は受診

血液検査で自己抗体（TgAb、TPOAb）が見つかれば、橋本病と診断されます。ただし、甲状腺ホルモンの状態が正常で、機能が低下していなければ、自覚症状もなく、体にも影響はありません。

このような場合は、特に治療の必要はありませんが、定期的に医師を受診し、経過を観察していく必要があります。

【経過観察中の注意点】

●半年~1年に1度は医師を受診し、血液検査を受けます。甲状腺ホルモンの血中濃度を調べ、甲状腺機能に変化がないかチェックします。
●ヨウ素を多く含む食品（海藻類など）は、過剰に摂取しないようにします。
●妊娠によってホルモン濃度が変動することはよくあります。経過観察中の女性は、妊娠がわかったら、定期的な検査の時期ではなくてもすぐに医師を受診し、甲状腺機能検査を受けましょう。
※ごく軽度の甲状腺機能低下症でも、胎児の発育に影響が出る場合があります。
●首のはれが急に大きくなったり、圧迫感が強くなった場合も、必ず医師を受診しましょう。異常が起こっている可能性があります。
★甲状腺機能低下症の可能性。機能低下症によってTSHの値が高くな

ると、はれが大きくなります。

★甲状腺リンパ腫の可能性。非常にまれですが、年齢の高い人は注意が必要です（発病のピークは60～70歳）。甲状腺リンパ腫（133ページ参照）は、甲状腺に入り込んだリンパ球から発生してくる腫瘍で、橋本病は発病のリスクになります。

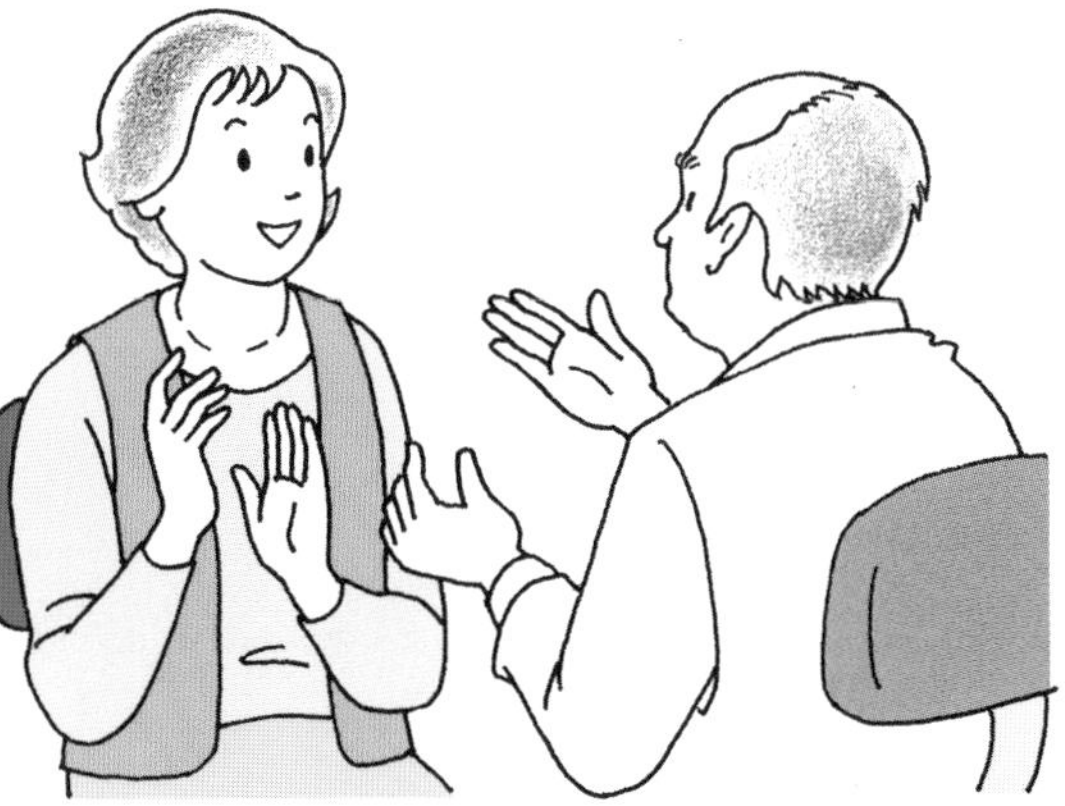

潜在性の患者さんは対処を検討する

潜在性甲状腺機能低下症とは、甲状腺ホルモンの値は基準値の範囲内にあっても、ＴＳＨの値だけは基準値よりも高い状態にある場合です（103ページ参照）。

このような状態は、一般的にはヨウ素の過剰摂取によって生じている場合もあるので、海藻類やヨウ素を含むうがい薬（イソジンガーグルなど）といったものを控える「**ヨウ素制限**」をします。

これを実行した上で、3カ月後に、再度、甲状腺ホルモン検査を行います。ヨウ素制限をしても甲状腺の機能が回復せず、ＴＳＨの値が10μＵ／mLを超える場合は、甲状腺ホルモン薬の治療をはじめます。

また、ＴＳＨが5～10μＵ／mLの範囲であれば、対処を検討します。具体的には、機能低下症は、将来、脂質異常症（血液中のコレステロール値や中性脂肪値が上昇する）を悪化させ、動脈硬化を引き起こしたり心疾患のリスクを高めますので、薬による治療をはじめる時期を、患者さんの状態を見ながら判断します。

はれが大きな場合の薬の服用

機能低下がなくても、首のはれ（甲状腺腫）が大きいと、違和感を感じたり、見た目が気になることがあります。このような場合は、甲状腺ホルモン薬を服用して、はれが小さくなるかどうか様子を見ます。目立った効果が出ない場合は、半年をめどに治療をやめます。

橋本病の治療2

不足しているホルモンを薬で補う治療

Point

- 治療に使う甲状腺ホルモン薬は、体内にあるT4を人工的に製剤化したもの
- 服用は少量からはじめ、徐々に増やしながら、自分の適量を決める
- 服用後1～4カ月もすると、症状が改善され、見違えるように元気になる

甲状腺ホルモンの不足状態がつづくと、「心臓の働きが悪くなる」「肝臓の機能が低下する」など、いろいろな臓器に影響が出てきます。また、血液中のコレステロール濃度が上がり、動脈硬化を引き起こす危険性が高くなります。こういったリスクを避けるためにも、**機能低下症が確認された場合は、すぐ治療をはじめます。**

甲状腺ホルモンと同じ成分のT4製剤を服用

甲状腺機能低下症の治療法はただ一つ、体に不足している甲状腺ホルモンを薬で補う薬物療法しかありません。

自己免疫によって組織が傷つき破壊された甲状腺を、もう一度ホルモンが合成・分泌できるように修復する方法はないので、外から補うしかないのです。

甲状腺ホルモンには、T4とT3の2種類があります。T4は、体の状態にあわせ、必要に応じて肝臓などでT3に変化します（T4とT3のちがいは16ページ参照）。

T3はパワーがありますが、T4

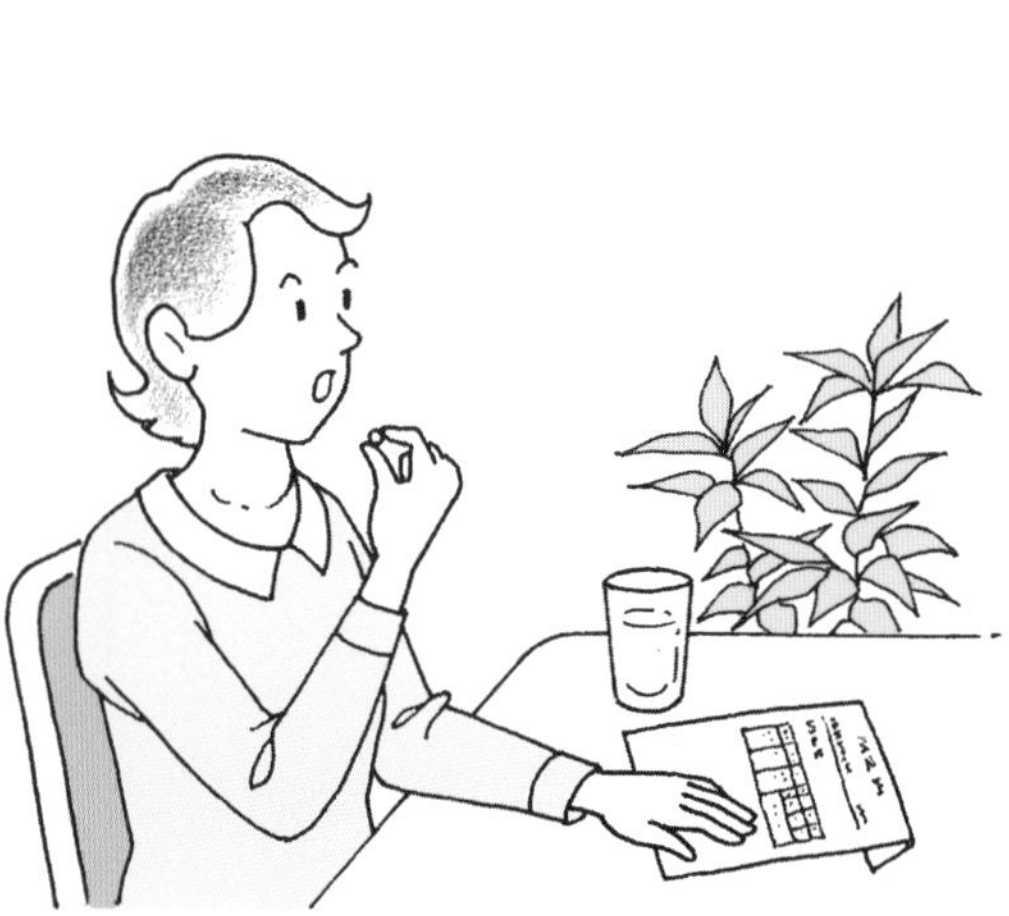

のほうが調整力があるため、治療に使う場合は、T4を人工的に合成した以下の薬を使います。

●合成T4製剤（商品名：チラーヂンS）

チラーヂンSの主成分は、体内でつくる甲状腺ホルモンと同じ成分ですので、体にとって異物ではありません。そのため、アレルギー反応を起こすことはありません。

チラーヂンSは、持続的な治療に向いています。

指示通りに飲んでいれば、副作用もありません。

❖T3の合成製剤・チロナミン

チロナミン（商品名）は、T3を人工的に合成した薬です。チラーヂンSにくらべて吸収が速く、体から出ていくのも速いという特徴があります。

そのため、血中のホルモン量を長期間にわたって適切に保つのがむずかしく、ホルモンを正常な状態に維持する治療には向きません。

また、チロナミンは、下垂体にとっても好ましくありません。下垂体は、血液中のホルモン量を総合的に判断しながらTSHの分泌量を調整していますが、T3だけを補給する治療は、この調整力を乱してしまうのです。

チロナミンは、通常の治療には使われませんが、作用が速くあらわれるため、甲状腺がんの手術後や、粘液水腫性昏睡《こんすい》の治療などに使用されることがあります。

服用は少量からはじめ徐々に必要量を決める

●はじめは少量から

甲状腺ホルモンの服用は、少量からはじめます。いきなり大量のホルモン補給をすると、体全体のバランスをくずしてしまうからです。

特に、心臓に病気のある人や、機能低下の激しい人（粘液水腫《すいしゅ》の状態にある人など）は、少量から慎重に量を増やしていきます。

ときには入院が必要になる場合もあります。

●その人の必要量を決める

初期の量　年齢、機能低下症になってからの期間、重症度、合併症の有無などにもよりますが、通常は1日25～50μgから服用をはじめます。

徐々に増やす　血液検査でホルモン濃度をはかりながら、徐々に量を増やし、その人に適した量を決めてい

❖甲状腺ホルモン薬の効果を弱める薬や食品

吸収をさまたげたり、分解を速めたりして、甲状腺ホルモン薬の効き目を弱める薬があります。脂質異常症の治療薬、一部の胃薬、貧血治療薬（鉄剤）などです（187ページ参照）。

これらの薬と併用するのを避け、飲む場合には、2~6時間、間隔をあけて飲むのがのぞましいとされます。

また、野菜ジュースやダイエット食品など繊維の多い食品も、甲状腺ホルモン薬の吸収をさまたげることがあります。これらの食品をとっている場合は、甲状腺ホルモン薬の服用を、就寝前や起床時にずらすとよいでしょう。

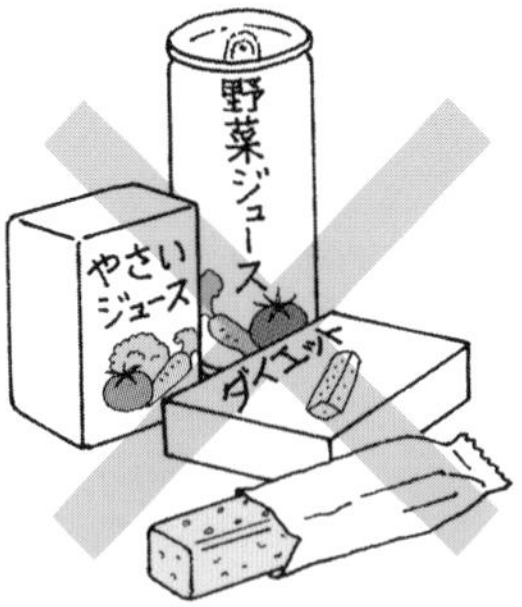

きます。

●服用後2~3カ月で適量がわかる

服用をはじめて１カ月以上たつと、飲んだＴ４製剤の量に見合ったホルモン濃度に達します。

この時点で、服用量が足りているか、過剰になっていないかを判断し、薬の量を加減します。ＴＳＨを測定し、値が正常であれば、適量と判定します。

服用後２~３カ月すると、自分に適した量がわかりますので、あとはその適量（維持量）を継続して飲んでいきます。維持量は１日１００~１２５μgとする場合が多くなっています。

●服用後4カ月くらいで症状が取れる

病気の程度などにより個人差はありますが、服用をはじめて１~４カ月くらいになると、甲状腺ホルモンの数値が正常の範囲になり、つらい症状が薄紙をはぐように取れていきます。

その治り方は、春になって冬眠からさめるような感じ、といわれます。体に活気が戻り、若返ります。

●量が決まれば変更しない

いったん必要な量が決まれば、状態が安定している限り、変更はほとんどありません。

数カ月に１度、血液検査でホルモン濃度を確認すればだいじょうぶです。

■甲状腺ホルモン薬の飲み方

●飲みはじめは少量で、徐々に増やしていきます。その人に合った量が決まるまで2～3カ月かかります。

●適量（維持量）が決まったら、1日1回、その量を飲んでいきます。

●飲む時間は、朝昼晩、いつでもだいじょうぶですが、吸収のよい起床時や寝る前がよいタイミングです。毎日決まった時間に飲むようにして習慣づけると、飲み忘れがありません。

●薬の効果があらわれ症状が改善されるまでに、個人差はありますが、1～4カ月かかります。

●症状が改善されても、橋本病が治ったわけではありません。服用をやめれば機能低下症に戻ってしまいますので、医師の指示通りに服用をつづけてください。

●状態が安定していても、体内のホルモン濃度は変わることがあります。定期的にホルモン濃度を検査し、量が適切かチェックします。

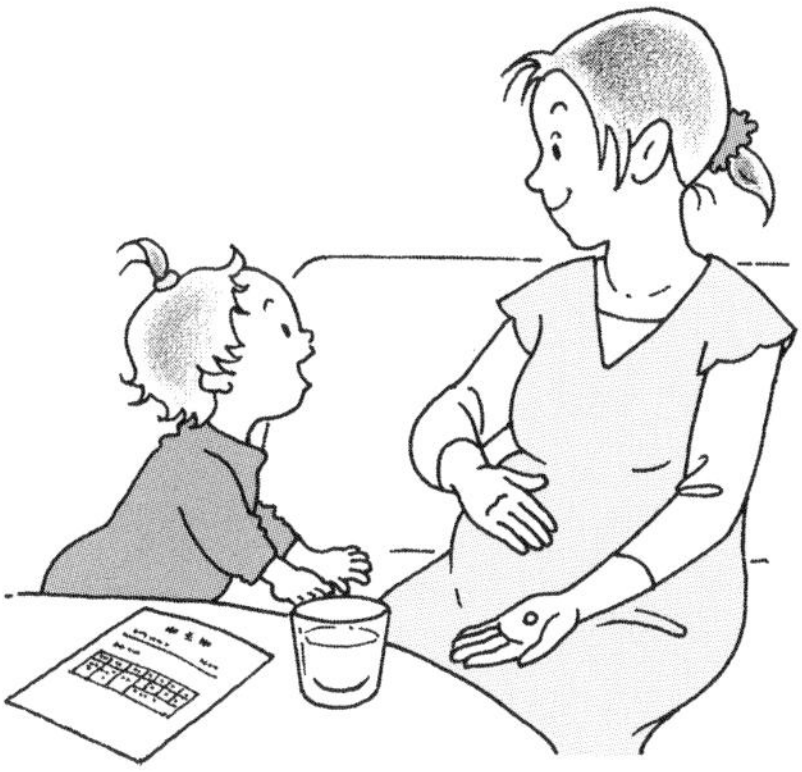

●適切な量を服用していれば、特に副作用はなく、妊娠中や授乳中でも飲めます。

●必要量を超えて過剰に服用すると、体内のホルモン濃度が高くなります。その状態が長くつづくと、骨《こつ》量が減少したり、不整脈が出やすくなったりします。特に、閉《へい》経《けい》以降の女性や、高齢の人は注意が必要です。服用量は必ず守るようにしてください。

甲状腺ホルモン薬についてのQ&A

Q 飲み忘れたときは、翌日2回分飲んでもいい？

A 朝、飲み忘れたときは昼に、それも忘れたときは夜にというように、その日のうちに飲めば問題はありません。前の日に遅く飲んでも、朝いつものように飲むのもかまいません。

ただし、前の日に飲み忘れた場合、翌日、忘れた分まで飲むことは避けましょう。甲状腺ホルモンは作用時間が長く、チラーヂンSの成分が血液から減っていって、半分くらいになる日数（半減期）は約7日間です。1～2日忘れたくらいでは、血液中のホルモンが不足することはありません。

Q 症状が治ったら、薬はやめられますか？

A 甲状腺ホルモン薬を飲みはじめると、足りなかったホルモンが補充されますので、つらい症状はなくなり、元気になります。ただし、病気（橋本病）が治ったわけではありません。

いったん破壊された甲状腺の組織は、正常に戻ることはなく、自分自身でホルモンをつくる機能は失われます。したがって、ずっと外からホルモンを補充しつづける必要があります。自己判断で薬の服用をやめてしまうのは、非常に危険です。薬の減量や中止については、必ず医師と相談してください。

Q いつまで飲みつづければよいのでしょう？

A 橋本病がたどる経過は、人によってさまざまです。一人一人ちがうといってもよいほどです。回復して薬を飲む必要がなくなる人もいますが、生涯飲みつづけなければならない人もいます。

残念ながら、甲状腺の機能低下が一過性のものか永続性のものかを見分ける方法、つまり、薬を永続的に飲む必要があるかどうかを見分ける確実な方法はありません。いずれにしても、年に数回は医師を受診し、血液検査などで経過をチェックしていく必要があります。

Q 通院するのが大変なのですが？

A 甲状腺ホルモン薬を飲む必要がない人でも、年に1～2度は医師を受診して、検査を受ける必要があります。

薬を飲みはじめた場合、通院の間隔や必要な検査は、人によって異なりますので医師と相談してください。仕事や家事などで忙しい人は、通いやすい近くの病院を選ぶなどの工夫をして、必ず受診するようにしましょう。

Q 一生薬が必要となると、費用が心配ですが？

A 甲状腺ホルモン薬は、1日1回の服用で十分ですし、薬代は非常に安価です。また、一部の自治体では特定疾患に指定され、医療費の助成が受けられます。近くの保健所に問い合わせてみましょう。

Q 長く飲みつづけても、ほんとうに副作用はない？

A 甲状腺ホルモン薬は、適切な量を服用している限り、長期間使ってもまったく問題のない薬の優等生です。

問題になるのは、薬そのものではなく、薬の量が多すぎた場合です。動悸など機能亢進症の症状が出てきたり、長い間には骨のカルシウムが減るリスクもあります。いま飲んでいる薬の量が適切かどうかは、血液検査でわかります。体内のホルモン濃度は微妙に変わることがありますので、状態が安定していても、年に数回のチェックは必ず受けるようにしてください。

Q 薬を飲みはじめたら、動悸がするようになりました。このまま飲みつづけてだいじょうぶでしょうか？

A 甲状腺ホルモン薬を飲むと基礎代謝が上がるため、心臓に負担がかかります。動悸はそのせいかと思われますが、このような場合は、2～3週間は、指示された服用回数よりも多く分割して服用してください。たとえば、1日1回の場合は1日2回に分け、1回量がもし半分になるようなら割って服用し、その残りを次回まで残しておきます。その期間後は、指示された服用回数で飲んでも動悸は起こらないと思います。それでも起こる場合は、医師、または薬剤師にご相談ください。

Q 指示通りに服用しているのに、検査でホルモン不足を指摘されましたが？

A きちんと服用しているのに機能低下が見られる場合、考えられる原因の一つは、自分で合成・分泌するホルモン量がさらに減ったり、変動していることです。

また、甲状腺ホルモン薬の効き目を弱めるような食品や薬の影響も考えられますので、日ごろの生活を見直してみましょう。

Q 海外旅行をします。薬を飲む時間はどうしたらよいでしょうか？

A 日本の時間ではなく、現地の時間で服用していただいてかまいません。

橋本病以外の機能低下症の治療

Point

- 甲状腺のアイソトープ治療や手術で、「医原性」の機能低下症になる
- 下垂体が病気になりTSHの分泌が減って機能低下症になる
- 甲状腺の先天的な異常で、機能低下症になる

バセドウ病の治療でなる機能低下症の場合

バセドウ病のアイソトープ治療や手術治療のあと、機能低下症になる場合があります。また、甲状腺がんなどのために甲状腺を大きく切除した場合も、機能低下症になります。

このような、治療が原因となる機能低下症を「**医原性《いげんせい》甲状腺機能低下症**」と呼びます。

治療法によってちがいはありますが、バセドウ病の場合、大体20～50%の人が医原性甲状腺機能低下症になるといわれます。バセドウ病のホルモン過剰から、一気にホルモン不足の状態になるわけです。

医原性の甲状腺機能低下症は、C型肝炎のインターフェロン療法でも、約8%の人に起こるとされます。

【治療】 医原性甲状腺機能低下症は、いずれも甲状腺ホルモン薬によってホルモンを補充します。

甲状腺ホルモン薬は生涯服用することになります。

TSHの分泌がなくなって機能低下症になる場合

甲状腺ホルモンの分泌を調整している下垂体およびその周辺が病気になると、TSHの分泌が減って機能低下症になります。

甲状腺そのものには異常はないのですが、甲状腺はTSHの刺激がないと働けないため、甲状腺ホルモンがつくれなくなるのです。

代表的な病気は、女性に起こる**シーハン症候群**です。出産時に大量出血して、下垂体へ血液が流れなくなり、下垂体が壊死《えし》（細胞が死滅）する病気です。

下垂体がそこなわれると、TSH

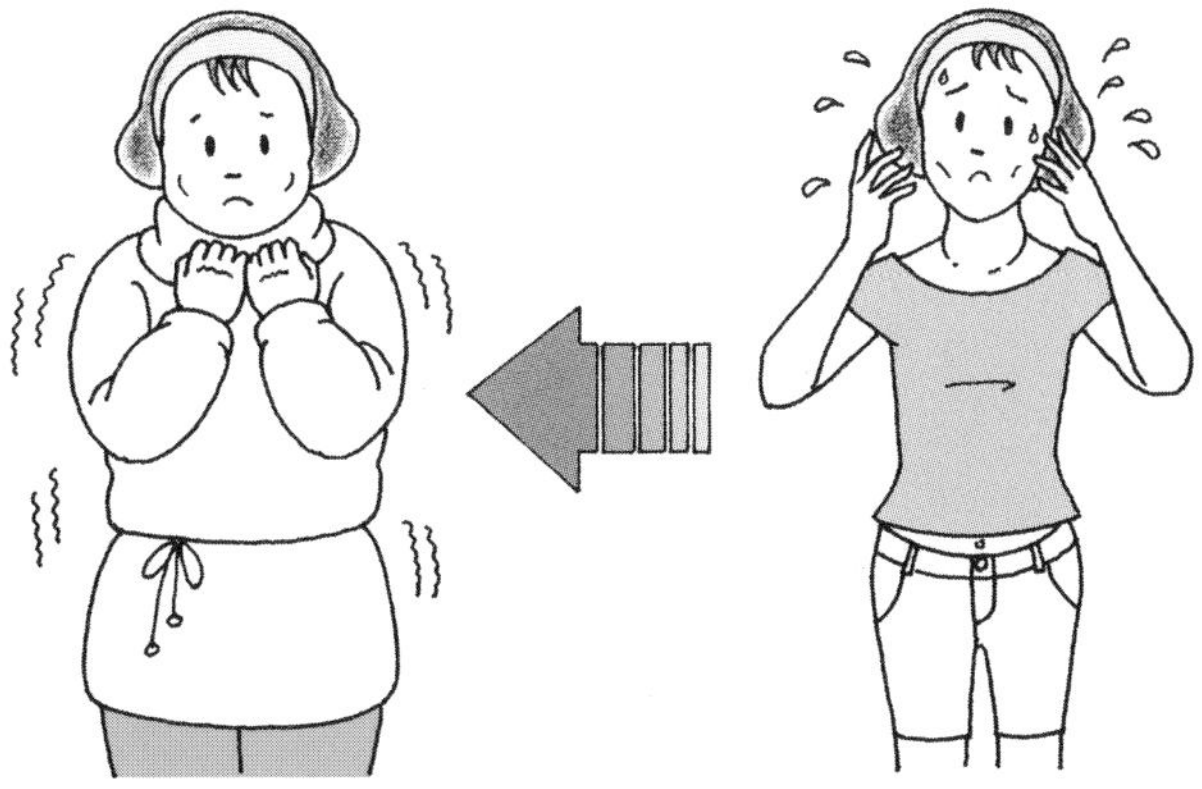

のほかにも、性腺刺激ホルモンや副腎皮質ホルモンが分泌されなくなります。そのため、性腺や副腎の機能が低下して全身の脱毛《だつもう》が起こり、恥《ち》毛《もう》まで抜けることがあります。無月経となり、不妊の原因になることもあります。また、下垂体にできる腫瘍や、頭蓋咽頭腫《とうがいいんとうしゅ》（下垂体が位置する場所にできる腫瘍）などで下垂体が圧迫され、ＴＳＨの分泌が減って機能低下症になる場合もあります。

【治療】 橋本病と区別をするため、血液検査でＴＳＨを測定することが大切です。治療は副腎皮質ホルモンを投与し、その上で甲状腺ホルモン薬の治療をします。

先天的な甲状腺異常による機能低下症の場合

クレチン症は、先天的に甲状腺ホルモンが不足する病気です。生まれつき甲状腺がなかったり、甲状腺が非常に小さい、あるいは甲状腺はあるもののホルモンの合成に障害がある、といった場合に起こります。

クレチン症の赤ちゃんは、先天的に甲状腺ホルモンが不足していますので、そのままでは知能が障害されて順調な発育ができません。

しかし、現在では、新生児へのマススクリーニング検査（新生児全員に対して公費で行われる検査。スクリーニングとはふるい分けのこと）が実施されており、早期発見・早期治療ができるようになっています。

クレチン症があっても、生後3カ月以内に治療をはじめれば正常に成長できます。

【治療】 大人の機能低下症と同じく、甲状腺ホルモンで治療します。成長の段階に応じて、適切な量を補充することが重要です。身長、体重、骨の発育など、全身の成長状態を定期的にチェックすることも大切です。

気をつけたい橋本病の「急性増悪」

のどが急にはれて痛んだり 発熱、発汗、動悸なども

橋本病は「慢性甲状腺炎」ともいい、甲状腺に慢性の炎症が起こる病気です。しかし、橋本病の炎症には、ふつうの炎症に見られるような発熱や強い痛みはないため、病気があることに気がつかないままに過ごしている人も少なくありません。

実は、橋本病の患者さんの半数以上は甲状腺の機能が正常で、明らかな機能低下症は4分の1程度であるといわれています。

基本的には橋本病は良性の病気なのですが、しかし、ときに重症の症状があらわれる場合があります。それが、橋本病の「急性増《ぞう》悪《あく》」です。

典型的なケースでは、はじめカゼのような症状があったあと、急に甲状腺腫が大きくなって痛み、高熱や発汗などの全身症状が起こります。甲状腺ホルモンが一時的に血中にもれ出し、動悸や息切れ、頻脈などの甲状腺機能亢進症の症状が出ることもあります。

亜急性甲状腺炎（142ページ参照）と似た症状ですが、亜急性甲状腺炎は甲状腺に異常があるわけではなく、甲状腺がウイルスに感染して起こるものなので、特に治療をしないでも自然に治ることが多く、あとは残りません。

橋本病の急性増悪は 治療がむずかしい

しかし、橋本病の急性増悪の場合は、症状がおさまるまでに数カ月かかり、おさまったあとも、橋本病そのものは残ります。

また、亜急性甲状腺炎では、痛みが激しい場合は副腎皮質ホルモン（ステロイド薬）を使えばよくなりますが、橋本病の急性増悪の場合は、副腎皮質ホルモンで治療してもなかなか治らないことが多く、場合によっては、1～2年も副腎皮質ホルモンが中止できないケースもあります。

また、薬を中止すると症状が再発することがあり、それをくり返す場合は、手術で治療することもあります。

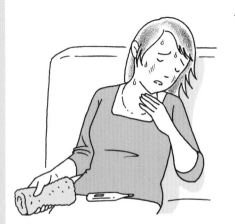

第5章

甲状腺にできる腫瘍の検査・診断・治療

甲状腺腫瘍には良性と悪性がある

Point

- ●甲状腺腫瘍による「はれ」は部分的で、機能の亢進や低下はない
- ●良性の甲状腺腫瘍は、しこりが1つ、複数、中身が液状の3タイプがある
- ●悪性の甲状腺腫瘍のほとんどは「がん」で、性質はおとなしいタイプが多い

甲状腺の病気になると、ごくまれな場合を除き、甲状腺がはれてきます。甲状腺の「はれ」は、専門的には「甲状腺腫」といい、大きく2つのタイプに分けられます。

一つは、バセドウ病や橋本病など、甲状腺機能の異常によって甲状腺全体が大きくはれる「**びまん性甲状腺腫**」です。もう一つは、甲状腺にしこりができて一部がはれる「**結節《けっせつ》性甲状腺腫**」です。結節とはしこりのことです。

3つのタイプがある良性の結節性甲状腺腫

甲状腺にしこりができるというと、悪性のがんを心配するかもしれませんが、結節性甲状腺腫のほとんどは良性の腫瘍です。

●甲状腺腺腫（良性腫瘍）

正常な甲状腺に1つだけしこりができるものが甲状腺腺腫《せんしゅ》で、良性腫瘍の一種です。腺腫は、薄い膜に包まれた肉のかたまりのようなもので、甲状腺濾胞上皮《ろほうじょうひ》細胞が増殖してできます。

●腺腫様甲状腺腫

甲状腺全体に増殖性の変化が起こり、2つ以上のしこりができるものです。同じ性質で、しこりが1つだけのものは腺腫様《よう》結節といいます。

腺腫と腺腫様甲状腺腫は、病理学的にはちがうものですので、区別されます。腺腫は、組織・細胞がみずから増殖する「腫瘍」で、一方、腺腫様甲状腺腫は、ほかからの刺激で増殖する「過形成《かけいせい》」です。

●嚢胞

しこりを包む袋の中に液体（細胞液）がたまり、しこりが水を入れた

ゴムまりのように見えます。大きくなった嚢胞《のうほう》を首の外からさわると、ピンポン玉のような感じがします。

※良性結節のうち、機能性結節（プランマー病）については146ページで詳しく述べます。

悪性の甲状腺結節はほとんどが甲状腺がん

甲状腺にできる悪性のしこりの大部分は、がんです。

甲状腺がんは、左の図のようにいくつか種類がありますが、約90％は乳頭《にゅうとう》がんです。

乳頭がんは、がんとは思えないほど性質のおとなしい腫瘍で、早期発見すればほぼ100％治ります。ただし、リンパ節へ転移する可能性がありますので、注意が必要です。

濾胞がんは、全体の5％ほどの割合です。こちらも比較的おとなしいがんで、リンパ節の転移はまれですが、ときに肺や骨に転移することもあります。

いずれにしても、首にしこりが見つかったら、それが良性か悪性のものかを調べることが重要になります。

■ 甲状腺の「はれ」「しこり」のちがい

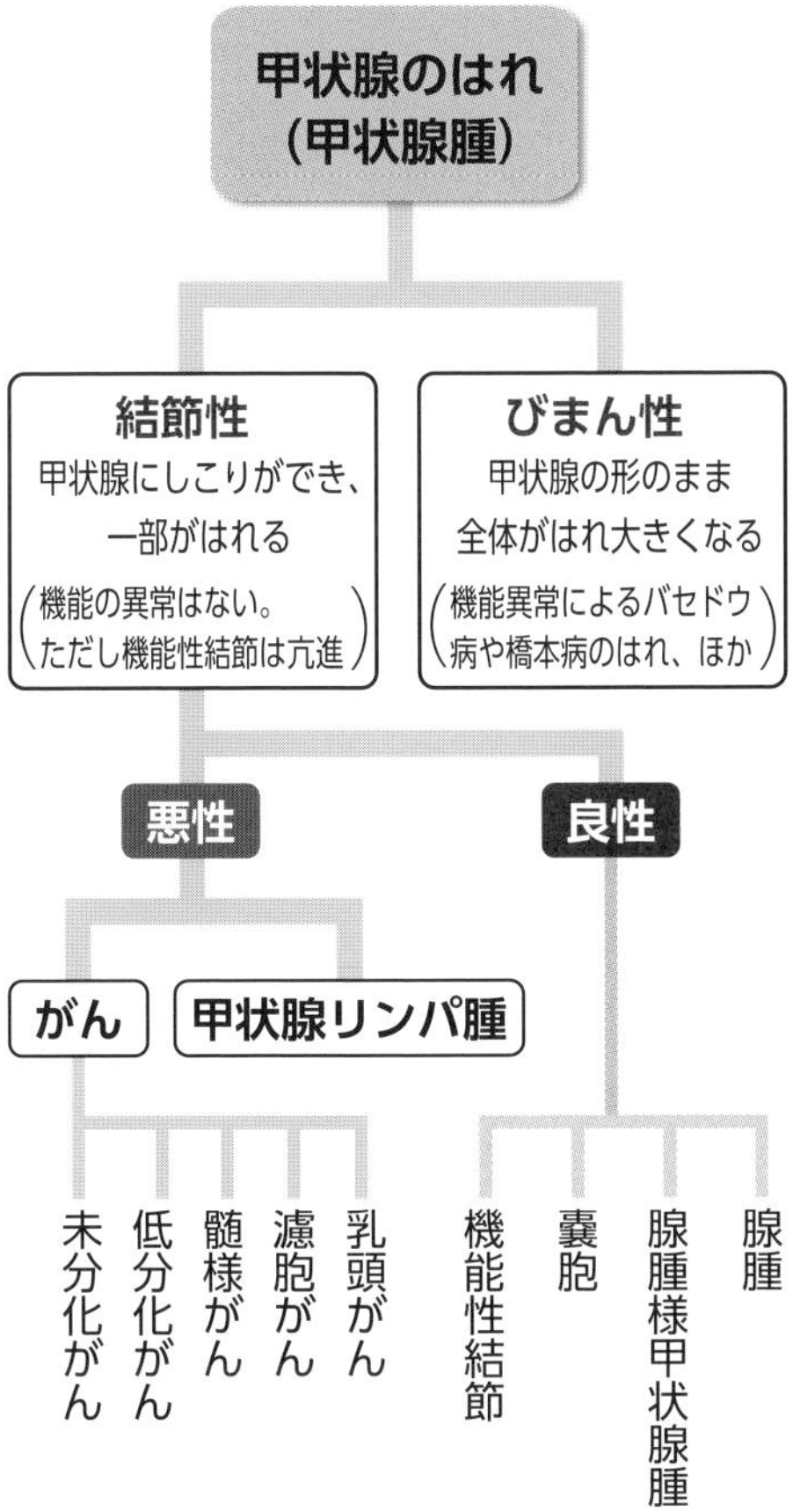

しこりのある人は非常に多い

甲状腺結節（しこり）はこれまでも、人間ドックなどの触診でよく見つけられてきました。さらに最近では、超音波（エコー）検査や頸《けい》動脈エコーの普及で、発見の頻度はいっそう高くなっています。

人間ドック受診者（2万人、年齢中央値50歳）に超音波（エコー）検査を行ったところ、22.8％にしこりが見つかったという報告もあります。欧米での調査でも、50歳代の人の40％近くにしこりが見つかっており、年齢が進むにつれて頻度はさらに高くなります。

発見されるしこりの大部分は良性ですが、中には悪性の甲状腺がんも含まれています。数多いしこりの中から、的確に甲状腺がんを見つけることが、診療のポイントとなります。

甲状腺腫瘍の診察・検査で調べること

Point

- ●甲状腺腫瘍の診断には、触診、超音波（エコー）、細胞診の3つが重要
- ●超音波（エコー）検査は、腫瘍の性質を調べ、良性・悪性の鑑別をする
- ●穿刺吸引細胞診では、腫瘍の細胞を採取し顕微鏡で調べ悪性かどうかを見る

腫瘍の性質を調べ良性か悪性かを見る

このところ、集団検診や人間ドックでの頸部《けいぶ》超音波（エコー）検査が進み、甲状腺のしこりが発見される率が急速に上がっています（119ページ参照）。

そこで「要精検（要精密検査）」と診断されると、甲状腺の専門病院や病院の内分泌科を受診することをすすめられます。

腫瘍（しこり）が見つかり、「要精検」といわれると、どうしても悪性のがんが心配になります。しかし、甲状腺腫瘍は大部分が良性で、悪性腫瘍は5％程度です。また、たとえがんだとしても、**甲状腺がんはおとなしいタイプがほとんど**です。

いずれにしても甲状腺腫瘍が見つかったら、どのような性質のものかを調べ、良性か悪性かを見きわめることが、診察・検査の重要なポイントになります。

触診で調べる良性と悪性のちがい

甲状腺は皮膚のすぐ下にある臓器

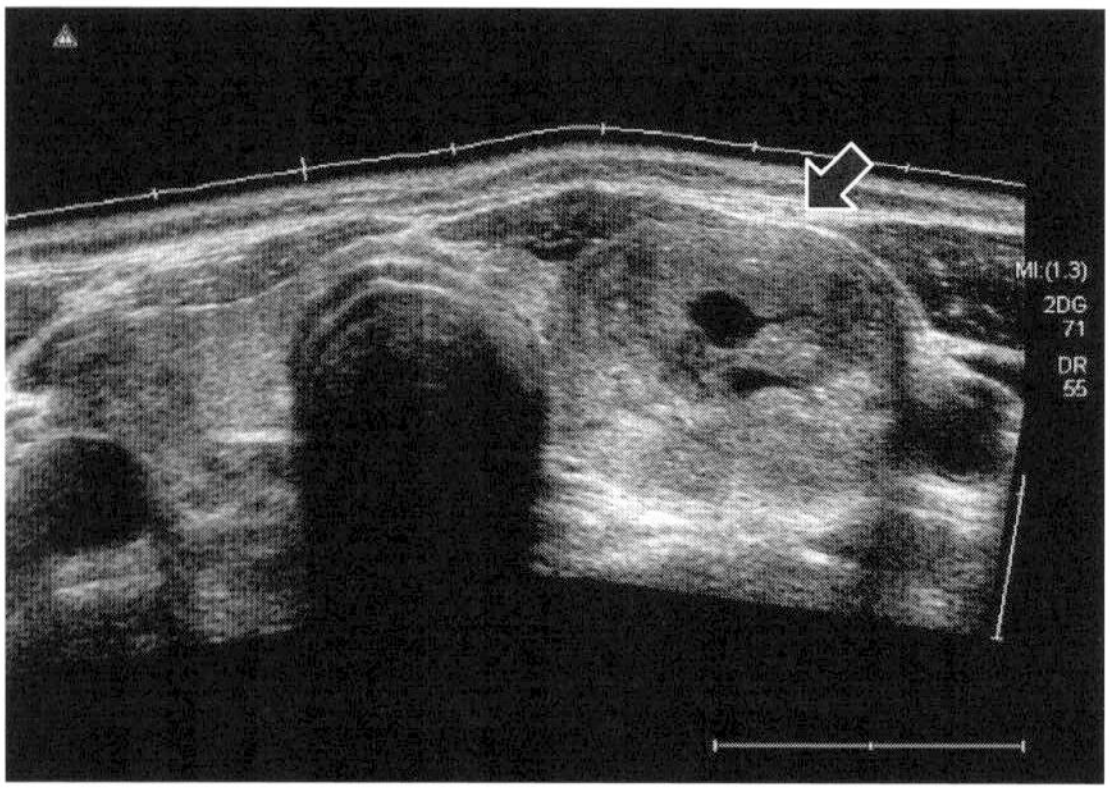

超音波（エコー）検査で見た腺腫

ですので、腫瘍がある程度大きくなると、慣れた医師なら触診《しょくしん》によって、おおよその診断ができます。

一般的に、良性の腫瘍は表面がツルツルしていてやわらかく、さわるとクリクリと動きます。

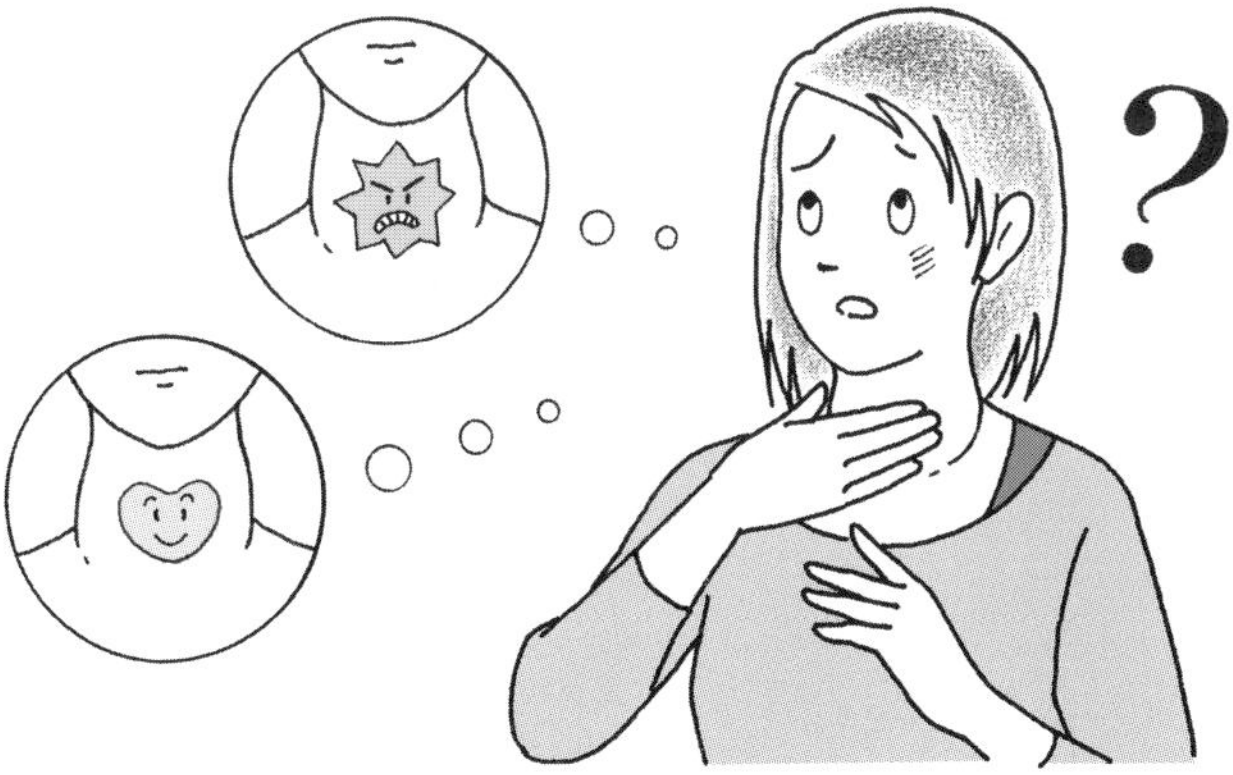

一方、がんの場合は、表面がデコボコしており、周囲の組織と癒着《ゆちゃく》しているため、押してもあまり動きません。

ただし、このような特徴はすべてにあてはまるわけではありません。濾胞がんは、進行していても表面はなめらかなことが多く、また、髄様《ずいよう》がんの早期は可動性があり、触診では良性腫瘍と区別がつきません。

このように、**良性か悪性かの判断は触診だけではできず**、超音波（エコー）検査と細胞診《しん》を組み合わせる必要があります。

超音波（エコー）検査で腫瘍の性質を調べる

甲状腺腫瘍の診断で、超音波（エコー）検査は非常に重要です。超音波の装置は開発が進んでおり、触診ではわからないような、直径2〜3㎜ほどの小さな腫瘍でも映し出すことができるようになっています。

超音波（エコー）検査では、まず腫瘍の有無や数を確認します。次に、腫瘍の状態を見ます。腫瘍がととのった形をしていて、ほかの組織との境界もなめらかではっきりしているものは、良性の腫瘍です。

一方、がんの場合は、腫瘍とそれ以外の部分との境界が不明瞭でギザギザしています。

また、腫瘍の中に石灰化したカルシウムの沈着《ちんちゃく》を見ることもあります。さらに、リンパ節への転移などもわかります。

このように、超音波（エコー）検査では、腫瘍が良性か悪性かを、かなり正確に知ることができます。

これで得られた情報を、さらに詳しい細胞診の結果とあわせて、判断していきます。

【メリット】

超音波（エコー）検査のすぐれている点は、X線を使わないですむことです。そのため、くり返し何回行っても、体に害はありません。痛みもまったくありません。

（超音波検査については40ページも参照してください）

細胞を採取して調べる 穿刺吸引細胞診

穿刺《せんし》吸引《きゅういん》細胞診は、甲状腺腫瘍の良性・悪性の判別では、超音波（エコー）検査と並んで重要な検査です。

腫瘍に、直接、注射針より細い針を刺して、注射器で吸引して細胞を採取します。取り出した細胞は、専門の病理医が顕微鏡で調べ、良性か悪性かを判定します。良性腫瘍との区別や、悪性の甲状腺がんの種類の鑑別もできます。

触診でもわからない小さな腫瘍は、超音波（エコー）で腫瘍を確かめながら、吸引する場合もあります。直径5㎜程度の微小な腫瘍も、確実に診断できます。

ただし、腺腫様甲状腺腫（良性）、濾胞《ろほう》腺腫（良性）、濾胞がん（悪性）の3つの区別は、細胞診ではできないので、ほかの超音波（エコー）検査や血液検査、年齢、性別などを総合して、手術するかどうかを判断します。

【メリット】

針を刺している時間は1～3秒程度で、麻酔も必要ありません。痛みもありません。外来で行うことができ、検査後は通常通りの生活ができます。入浴もその日からできます。

（穿刺吸引細胞診については42ページも参照してください）

必要に応じて行う そのほかの検査

●血液検査

甲状腺にしこりができても、ほとんどの場合、甲状腺機能は正常です。ただし、機能性結節（プランマー病、146ページ参照）では、しこりが独自に甲状腺ホルモンを過剰に分泌します。そこで、しこりの種類を正確に知るため、血液検査でホルモン濃度を調べることがあります。

●CT、MRI

腫瘍が、周囲の組織（食道、気管など）にどんな影響をおよぼしているかを見ます。ただし、手術を行う場合や、進行がんの浸潤《しんじゅん》状態を調べる場合のほうが有効で、初期診断にはあまり使われません。

●シンチグラム写真

甲状腺の形や、腫瘍の大きさ、性質などを見ます。プランマー病の診断や、がんの転移を調べる際に行います。

原発事故と甲状腺がん

40歳以上にがんの危険性は少ない 発症の多くは予後のよい乳頭がん

2011年3月に東北地方に起こった巨大地震で、福島第一原子力発電所に深刻な事故が発生し、大量の放射性物質が放出されました。

その放射性物質の一つが、放射性ヨウ素^{131}Iです。甲状腺は放射線に対して感受性の強い臓器なので、大量に体内に取り込むと、甲状腺がんの発症など甲状腺に障害が起こることが知られています。

特に、小児は放射線に敏感で、1986年4月に起こったチェルノブイリ原発事故でも、多くの小児に甲状腺がんが生じたことが報告されています。

長崎大学の現地調査によると、事故当時小児だった男児の約0・15%に、女児は約0・5%に甲状腺がんが発生しています。一般に、小児の甲状腺がんの発生は、100万人あたり1～3人といわれていますので、非常に高い発生率といえます。

一方、事故当時に妊娠中、あるいは事故後に妊娠した女性たちから生まれた子どもには、甲状腺がんはほとんど見られませんでした。

福島県では、原発事故発生当時に18歳以下だった子どもたち約36万人を対象に、事故による放射能被曝《ひばく》の影響を調べる「県民健康管理調査」が行われています。

検査は高性能の超音波機器によるもので、その結果、甲状腺がんだけでなく、嚢胞《のうほう》や結節《けっせつ》（しこり）が発見されています。ただし、嚢胞や結節については、県外の長崎市、甲府市、弘前市で行われた同様の検査結果と変わらないか、むしろ他県のほうが多いため、被曝の影響かどうか判断がむずかしいところです。

福島県では、事故の影響が今後も出るかどうか調べるため、約36万人の人たちを対象に、生涯にわたって検査を行う計画です。

原発事故と甲状腺がんとの関係を、冷静に受け止めるため、ここで整理をしてみましょう。

●放射性ヨウ素による甲状腺がん発病の危険性は、被曝時の年齢が20歳以下で、特に乳幼児で高くなります。

●被曝時年齢が40歳以上の人には、危険性はほとんどないとされています。

●放射能で生じる甲状腺がんの多くは乳頭《にゅうとう》がんです。乳頭がんは予後《よご》がよく、治療後の25年生存率は95%です。

●安定ヨウ素剤の予防的服用は、事故が発生した原発周辺以外では慎重にすべきでしょう。過剰なヨウ素摂取は、ほかの甲状腺疾患の危険性を高めます。

良性の甲状腺腫瘍・3タイプの特徴

Point
- しこりが1つの「腺腫」は、ほとんどは治療せず経過観察だけでよい
- しこりが2つ以上できる「腺腫様甲状腺腫」は、大きくなる傾向がある
- 液体がたまった袋状の「嚢胞」は、吸引すると小さくなる

良性の甲状腺腫瘍には3つのタイプがありますが、いずれもきわだった症状はなく、甲状腺にしこりがあるだけです。そのため、「はれには気づいていたが、痛みもかゆみもないので放置しておいた」という人も少なくありません。

ただし、がんや甲状腺リンパ腫、さらには橋本病が隠れている場合があるので、検査は必要です。

しこりが1つの「腺腫」ほとんどは経過観察のみ

甲状腺腫というのは病名ではなく、**単に甲状腺がはれている状態**を示す言葉です。バセドウ病や橋本病の首のはれも、甲状腺腫といいます。

ここでは、甲状腺にできる良性腫瘍である腺腫について説明します。

結節性甲状腺腫のうち、しこりが1つできるものが腺腫です。

しこりの大きさには個人差があり、自分でさわってもわからない程度のものから、下を向けなくなるほど大きくなるものもあります。

腺腫は、甲状腺の機能に異常はなく、首のはれ以外に、きわだった症状はありません。

そのため、しこりが3㎝以下の場合は治療の必要はなく、経過観察だけでだいじょうぶです。3㎝以上の場合は、手術をすすめられることもあります。

しこりが2つ以上の「腺腫様甲状腺腫」

甲状腺の細胞が増え、しこりが2つ以上できるのが、腺腫様《よう》甲状腺腫です。また、同じ性質の腫瘍で、しこりが1つの腺腫様結節もあります。

腺腫と同じく良性のしこりですが、性質は異なります。腺腫は腫瘍です

が、腺腫様甲状腺腫は過形成《かけいせい》です。

しこりがたくさんできると、甲状腺全体がはれているように見える場合があります。

腺腫とくらべ大きくなる傾向があり、中にはたれ下がって鎖骨《さこつ》より下の胸部のほうまで入り込むことがあります（縦隔内《じゅうかくない》甲状腺腫）。このような状態になっても、息苦しさはありません。

腺腫様甲状腺腫は、がんに変化することはないのですが、がんと合併することがあり、経過をきちんと見ていく必要があります。

しこりの中身が液状になる「嚢胞」

超音波（エコー）で見ると、腺腫は、中に細胞がぎっしり詰まって充実していますが、嚢胞《のうほう》は、中に液体がたまって見えます。

この液体は、しこりの中身がとけたもので、大部分は水や血液です。透明な黄色をしているものから、血液のかたまりがまじったチョコレート様《よう》のものまで、さまざまです。

嚢胞も、基本的に症状はないのですが、中で出血をしている場合は、まれに痛むことがあります。

なお、嚢胞は、針を刺して中の液体を吸い出すと、しこりを小さくすることができます。

■ 良性腫瘍の種類

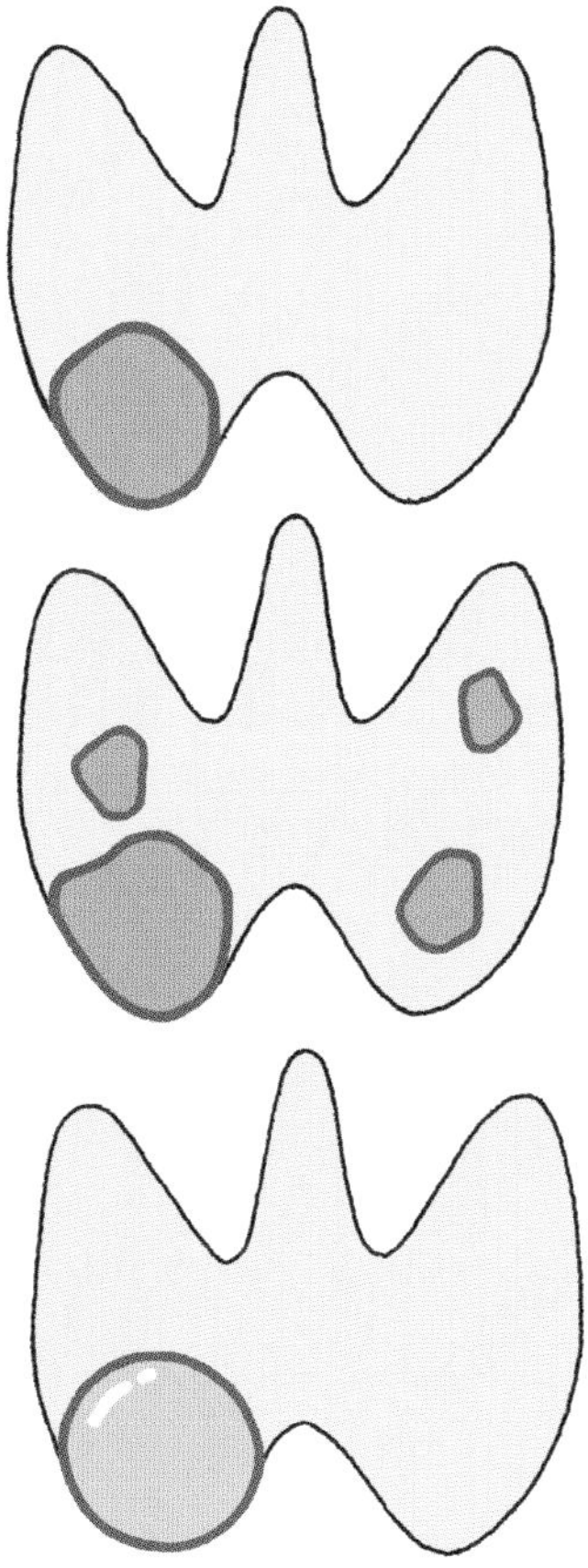

腺腫
しこりが１つできる。
しこりは薄い皮で包まれている

腺腫様甲状腺腫
しこりが２つ以上でき、
ぶどうの房のように見える

嚢胞
しこりを包む袋の中が液状になり
ゴムまりのように見える

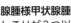

良性の甲状腺腫瘍の治療

Point
- ●腫瘍が良性と確認でき、あまり大きくなければ、治療をしないで経過を見る
- ●腫瘍が大きい、良性・悪性の鑑別がむずかしい、などの場合は手術をする
- ●手術以外にも、吸引やＰＥＩＴなどによって治療をすることがある

甲状腺にできる腫瘍は、**良性であれば治療をせずに、経過を見るだけの場合も少なくありません。**

治療が必要な場合は、腫瘍の大きさや種類などを見て、手術を行います。また、腫瘍の状態によっては、吸引、エタノール注入療法（ＰＥＩＴ《ペイト》。129ページ参照）などの治療を行うこともあります。

治療をせず、経過を見ていけばよい腫瘍とは

甲状腺の良性腫瘍は、基本的に、次のような場合は、特に治療をしなくてもさしつかえありません。

●はっきり良性と確認されている
●腫瘍が周囲を圧迫するほど大きくない
●外から見ても目立たない

このような腫瘍は、体のほかの部位へ影響をおよぼすことはなく、日常生活にも支障はありません。中には、一生、腫瘍を持ったまま過ごす人もいるほどです。

しかし、甲状腺腫瘍には、診断が良性であっても、完全には悪性であることを否定しきれないむずかしい場合がありますので、経過観察が必

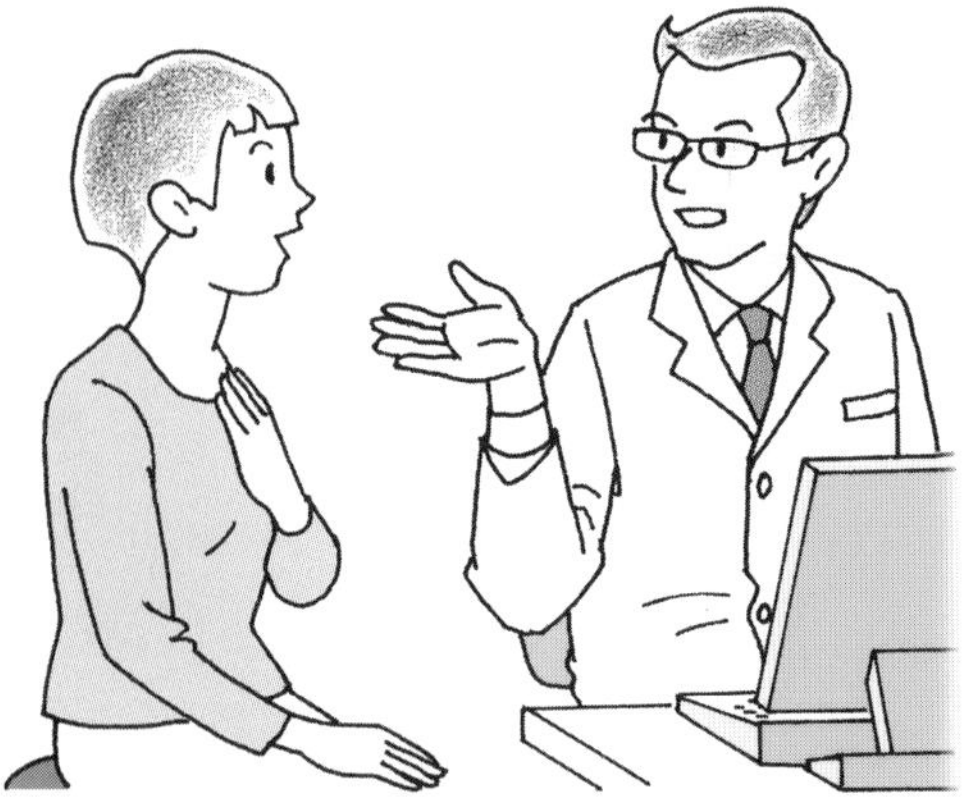

要です。3～6カ月に1度は医師を受診し、チェックを受けるようにしましょう。

腫瘍によっては良性でも手術を行う

良性腫瘍でも手術がすすめられるのは、次のようなケースです。

●腫瘍が大きい

腫瘍の直径が3～4cmを超えるようになると、首のはれが目立って美容上気になりますし、まわりの目を意識して、それがストレスにもなります。はれが大きすぎて、下を向くのにじゃまになったり、シャツのボタンが止めにくくなるなど、日常生活にも支障が出てきます。

また、大きくなった腫瘍が周囲を圧迫し、近くにある気管や食道といった臓器にも影響することがあります。

たれ下って胸部のほうまで入り込む縦隔《じゅうかく》内甲状腺腫なども、手術の適応になります。

縦隔は、左右の肺にはさまれた空間で、ここには、心臓、大血管、気管気管支、食道、胸腺などの臓器があります。縦隔内甲状腺腫は、甲状腺腫がこの縦隔内、あるいは胸腔内に存在するものをいい、比較的まれな疾患です。

●良性と悪性の鑑別はむずかしい

触診、超音波（エコー）検査、細胞診を行っても、良性とも悪性とも鑑別できない腫瘍があります。

特に鑑別がむずかしいのが、腺腫様甲状腺腫（良性。118ページ参照）、濾胞《ろほう》腺腫（良性）、濾胞がん（悪性。119ページ参照）の3つです。

腺腫様甲状腺腫は、甲状腺の細胞が増殖して、しこり状に発達したもので、濾胞腺腫は、やはり甲状腺の

❖良性腫瘍の手術の方法

●甲状腺にできた腫瘍は、まわりの甲状腺をいっしょに切除する必要があります。腫瘍だけを取ると、腫瘍の一部が残り、そこから再発する可能性があるからです。

●周囲の甲状腺も含めて切除しても、再び残りの甲状腺に腫瘍ができる可能性もあります。特に、腺腫様甲状腺腫にこの傾向が見られます。

●再発の可能性をなくすには、甲状腺を全摘《ぜんてき》すればいいのですが、そうすると、甲状腺機能低下症になります。良性腫瘍の手術は、取り残しがなく、なおかつ甲状腺の機能も残すよう配慮します。

痛みのないしこりですが、ゆっくりと発達していくのが特徴です。濾胞がんは、甲状腺がんの中では、乳頭がんに次いで多いがんですが、やはり良性の濾胞腺腫との鑑別が簡単ではありません。

　これらの腫瘍については、診断を目的とした手術を考える場合もあります。

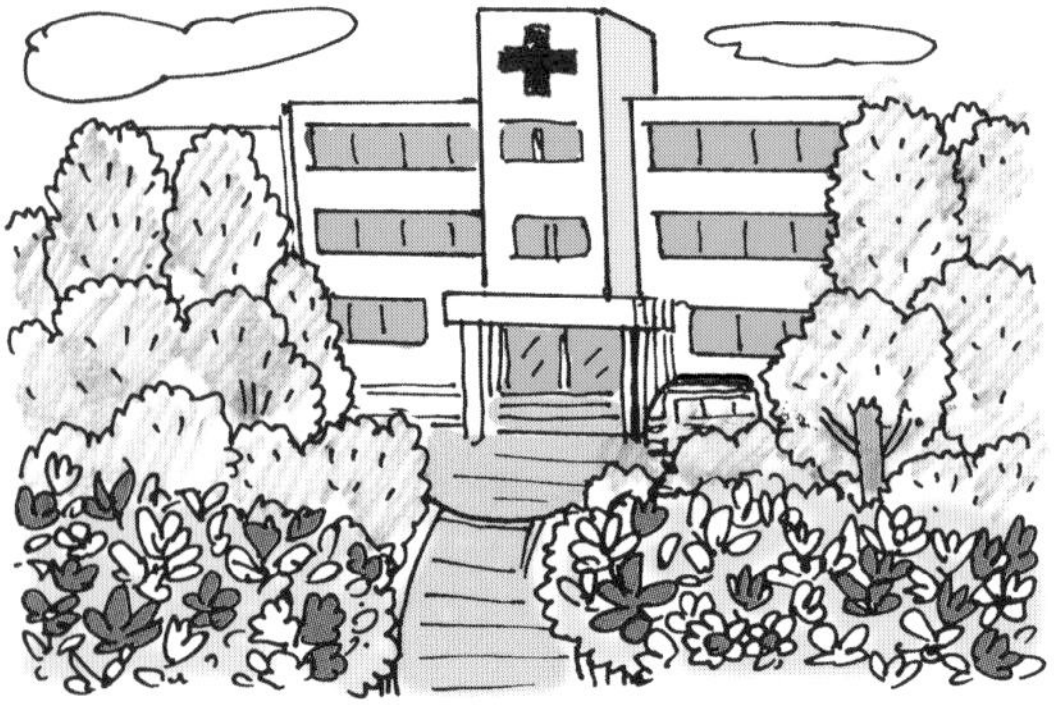

　鑑別がむずかしい場合、大まかにいえば直径が４cm以上になったら、手術で切除することがすすめられます。

●ホルモンを過剰につくる

　腺腫様甲状腺腫は、通常なら甲状腺機能がほぼ正常に働くのですが、まれにホルモンが過剰につくられることがあります。このような場合は、手術がすすめられます。

　また、ＴＳＨの調整がきかず、腫瘍が独自にホルモンをつくってしまうプランマー病（146ページ参照）でも手術が行われます。

　プランマー病では、エタノール注入療法（ＰＥＩＴ。次ページ参照）や、アイソトープ治療を行うこともあります。

嚢胞は、内容液を吸引して小さくできる

　嚢胞《のうほう》は、袋の中に液体がたまる腫瘍です。そこで、超音波（エコー）で画像を見ながら腫瘍に針を刺し、その内容液を吸い出します。

　こうすることで、しこりを小さくしたり、ときには消失させることができます。

　吸引後、腫瘍が縮小したままの状態を保っていれば、経過を見ます。

　しかし、再び液体がたまってくる場合は、エタノール注入療法（ＰＥＩＴ）を行うと、分泌や出血を止められます。

　それでも腫瘍が小さくならない場合は、手術を考えます。

　なお、嚢胞が手でさわってもわからないほど小さく、超音波（エコー）で調べてはじめてわかる程度で、悪性のがんが疑われない場合は、吸引治療をせずに、経過を見ます。

切らずに治療するエタノール注入療法（PEIT）

●2002年から保険適用

エタノール注入療法（PEIT《ペイト》）は、もともとは肝臓がんの治療法として普及した方法です。2002年からは、甲状腺腫瘍の嚢胞と機能性結節（プランマー病）の治療にも健康保険が適用されるようになりました。

90％以上が嚢胞性の腫瘍や、4㎝以下の機能性結節の治療法として、需要が高まっています。

●患部を固めて小さくする

エタノールはアルコールの一種で、細胞を構成するたんぱく質をすばやく凝固させる作用があります。

エタノールが注入された患部では、その部分の組織が限定的に脱水して固まり、血流障害を起こして壊死《えし》します。組織が破壊されることで、はれていた甲状腺が小さくなります。

●超音波の画像を見ながら薬液を注入

嚢胞の治療では、まず細胞を穿刺吸引して、悪性ではないことを確認します。そのあと、液体を吸引して嚢胞を小さくしてから、超音波（エコー）の画像を見ながら、エタノールを注入するという簡単なものです。

一度に数カ所に注入したり、くり返し行うことが可能です。

【メリット】

●再発をくり返す難治《なんち》性のケースに、高い治療効果がある。

●手術のあとが残らない。

【デメリット】

●医師に高度な技術が求められるため、行える病院が限られる。

●適応になる症例が限られる。

●反回《はんかい》神経マヒ（嗄声《させい》）、疼痛《とうつう》、出血など、一過《いっか》性の副作用がある。

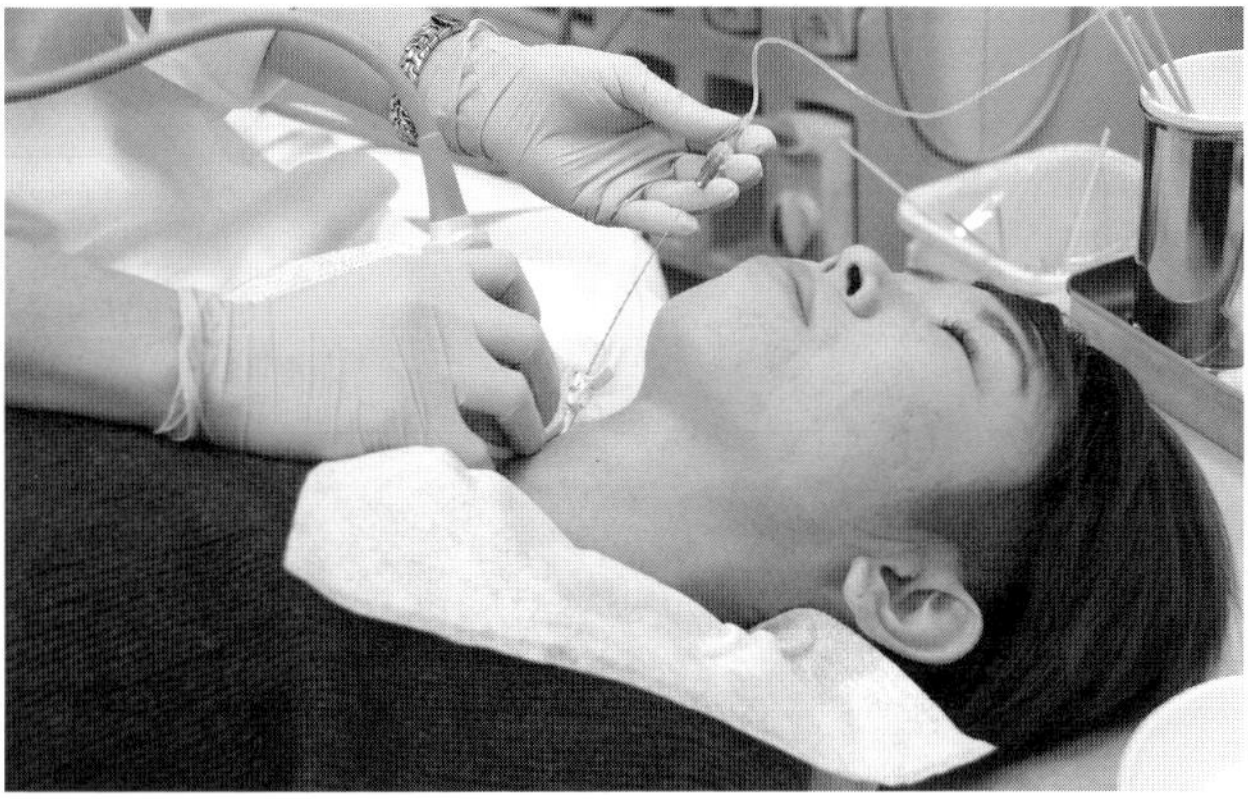

甲状腺がん（悪性腫瘍）・6タイプの特徴

Point

- 甲状腺がんには、タイプ（組織型）や性質が異なる6つのがんがある
- 約90％と圧倒的に多いのは、性質のおとなしい乳頭がんで、予後もよい
- 1％と数は少ないものの、未分化がんは非常に危険ながんで、予後は悪い

甲状腺にできる悪性腫瘍（がん）は、罹患《りかん》率の男女比が1対6と、**圧倒的に女性に多い**のが特徴です。

6つのタイプ（組織型）があり、同じ甲状腺がんといっても、タイプによって性質は大きく変わります。治療法もそれぞれ異なり、再発率や生存率にも差がありますので、どのタイプなのか、きちんと診断することが重要です。

「乳頭がん」はもっとも多く全体の約90％を占める

日本人がかかる甲状腺がんの約90％は乳頭《にゅうとう》がんで、海外にくらべても高い割合を占めます。

好発《こうはつ》年齢は30～60歳ですが、各年齢層に見られます。

乳頭がんは、早い時期は良性腫瘍と同じように、ただ首にしこりがあるだけです。進行はゆっくりで、何年たってもほとんど変化がなく、たちのよいがんといえます。

しかし、ある時期から急速に進行し、悪性度の高い未分化《みぶんか》がんに近い性質を持つことがありますので、油断はできません。

進行すると、周囲に浸潤《しんじゅん》して、気管や神経、食道を圧迫するようになります。また、リンパ節への転移もよく見られます。

中には、先にリンパ節がはれて目立つようになり、調べてみてはじめて甲状腺がんだったとわかるケースもあります。

大部分の乳頭がんは手術で治り、治療後の経過もよく、生存率は95％です（133ページ参照）。

「濾胞がん」は、良性腫瘍との鑑別がむずかしい

濾胞《ろほう》がんは乳頭がんに次いで多い

がんで、発生頻度は約5%です。

濾胞がんの問題点は、触診や超音波（エコー）、細胞診では、良性の腫瘍と鑑別がつきにくいところです。現状では、確実な術前診断方法はありません。

症状としては、首にしこりがあるだけという場合が多い、比較的おとなしいがんです。

乳頭がんとくらべ、周囲のリンパ節への転移は少ないのですが、肺や骨など、離れた部位へ転移する（遠《えん》隔《かく》転移）傾向があるので、要注意です。

長年、良性の結節性甲状腺腫として経過観察しているうちに、遠隔転移をきっかけに濾胞がんとわかるケースもあります。

そのため、濾胞がんは、初期の段階で骨などへ転移しやすい状態と診断されると、最初から甲状腺の全摘手術が行われます。

■ 甲状腺がんの割合

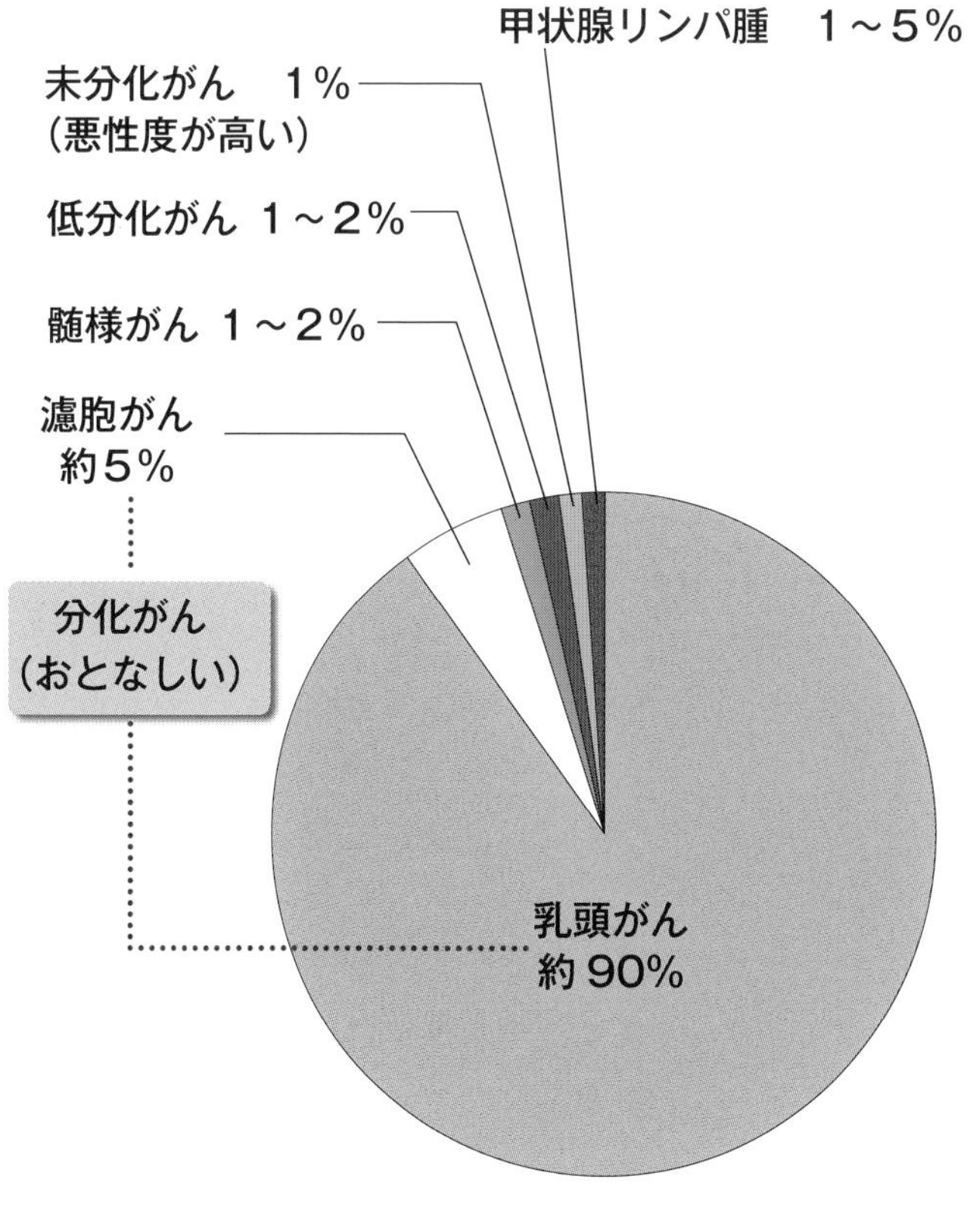

「髄様がん」の3分の1は遺伝が原因で起こる

髄様《ずいよう》がんは、甲状腺がん全体の1～2%ほどで、まれながんです。

髄様がんには、ほかの甲状腺がんにはない特徴が2つあります。

一つは、髄様がんができる細胞です。甲状腺には、甲状腺ホルモンをつくる細胞だけではなく、カルシト

❖甲状腺がんは30～40歳代の女性に多い

甲状腺がんは、30～40歳代の女性に多く見られ、ほかの部位にできるがんとくらべると年齢が若いのが特徴です。

また、ほかのがん（胃がん、乳がんなど）が、若い人ほど悪性度が高く進行が速いのにくらべ、甲状腺がんは高齢の人のほうが、悪性度の高い未分化がんが多くなっています。

さらに、たちがよく治療後の経過もよい乳頭がんでも、高齢の患者さんの場合は治りがよくない傾向があります。

ニン（血液中のカルシウム値を下げるホルモン）をつくり出す「Ｃ細胞」というものがありますが、髄様がんは、このＣ細胞ががん化したものです。

もう一つの特徴は、遺伝性です。髄様がんのうち、３分の１は遺伝が原因となって起こります。遺伝性の髄様がんの人には、生まれつき遺伝子に異常があることがわかっています。そのため、現在では、遺伝子検査で、がん発生の遺伝子を受け継いでいるかどうかが診断できるようになっています。

遺伝性のない散発型の髄様がん手術は、甲状腺の一部切除でいいのですが、遺伝性の髄様がんは全摘手術となります。

「低分化がん」は分化と未分化の中間

２００４年にＷＨＯによって設けられた、新しい組織型です。

予《よ》後《ご》が良好な分化がん（乳頭がんや濾胞がん）と、予後不良な未分化がんとの間に位置づけられる、中間的ながんです。

分化がんにくらべると、再発率や死亡率が高く、未分化がんへ移行する場合もあるため、注意深い経過観察が必要です。

「未分化がん」は悪性度の高い危険ながん

甲状腺がんの中では１％程度で、発生する割合は低いのですが、非常に悪性度の高いがんです。ほかの甲状腺がんとはまったく性質が異なるがんで、**60歳以上の高齢者に多く、**若い人には見られません。

長年存在していた分化がん（乳頭がんや濾胞がん）が、突然未分化がんに変化し、腫瘍が急速に大きくなります。周囲の臓器への圧迫症状も強くあらわれ、ほかの甲状腺がんにはない、体が熱っぽい感じや、疲労感があります。

そして、がんが増殖するスピードは、あらゆるがんの中でももっとも速いといわれます。

治療は、抗がん剤や放射線療法を行います。

しかし、残念ながら、どんなに治療をしても効果は期待できず、平均生存期間は約6カ月（4～12カ月）です。

「甲状腺リンパ腫」は橋本病から発生する

甲状腺リンパ腫の男女比は1対3～4で女性に多く、患者さんの平均年齢は60歳代です。**中高年の女性に好発**します。甲状腺悪性腫瘍のうち1～5％の割合です。

リンパ腫は、本来ならリンパ腺にできるがんですが、橋本病があると、それを背景に甲状腺にリンパ腫が発生することがあります。

甲状腺全体が急に大きくなり、放置すると気管を圧迫して窒息をまねくことがあります。

治療は、抗がん剤と放射線療法が中心で、過大な手術はあまり意味がありません。

早く見つけて治療をすれば、予後は良好です。

❖甲状腺がんは、治りやすいがん

甲状腺がんのほとんどは、治療がよく効く、予後のよいがんです。

手術後の15年生存率にも、それはあらわれています。乳頭がんは95％、濾胞がん93％、髄様がんは90％です（甲状腺専門病院の例）。

甲状腺がんは、未分化がんを除けば、いずれも15年生存率が90％を超える、悪性度の低いがんなのです。

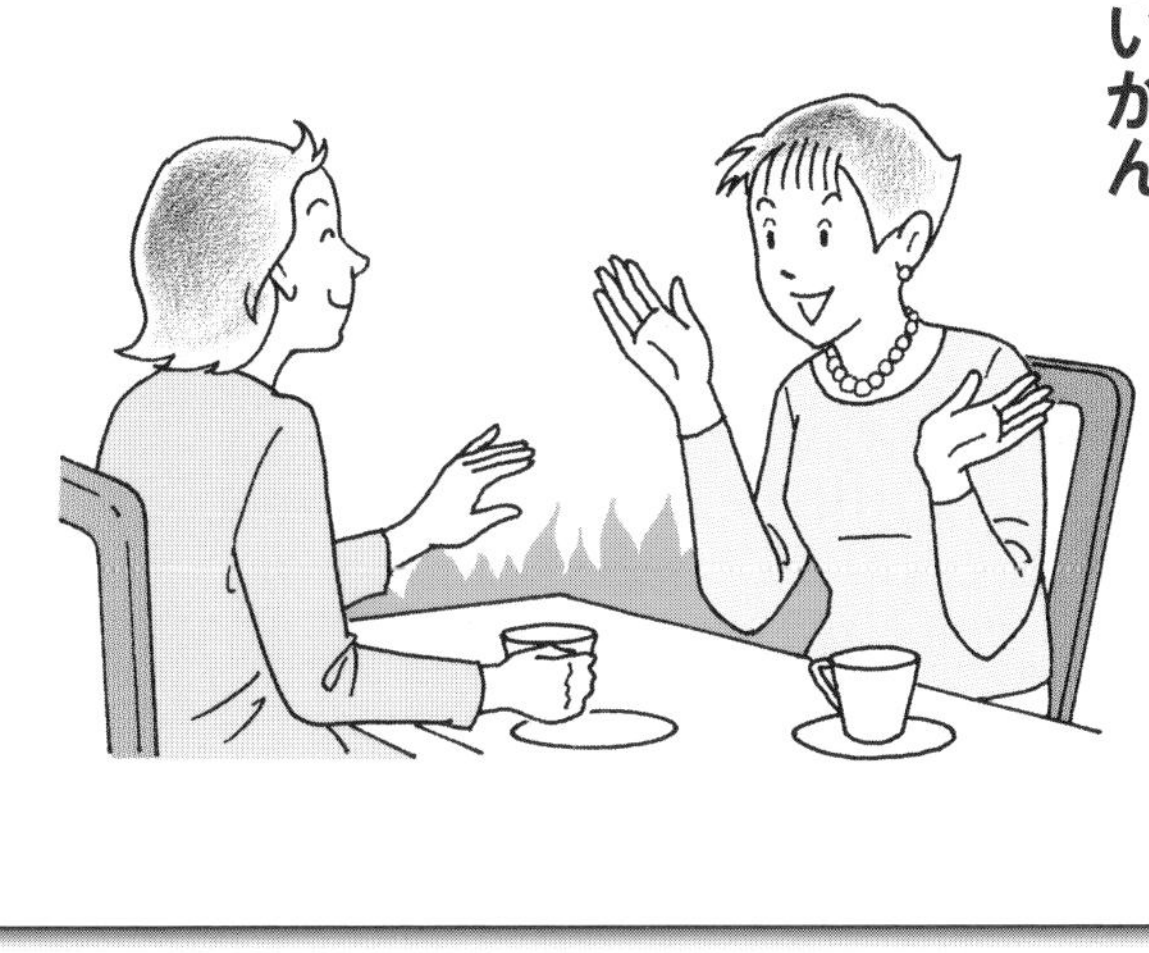

甲状腺がん（悪性腫瘍）の治療

Point
- ●甲状腺がんの治療は、手術で腫瘍を切除する方法が第一選択になる
- ●手術と併用して、アイソトープ治療や甲状腺ホルモン薬を行うことがある
- ●未分化がんと甲状腺リンパ腫に手術は適さず、放射線療法と抗がん剤で治療する

「手術」は、甲状腺切除とリンパ節郭清が基本

このところ、健診での超音波（エコー）検査の普及や、穿刺《せんし》吸引《きゅういん》細胞診など検査技術の進歩によって、1cm以下の微小がんが見つけられる頻度が高くなっています。

微小がんについては、多くの場合症状がなく、生活に支障も出ないため、手術をせずに経過観察をつづけるだけでよい、という意見があります。

しかし、微小がんのすべてがおとなしいがんとは限りません。リンパ節への転移や、遠隔《えんかく》転移をする場合もあり、悪性度が高いがんもあります。これらを確実に見つける方法は、まだありません。

乳頭がんの治療法としては、いまのところ、手術が最善の方法です。

切除する範囲は2段階

●葉峡《ようきょう》部切除（甲状腺の半分を切り取る）

●全摘（甲状腺のすべてを切除する）

頸部リンパ節郭清

甲状腺切除とあわせ、転移の可能性を考慮して、周囲のリンパ節を脂肪組織ごと摘出する「頸部《けいぶ》リンパ節郭清《かくせい》」を行います。甲状腺がんのほとんどはゆっくり進行しますので、リンパ節に転移していたとしても、この郭清によって取り切れます。

主に術後に薬を服用

甲状腺ホルモン薬（チラーヂンS）は、手術後のホルモン不足を補ったり、再発を防ぐために服用します。

特に、甲状腺を全摘した場合は、甲状腺ホルモンがつくれなくなりますので、一生、甲状腺ホルモン薬を服用しなければなりません。

進行がんや遠隔転移の治療には「アイソトープ療法」

乳頭がんや濾胞《ろほう》がんは、甲状腺の濾胞細胞（甲状腺ホルモンをつくる細胞）が、がん化したものです。

したがって、濾胞細胞には、甲状腺ホルモンの原料となるヨウ素を取り込む性質があり、転移したがん細胞にもこの性質が残っていることがあります。この、ヨウ素を取り込む性質を利用するのが、「アイソトープ（放射性ヨウ素）療法」です。

【働き】 全摘手術のあとに、アイソトープ（^{131}I）のカプセルを飲むと、アイソトープは転移巣《そう》に集まり、β《ベータ》線を出して、内部からがん細胞を破壊します。

β線は飛ぶ距離が短いため、まわりの組織に悪影響をおよぼしません。

【適応】 肺や骨へ転移している場合や、手術で病巣を取り切った場合でも、腫瘍が進行がんであったケースなどに行われます。

遠隔転移の多い濾胞がんの再発治療としても効果が期待されています。

【適応外】 転移巣にヨウ素を取り込む力がない場合は、アイソトープ療法の効果は期待できません。

また、髄様がんは、濾胞細胞とは性質の異なるC細胞ががん化したものなので、ヨウ素を取り込む力がありません。未分化がんにも効果は期待できません。

■ 甲状腺がん（悪性腫瘍）の切除法

●葉峡部切除

悪性腫瘍がある片葉と峡部を切除

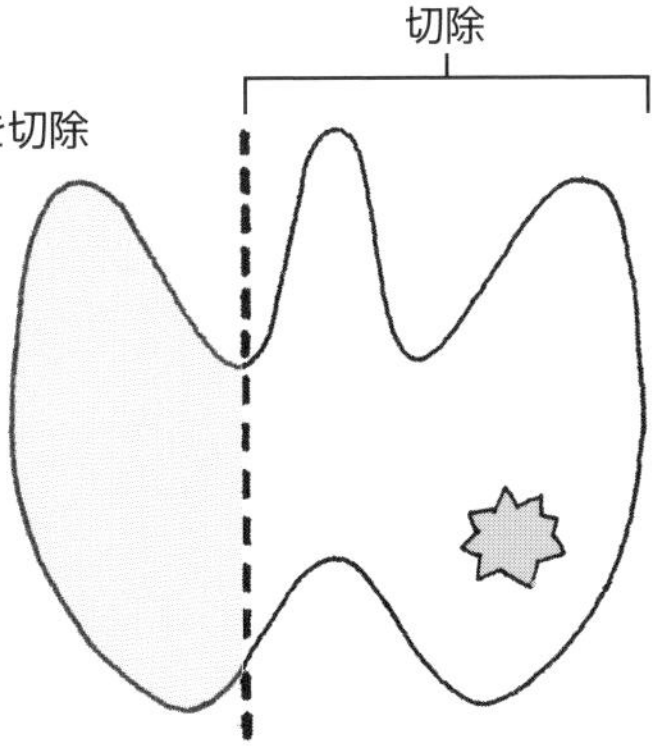

●全摘

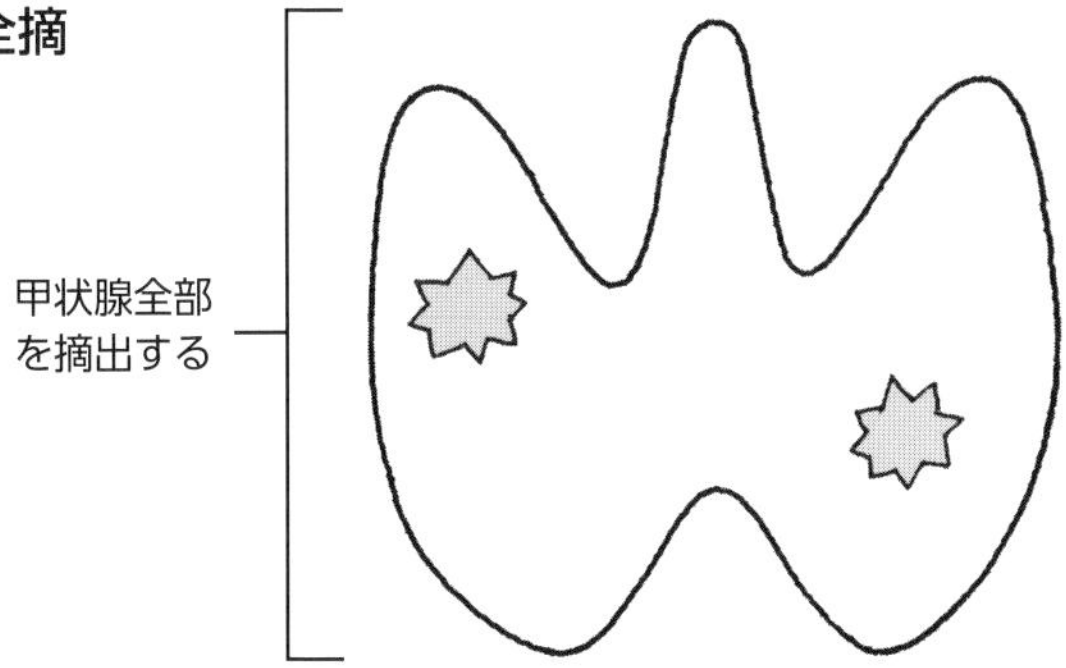

ほとんどの甲状腺がんには、抗がん剤や放射線治療はあまり効きません。現在は、手術で病変部分を切り取ることが、もっとも適した治療法です。

手術で取り切れない場合は「放射線」や「抗がん剤」で

がんは、一般に、細胞の分化度が低いほど、分裂・増殖のスピードが速く、悪性度も高くなります。したがって、**未分化がんほど放射線療法や化学療法が有効**です。なぜなら、放射線や抗がん剤は、細胞の分裂や増殖過程を阻害するからです。

乳頭がんのような分化がんは、放射線への感受性が低いので、放射線療法は効果が期待できません。

一方、未分化がんの場合には、前述の理由で、放射線照射療法や抗がん剤療法が有効です。また、進行がんでは、甲状腺全摘手術のあとに残っているがんが大きくならないように、手術と併用して使われます。

未分化がんは、手術をしても1年後には、90％以上の患者さんが死亡してしまう、非常に治療のむずかしいがんです。それでも、長期生存している患者さんもいます。このような患者さんの多くは、手術でがんを完全に摘出したあと、さらに抗がん剤と放射線療法を併用しています。

また、**甲状腺リンパ腫も、手術よりも、抗がん剤療法と放射線照射療法を組み合わせる治療がもっとも適しています。**

根治切除ができない場合の「分子標的薬治療」

分子標的薬治療は、進行した甲状腺がんで、手術による根治切除が不可能な場合や、アイソトープ治療の効果が期待できない場合などに選択されます。

がん細胞は、栄養を得るために新しい血管を自らに向けて成長させるようになります。**分子標的薬は、主にその血管がつくられるのを阻害することで、抗腫瘍効果（腫瘍を小さくする効果）を発揮する薬**です。そのため、血管新生阻害剤ともいわれます。

分子標的薬は飲み薬で、基本的には毎日内服します。

甲状腺がんに対しては、現在、3種類の分子標的薬〈ソラフェニブ〈商品名：ネクサバール〉、レンバチニブ〈商品名：レンビマ〉、バンデタニブ〈商品名：カプレルサ〉〉が保険で認められています。

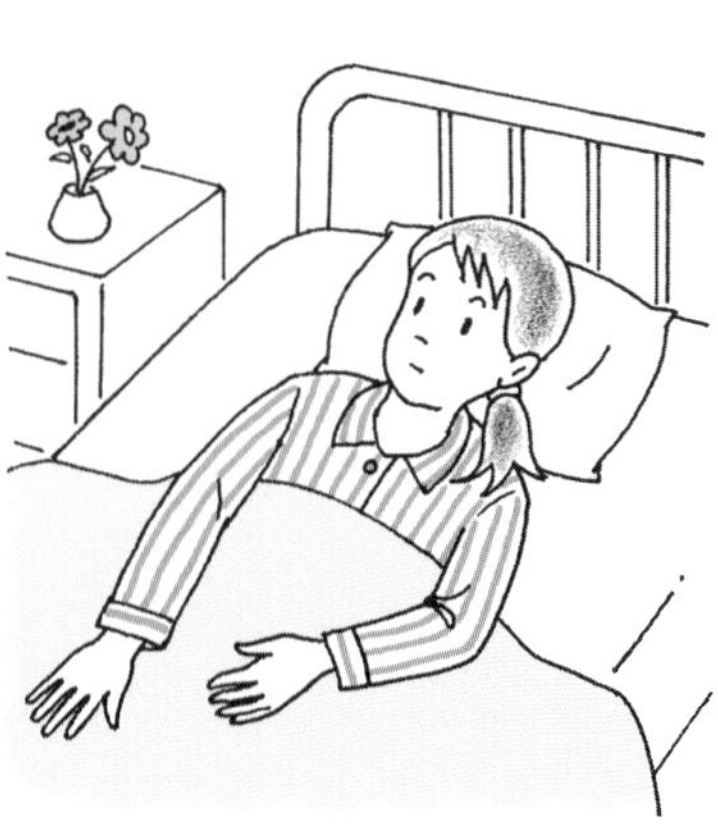

■ 甲状腺がんの種類別治療法

	治療法	ポイント
乳頭がん	●手術（甲状腺葉峡部切除または全摘＋頸部リンパ節郭清） ●アイソトープ療法（遠隔転移の場合）	●根治的な治療が可能な場合が多い ●遠隔転移は少ない ●肺などの転移巣には^{131}Iのアイソトープ大量投与による内照射が有効
濾胞がん	●手術（甲状腺葉峡部切除または全摘） ●アイソトープ療法（遠隔転移の場合）	●原発巣が小さくても、肺や骨などへ遠隔転移することがある ●^{131}Iのアイソトープ大量投与による内照射が有効
髄様がん	●手術（甲状腺葉峡部切除または全摘＋頸部リンパ節郭清）	●遺伝性の場合は、全摘術を行う
低分化がん	●手術（分化がんの手術に準ずる） ●アイソトープ療法	●分化がんと診断された場合はそれらの手術に準ずる／低分化がんと診断された場合は全摘 ●^{131}I内用によるアイソトープ内照射が有効
未分化がん	●放射線照射療法 ●手術（可能な場合） ●抗がん剤療法	●手術で取り切るのは不可能な場合が多く、放射線照射と抗がん剤を組み合わせた治療が中心
甲状腺リンパ腫	●放射線照射療法 ●抗がん剤療法	●放射線照射と抗がん剤を組み合わせる方法が主流

甲状腺がんについてのQ&A

Q 良性の腫瘍が悪性の腫瘍（がん）に変わることはないのでしょうか？

A 腺腫や腺腫様甲状腺腫ががんに変わることはありません。ただし、がんと合併することはあります。それを、良性のものが悪性のがんに変わったとかんちがいする人がいますが、良性腫瘍が悪性腫瘍（がん）に変化することはありません。

Q 甲状腺がんの治療は手術以外に方法はないのでしょうか？

A 甲状腺がんは、ほかの臓器のがんと異なり、比較的おとなしい性質のがんです。しかしその反面、抗がん剤や放射線があまり効かないがんでもあります（悪性度の高い未分化がんには抗がん剤や放射線療法が行われる）。

したがって、甲状腺がんを治すには、手術が最善の方法であるといえます。

Q 手術をすると、どんな合併症が起こるのでしょうか？

A 甲状腺がんが早期の場合は、手術で切除する範囲も少なく、合併症が起こることはありません。

がんが進行して広範囲の手術をした場合に起こりやすい合併症としては、声帯のマヒや、副甲状腺機能低下症があります。

副甲状腺は、血中のカルシウムの代謝を調節するホルモンを分泌していますので、それが切除されると、血中カルシウムが低下して、テタニー症状（手指や口の周囲のしびれ）が起こることがあります。

テタニー症状は、カルシウム製剤やビタミンD3製剤を内服すれば改善されます。

Q 手術後、再発することはありませんか？

A 再発はまったくないとはいえませんが、ほかの臓器のがんとくらべるとずっと少ないといえます。

もし再発した場合でも、もう一度手術をして治すことができます。

Q 5年前に手術をした乳頭がんが再発しました。甲状腺がんは治りやすいがんだと聞いていたので、とても不安です。

A 確かに甲状腺がんは性質のおとなしいがんですが、まれに再発することがあります。

乳頭がんの場合は、ほとんどが局所（甲状腺）での再発で、肺や脳などへ転移することはめったにありません。ですから、再発したといっても、それほど心配することはありません。再手術で腫瘍をきちんと切り取れば、完治します。

なお、術後は、1年から1年半の間隔で、超音波（エコー）検査などによる定期検査を必ず受けるようにしましょう。早く発見すれば、仮に再々発したとしても、決してこわくはありません。

Q 分子標的薬という新しい治療薬には副作用はないのでしょうか？

A 残念ながら、分子標的薬にも副作用があります。現在、わが国では、甲状腺がんに対して3種類の分子標的薬が保険承認されていますが、それぞれ次のような副作用が知られています。

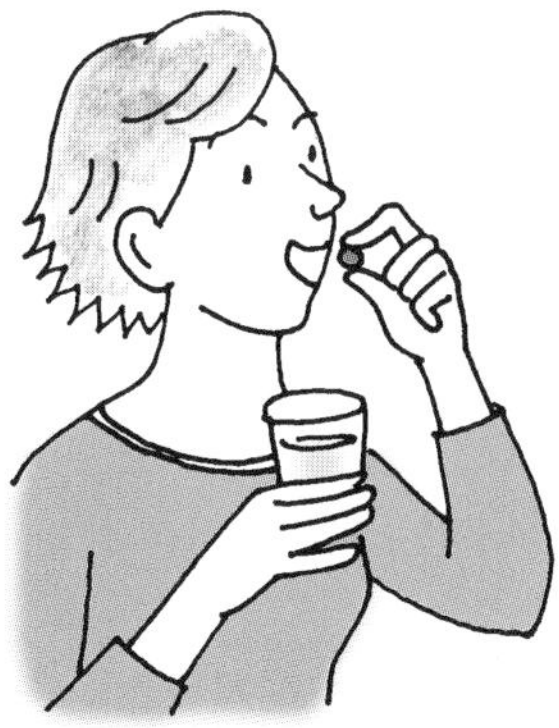

●ソラフェニブ〈商品名：ネクサバール〉…手足症候群（抗がん剤によって手や足の皮膚の細胞が障害されることで起こる副作用）、高血圧、下痢など。

●レンバチニブ〈商品名：レンビマ〉…高血圧、下痢、たんぱく尿、食欲低下、血小板減少など。

●バンデタニブ〈商品名：カプレルサ〉…発疹、下痢、角膜混濁、心電図異常など。

そのため、それぞれの副作用に応じて、休薬・減量を行いながら、できるだけ内服を継続するようにします。

内服開始にあたっては、内服の管理や注意などの説明や、副作用の出現の様子を見るために、飲みはじめの1週間ほどは入院してもらい、その後は外来通院で加療を行っています（伊藤病院の場合）。

なお、分子標的薬は薬価が高いので、高額医療費制度などを利用することをおすすめします。

Q 甲状腺がんの治療法に「リニアック治療」という放射線療法があると聞きましたが、どのような治療法なのでしょうか？

A リニアック治療は、手術やアイソトープ治療でも根絶できない甲状腺がんに対して選択される治療法の一つです。腫瘍を縮小、または破壊するために、リニアック（直線加速器）という機器を用いて、エネルギーの高い放射線をピンポイントに病巣部に照射します。

放射線は、腫瘍細胞内の遺伝子（DNA）にダメージをあたえ、腫瘍細胞を破壊します。この特性を利用して腫瘍を治し、腫瘍の増大による痛みなどの症状を緩和することが可能となります。

放射線によって正常細胞もダメージを受けますが、腫瘍細胞と比較すると、正常細胞は修復能力が高いという特徴があります。

そのため、腫瘍細胞を破壊し、かつ正常な細胞の障害をできるだけ最小限にとどめる少ない放射線量で、毎日少しずつ照射を行う必要があります。

リニアック治療の対象疾患としては、甲状腺がんのほか、甲状腺悪性リンパ種、甲状腺がん骨転移、甲状腺眼症（良性腫瘍）があります。

おおよその治療の流れは次のようになっています（伊藤病院の場合）。

1 治療前診察

固定器具の作成と同時にCT検査を行い、照射部位や放射線量などを決定します。

2 ファントムでの検証

決められた放射線量が計画通りに照射されるか、測定機器を使用して検証を行います。「ファントム」とは、人体の皮膚、体内臓器が受ける放射線量を決めるために、人間のかわりとして用いられる模型のことです。

治療初日までに、医師と放射線技師で行います。

3 治療初日

治療部位の確認のため、固定器具を装着してCT撮影を行います。これは、位置合わせが正確なことを確認する作業で、30分ほどかかります。

次回以降の基準となるマークを固定器具につけてから、治療を開始します。放射線を照射している時間は数分です。治療後には診察があります。

4 2日目以降

治療室にいる時間は10分ほどです。甲状腺がん、甲状腺がん骨転移の治療では、週に1回、初回と同様にCTを用いて位置合わせを行います。

そのほかの治療でも、必要であれば適宜位置合わせを行ってから治療します。

治療後には毎回診察があります。

5 治療期間と効果

甲状腺眼症の場合は、基本的に2週間にわたり10回行います。そのほかの疾患では、照射部位や必要な照射量によって、治療期間は異なります。なお、治療の効果を得られるまでには、数カ月、あるいは1年程度を要する場合もあります。

リニアック治療の副作用としては、多くは放射線があたる部位に出現してきます。頭部の治療では、脱毛や吐き気、頸部の治療では、のどの痛みや唾液の分泌障害などがあります。治療部位の皮膚が赤くなることもあります。

これらの副作用には個人差がありますが、治療10回目くらいからあらわれ、治療終了後も数週間つづくものの、徐々に改善されます。

そのため、副作用への早期対応ができるように、治療終了後も定期的な診察が必要です。

リニアック治療は外来通院での治療が可能です。病院滞在時間は、診察なども含めて1時間から1時間30分程度です。

ただし、リニアック治療は、リニアック装置のある医療機関でしか受けることができません。

第6章

その他の甲状腺の病気

ウイルス感染の「亜急性甲状腺炎」

Point
- 亜急性甲状腺炎は、ウイルス感染で甲状腺に炎症が起こる病気
- カゼのような症状、のどの痛み、高熱、動悸や息切れなどがあらわれる
- 治療はステロイド薬が中心。つらい症状をすみやかに取る

亜急性《あきゅうせい》甲状腺炎は、炎症によって破壊された甲状腺からホルモンが血液中にもれ出て、甲状腺中毒症の症状があらわれる病気です。

しかし、同じ甲状腺中毒症といっても、発症のメカニズムはバセドウ病とはまったく異なります。バセドウ病には自己免疫や遺伝がかかわりますが、**亜急性甲状腺炎はウイルス感染によるもの**で、どんな人でも発症する可能性がある病気です。

典型的な症状は、発熱、はれ、強い痛み

亜急性甲状腺炎は、ウイルスに感染して炎症が起こると考えられますが、原因となるウイルスはまだ特定できていません。

症状は、主に炎症症状ではじまり、甲状腺中毒症の症状がつづきます。

典型的な経過を見てみますと、まず、カゼのような上気道《じょうきどう》炎症状のあと、甲状腺の片側に非常にかたい腺腫《せんしゅ》（はれ）があらわれます。はれは強い痛みをともないます。同時に、38～40度くらいの発熱があります。

炎症で傷ついた甲状腺からは、甲状腺ホルモンが大量にもれ出るようになります。そのため、血液のホルモン濃度が高くなり、一過性の甲状腺中毒症の症状があらわれます。倦《けん》怠《たい》感、動悸《どうき》、息切れ、発汗などです。

その後、はれと痛みは、発病のときとは反対の側に移動することがあります（クリーピング現象）。

蓄えられていた甲状腺ホルモンが出てしまうと、今度は不足するために機能低下症になります。

ただし、1カ月くらいすると、甲状腺は再びホルモンをつくりはじめます。

最終的には、治療をしなくても、

数カ月ほどで治癒《ちゆ》します。

これが典型的なケースですが、痛みも軽く、カゼとほとんど区別がつかない程度のものや、甲状腺中毒症の症状がはっきり出ないケースなどもしばしば見られます（亜急性甲状腺炎の主な症状は下の表を参照）。

触診、エコー、血液検査で診断治療はステロイド薬が中心

●検査と診断

まず触診で、甲状腺に痛むしこりがあるかどうか確かめます。痛みが強く触診ができない場合もありますが、それも判断材料になります。超音波（エコー）検査では、疼痛《とうつう》部分に炎症の所見が見られます。

血液検査では、炎症反応（CRP陽性、赤沈《せきちん》亢進）が高くなるのが特徴です。さらに甲状腺ホルモン（T4、T3）が高く、甲状腺刺激ホルモン（TSH）が低く抑えられていれば、診断はほぼ確定です。

●治療

先に、亜急性甲状腺炎は治療をしなくても自然に治ると述べましたが、実際には症状が非常につらいので、早期に薬で治療する必要があります。

痛みや発熱などの症状が軽い場合は、非ステロイド薬系の消炎鎮痛剤などで治療をすることもあります。

しかし、きちんと亜急性甲状腺炎の診断がつき、ステロイド治療の禁《きん》忌《き》がなければ、すみやかにステロイド薬の治療をはじめます。

★通常はプレドニゾロン15～20㎎の内服から開始します。効果は劇的にあらわれ、大体翌日には痛みがとれ、熱も下がります。

★1～2週間で、5㎎ずつプレドニゾロンを減量します。

★10㎎以降は、4週間ごとに5㎎ずつ減量していき、服薬を中止します。徐々に減らすのは、薬を急にやめると再燃《さいねん》することがあるからです。

★ステロイド薬を飲んでいる間は、運動を避け、できるだけ安静にするようにします。

■ 亜急性甲状腺炎の初発症状

症　状	%
甲状腺腫（はれ）	75.9
発熱	63.9
倦怠感	51.8
動悸	39.8
発汗過多《かた》	34.9
息切れ	24.1
体重減少	22.9
口の渇《かわ》き	22.9
頸部《けいぶ》の痛み	21.7

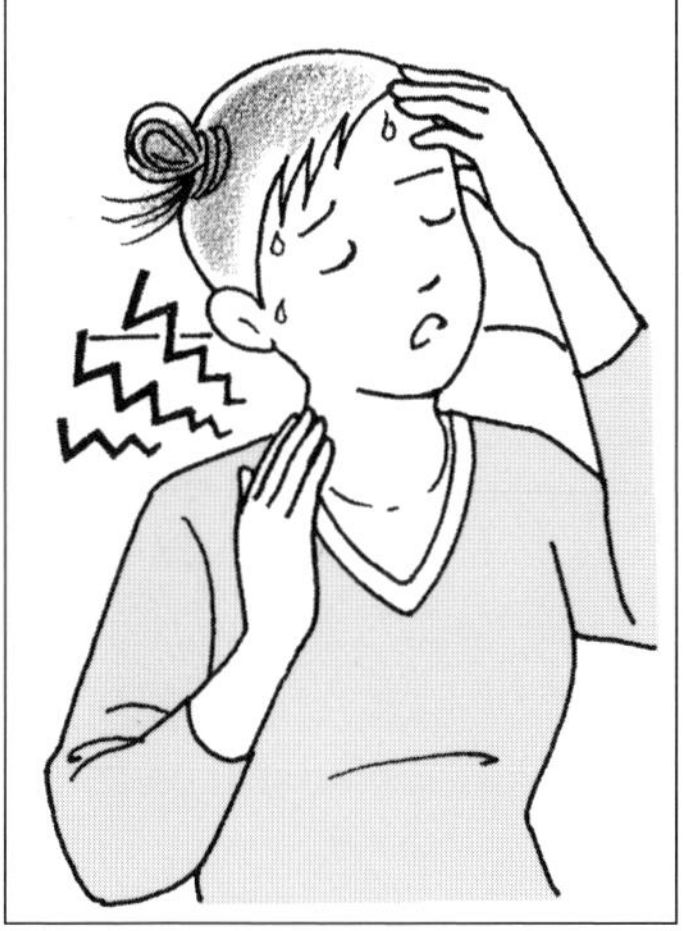

一過性の炎症「無痛性甲状腺炎」

Point
- ●自己免疫によって甲状腺に炎症が起こり、甲状腺中毒症になる
- ●バセドウ病に似た症状があらわれるが、目の症状や首のはれはない
- ●甲状腺の機能は、数カ月後には自然に治るため、経過観察でよい

甲状腺中毒症を起こす病気として、無痛性《むつうせい》甲状腺炎は、**バセドウ病に次いで多く見られます。**

炎症によって甲状腺が破壊される点は亜急性甲状腺炎と似ていますが、無痛性甲状腺炎には痛みや発熱はありません。また、発症のメカニズムも異なります。亜急性甲状腺炎はウイルス感染が原因になりますが、無痛性甲状腺炎は、**自己免疫によって発症**します。

一時的な機能亢進。いずれ自然におさまる

無痛性甲状腺炎は、何らかの原因で自己免疫が引き起こされ、そのために甲状腺が破壊されます。甲状腺からはホルモンがもれ出て、血液中のホルモン濃度が上がるため、甲状腺中毒症になります。

症状は、動悸、頻脈、疲労感、暑がり、多汗《たかん》、不安やイライラなど、バセドウ病のような症状があらわれます。ただし、眼球突出など目の症状はなく、首のはれも目立ちません。これは、バセドウ病と区別するときの目安になります。

また、バセドウ病とは異なり、ホルモンの合成はむしろ低くなります。そのため、ホルモンの漏出《ろうしゅつ》が終わり、機能が正常に戻ったあとは、一時的に甲状腺ホルモン値が低下します。その後、最終的には元のホルモン状態に戻ります。

つまり、無痛性甲状腺炎の症状は一過性で、いずれは自然におさまります。

●症状がつづく期間

甲状腺には約2カ月分のホルモンが蓄えられているため、ストックがなくなるまでの2カ月ほどは、ホルモン過剰（機能亢進）の時期がつづ

きます。一方、ホルモン不足（機能低下）がつづくのは、1カ月から、長くても数カ月です。

●なりやすい人

★橋本病の人が（特に出産後）なりやすいのですが、バセドウ病がおさまって薬を飲んでいない人に起こることもあります。

★出産後数カ月して、免疫系のコントロールが乱れて起こることが多いため、以前は「**産後甲状腺機能亢進症**」と呼ばれました。現在では、出産にかかわらない女性や、男性にも起こることがわかってきています。

バセドウ病との鑑別が重要 治療はせず経過観察でよい

現在、甲状腺機能亢進症だと思って病院を訪れる人の5～10％は、無痛性甲状腺炎だといわれています。

ここで大切なのは、バセドウ病との鑑別です。血中ホルモン濃度の高さや、機能亢進症に似た症状などから、バセドウ病と診断してしまうと、必要のない抗甲状腺薬の治療をはじめてしまうことがあるからです。

●鑑別のための検査

ヨウ素摂取率検査

放射性ヨウ素を飲んだあと、シンチグラム写真をとり、甲状腺にヨウ素がどれくらい取り込まれるかを調べます。バセドウ病では30～80％と高い摂取率を示しますが、無痛性甲状腺炎ではほとんどゼロに近く、すぐにわかります。

超音波（エコー）検査

ヨウ素摂取率検査ができる医療機関は限られますが、超音波（エコー）検査なら可能です。この検査で血流の増加が認められなければ、無痛性甲状腺炎と判断します。

●治療

無痛性甲状腺炎の症状は一過性ですので、いずれは治ります。ですから、基本的には、抗甲状腺薬などの治療は行わず、経過観察をします。動悸などの症状に、β《ベータ》遮断《しゃだん》薬を使う場合もあります（気管支ぜんそくがある人は避ける）。

なお、無痛性甲状腺炎は、半年から、ときには10年ほど間をおいてくり返すことがあるため、注意が必要です。

■ 無痛性甲状腺炎の甲状腺ホルモン値の推移

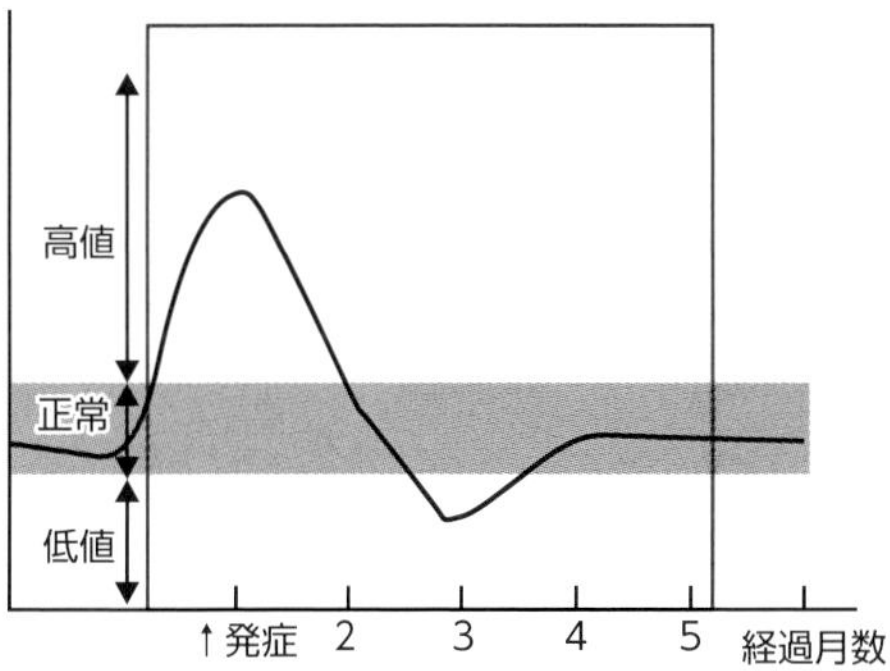

バセドウ病以外の機能亢進症３

しこりや腫瘍によるホルモン過剰

Point

- ●ホルモンの分泌・合成を調整するＴＳＨ本来の働きができなくなる病気
- ●甲状腺にしこりができ、ＴＳＨの調整なしで独自にホルモンをつくる
- ●下垂体腫瘍のため大量のＴＳＨが出され、その強い刺激でホルモン過剰になる

甲状腺ホルモンの分泌・合成は、本来は脳の下垂体から出る甲状腺刺激ホルモン（ＴＳＨ）によってコントロールされています。ところが、甲状腺にしこりができたり、脳に腫瘍ができたりして、ＴＳＨの調整力がきかなくなり、甲状腺ホルモンが過剰になる病気があります。どちらも機能亢進症が起こります。

甲状腺機能性結節（プランマー病）

甲状腺に良性の結節《けっせつ》（しこり）や腫瘍ができても、甲状腺ホルモンの機能に異常が起こることはほとんどありません（124ページ参照）。

ところが、プランマー病のしこりは、**ヨウ素をたくさん取り込み、ＴＳＨの調整なしで必要以上に甲状腺ホルモンをつくってしまいます。**その結果、機能亢進症になります。

ただし、プランマー病の機能亢進症は、バセドウ病とくらべると、症状が軽い傾向があります。

プランマー病では、ＴＳＨが機能しないため、しこりの周囲の甲状腺組織は働かなくなり、休眠状態となります。しかし、手術でしこりを取り除けば、ＴＳＨの刺激を受けて活動が再開します。

なお、バセドウ病には、病気になりやすい体質を受け継ぐ遺伝性がありますが、プランマー病には遺伝性はほとんどありません。

●検査・診断

血液検査では、甲状腺ホルモン、ＴＳＨ、自己抗体の有無を調べます。ＴＳＨが低い数値でも、甲状腺ホルモン（Ｔ４、Ｔ３）は正常な場合が多いようです。また、自己抗体（ＴＲＡｂ）が陰性であれば、バセドウ病ではないことが確認できます。

さらに、放射性ヨウ素を飲んでシンチグラム写真をとり（シンチグラフィ）、しこりの部分だけにヨウ素が取り込まれていることが確認できれば、診断が確定します。シンチグラフィの断層撮影にCTを併用するSPECT《スペクト》／CT画像は、より明確に機能性結節を描出でき有効です。

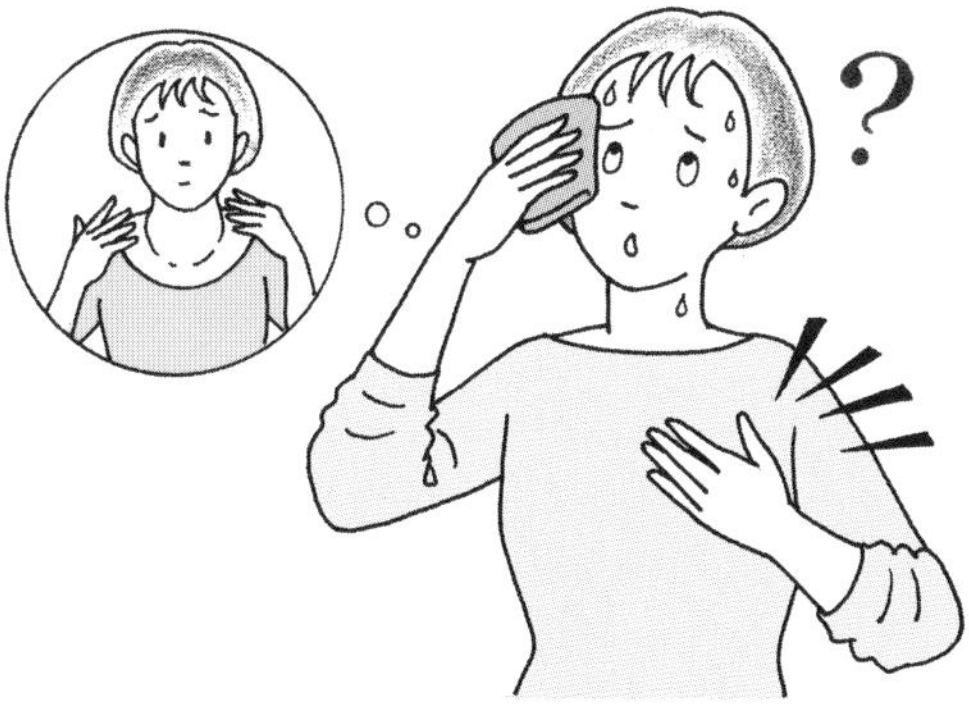

プランマー病やTSH産生腫瘍でも、バセドウ病のような動悸、多汗などの症状があらわれる

●治療

抗甲状腺薬は、ある程度の効果はあるものの、残念ながら完治は期待できません。そこで、しこりだけを切除し、甲状腺の部分は残す手術をします。ただし、最近は、エタノール注入療法（PEIT、129ページ参照）が効果を上げており、治療の主流になっています。また、アイソトープ治療を行う場合もあります。

甲状腺刺激ホルモン（TSH）産生腫瘍

甲状腺ホルモンの合成・分泌をコントロールする下垂体の前葉《ぜんよう》にできる良性の腫瘍が、甲状腺刺激ホルモン（TSH）産生《さんせい》下垂体腫瘍です。下垂体腫瘍の0・5％で、**比較的まれな病気**です。

この腫瘍があると、TSHは異常に多く分泌されます。TSHの量が多くなると、そこから受ける刺激も強くなり、甲状腺ホルモンが過剰につくられて機能亢進症になります。TSHが抑えられない状態になっている場合は、注意が必要です。

●治療

抗甲状腺薬で甲状腺ホルモンの濃度を正常にしたあと、手術で腫瘍を摘出《てきしゅつ》します。腫瘍が周囲に広がり、完全に摘出するのがむずかしい場合は、放射線照射や薬による治療を行います。

Key Word

眼球突出がないプランマー病

プランマー病は、バセドウ病のような体重減少や精神症状、皮膚症状などは比較的軽いのですが、循環器症状だけは強くあらわれます。心拍数《しんぱくすう》が上がったり、血圧が高くなり、頻脈《ひんみゃく》も目立ちます。バセドウ病にくらべて、甲状腺ホルモンのT3が多くなり、これが交感神経の感受性を高めるためと考えられます。

また、プランマー病では、バセドウ病のような眼球突出が起こらないという特徴があります。これがバセドウ病と区別する目安になります。

橋本病以外の機能低下症

原発性と二次性の機能低下症

Point
- 甲状腺機能低下症の原因は甲状腺の病気だけでなく、ほかにもいろいろある
- 特発性粘液水腫は一種の橋本病だが、機能低下のレベルは重い
- シーハン症候群は、下垂体の壊死でTSHの分泌がなくなり機能低下症になる

甲状腺機能低下症には、いくつかのタイプがあります。まず、甲状腺の病変によって起こる「原発性甲状腺機能低下症」があります。

原発性とは、病気が起こっている臓器（この場合は甲状腺）そのものに原因があるという意味です。

また、「二次性（下垂体性）甲状腺機能低下症」というものもあります。

二次性とは、本来の甲状腺ではなく、それに付随するもの（下垂体）が原因になる、といった意味です。

甲状腺の病変が原因の「原発性甲状腺機能低下症」

原発性甲状腺機能低下症でもっとも多いのは、橋本病が原因になるものです。また、バセドウ病や甲状腺腫瘍を治療したあとに起こるものもあります。甲状腺の切除手術や、アイソトープ治療などによるもので、「**医原性《いげんせい》甲状腺機能低下症**」と呼ぶこともあります。

さらに、橋本病の一種で、橋本病よりも症状が重い「**特発性《とくはつせい》粘液水《ねんえきすい》腫《しゅ》**」という病気があります。特発性とは原因が不明という意味です。

★特発性粘液水腫

機能低下のレベルは、一般の橋本病より重く、全身にむくみが出ます。むくみは、指で押してへこませても元に戻るのが特徴です。むくみが顔に出ると、まぶたやほおがたれ、唇が厚くはれて、粘液水腫顔貌《がんぼう》と呼ばれる独特の顔つきになります。

首のはれがないのも特徴です。甲状腺が全体に破壊され萎縮するためで、甲状腺自体が小さくなります。

また、精神的に鈍麻《どんま》して、もの忘れがひどくなることがあり、ボーっ

とした印象になります。

●治療　甲状腺ホルモン薬を服用すると、見ちがえるように治ります。

下垂体の異常で起こる「二次性甲状腺機能低下症」

甲状腺ホルモンの合成・分泌は、脳の下垂体から出る甲状腺刺激ホルモン（ＴＳＨ）がコントロールしています。そのため、甲状腺そのものに病気がなくても、下垂体に異常があると、ＴＳＨの分泌が減って、二次性の甲状腺機能低下症になります。

★シーハン症候群

シーハン症候群は、二次性甲状腺機能低下症の代表的な病気です。

女性が出産時に大量出血をすると、下垂体へ血液が流れなくなり、下垂体が壊死《えし》（細胞の死滅）してしまうことがあります。ＴＳＨが分泌されなくなり、その結果甲状腺ホルモンもつくられなくなるので、機能低下症になります。

下垂体が欠損すると、ＴＳＨだけでなく、性腺《せいせん》刺激ホルモンや副腎皮質刺激ホルモンも分泌されなくなります。そのため、性腺や副腎の機能が低下し、体毛が抜けたり、無月経《むげっけい》になったり、血糖値が下がりすぎて意識がなくなることもあります。

●検査・治療　原発性甲状腺機能低下症と区別するため、血液検査でＴＳＨを測定します。治療は、まずステロイド薬を投与し、その後、甲状腺ホルモンの補充をします。

★下垂体の腫瘍や頭蓋咽頭腫《とうがいいんとうしゅ》

脳にできる腫瘍が下垂体を圧迫してＴＳＨの分泌が減り、甲状腺機能低下症になることがあります。

そのほか、ヨウ素を含む食品などを過剰にとっても、甲状腺機能低下症になる場合があります。

■ 甲状腺機能低下症の原因と分類

甲状腺の病気が原因（原発性甲状腺機能低下症）	・橋本病 ・甲状腺の手術後 ・バセドウ病のアイソトープ治療後 ・特発性粘液水腫 ・ヨウ素の過剰摂取
下垂体の病気が原因（二次性〈下垂体性〉甲状腺機能低下症）	・シーハン症候群 ・下垂体腫瘍 ・頭蓋咽頭腫 ・下垂体の手術後
視床下部の病気が原因（三次性〈視床下部性〉甲状腺機能低下症）	・視床下部腫瘍 ・浸潤性病変（サルコイドーシス、ランゲルハンス細胞組織球症） ・放射線治療後
先天的な甲状腺機能不足が原因	・クレチン症 ・ＴＳＨ単独欠損症
薬剤の使用が原因（薬剤性甲状腺機能低下症）	・インターフェロン（抗ウイルス薬、抗悪性腫瘍薬） ・アミオダロン（抗不整脈薬） ・リチウム（気分安定薬）

子どもの甲状腺の病気

Point
- 子どもが甲状腺の病気になることは少ないが、影響は大人より深刻
- 子どもの機能低下症は、体だけでなく知能の遅れをまねくので早めにチェック
- 子どものバセドウ病は情緒や行動とかかわり、学校の成績にも影響する

元来、子どもはあまり甲状腺の病気にはなりません。しかし、甲状腺ホルモンは子どもの成長に深くかかわりますので、いったん甲状腺の病気になると、その影響は大人より深刻な場合があります。家族や周囲の人は日ごろから気を配り、子どもにいままでとちがう様子が見られたら、甲状腺の病気の可能性も考えてみてください。

生まれつき甲状腺機能に障害がある「クレチン症」

クレチン症は、生まれつき甲状腺の働きが弱い病気で、発生頻度は3000～5000人に1人とされています。

異常は胎児《たいじ》の時期に発生し、甲状腺が形成されない、あるいは非常に小さい、甲状腺はあるもののホルモンをつくる酵素がない、といった状態で生まれます。

クレチン症の赤ちゃんは、**先天的に甲状腺ホルモンが不足**していますので、そのままでは知能が育たず、順調な成長ができません。

しかし、現在ではマススクリーニング検査が実施されているため、早期発見できるようになっています。

●**治療** 生後3カ月以内に、甲状腺ホルモン薬で治療をすれば、正常に育つことができます。薬は、成長の段階に応じて、適切な量を調整していきます。

成長がいちじるしく遅れる子どもの「甲状腺機能低下症」

子どもの甲状腺機能低下症は、先天的なものではなく、**成長の途中で発生する非常にまれな病気**です。

小学校に入学する時期になっても身長が1メートルに満たない子ども

は、次のような特徴がないか、気をつけてみてください。

●身長がのびず、止まったまま
●胴体にくらべて手足が短く、頭が大きい
●顔がむくみ、はれぼったい
●女子の場合、年ごろになっても月経がはじまらない

　このような症状が見られたら、できるだけ早く甲状腺専門医を受診してみましょう。治療は早くはじめるほど効果があり、正常な発育を取り戻せます。

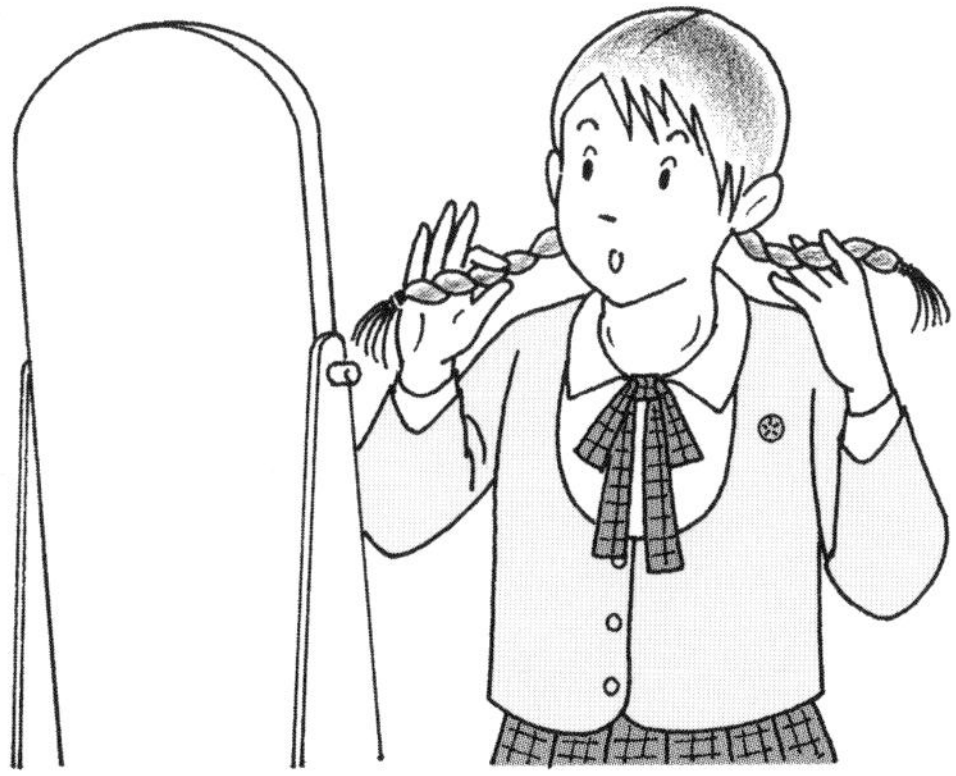

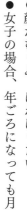

中・高校の女子に見られる首の「はれ」は、あまり心配ない

思春期の女子に見られる首のはれ「甲状腺腫」

　中学・高校生くらいの女の子で、ときどき首がはれている人を見ることがあります。

　ほとんどは、甲状腺の大きさが通常より若干大きい程度で、特に甲状腺ホルモンの機能には異常がない「単純性びまん性甲状腺腫」です。思春期の女子に多いため、「思春期性甲状腺腫」と呼ぶこともあります。

●甲状腺がはれる原因

　何らかの理由で甲状腺ホルモンが不足し、それを補うために甲状腺が大きくなると考えられています。思春期には、甲状腺ホルモンの必要量が増えますので、ホルモンをたくさんつくるためともいえます。

　食品などでヨウ素を過剰にとる地域では、甲状腺ホルモンの分泌が抑えられる傾向があり、それを補うために甲状腺が大きくなるという考えもあります。また、甲状腺ホルモンの合成にかかわる酵素に軽い異常がある可能性もあります。

●治療は必要ない

　いずれにしても、はれは触診をしてようやくわかる程度であり、甲状腺機能も正常ですから、治療の必要はありません。はれは、思春期を過ぎれば、自然に消えます。

●定期的なチェックを

　甲状腺腫は、将来、橋本病やバセドウ病に発展する可能性がありますので、1～2年に1度は血液検査や超音波（エコー）検査を受け、ホルモン機能や腫瘍の有無を調べること

が大切です。特に、家族に橋本病やバセドウ病の人がいる場合は、定期的にチェックをすることをおすすめします。

細菌が入って化膿する「急性化膿性甲状腺炎」

急性化膿性《かのうせい》甲状腺炎は、細菌が甲状腺に入り込んで化膿する病気です。多くは12歳以下の小児に起こりますが、成人でも起こります。

●原因

のどの奥の食道の入り口にある、下咽頭《かいんとう》梨《り》状《じょう》窩瘻《かろう》という三角形をした部分に、先天的に穴が開いている人が発病します。

梨状窩瘻は、甲状腺と細い管でつながっています。そのため、口の中にある細菌が、この管を通って甲状腺のまわりや甲状腺の中に入り込んだりすると、炎症を起こして化膿するのです。

●症状

最初はカゼのような症状からはじまります。やがて、菌が入った部分の甲状腺がはれて痛み、高熱が出てきます。このように、主な症状は痛み、はれ、発熱で、ほとんどの場合、甲状腺の左側で起こります。さらに進むと、はれの表面が破れて膿《うみ》が出てきます。

●治療

症状が軽い場合は、抗生物質で治療します。膿瘍《のうよう》ができている場合は、手術で摘出します。ただし、穴が残っていると、何度もくり返すことがありますので、根治《こんち》させるには穴をふさぐ手術をします。

情緒や行動に影響する子どもの「バセドウ病」

子どものバセドウ病は少ないとされていましたが、検査技術が進んで見つかるようになると、思いのほか

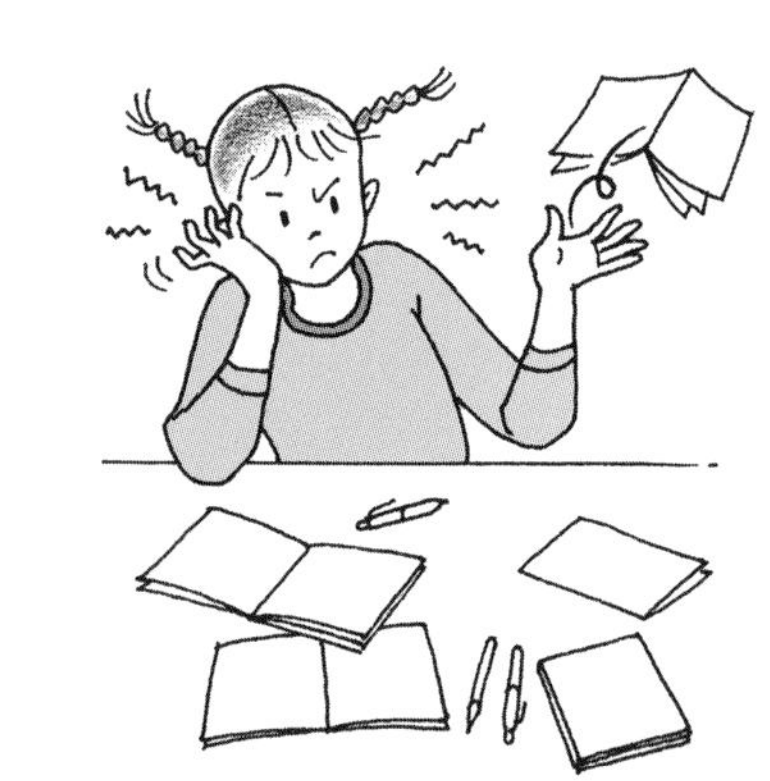

子どものイライラは、バセドウ病が原因ということも

多いことがわかってきました。

ただし、10歳以下には少なく、小学校高学年から中学・高校と年齢が上がるにつれて増えてきます。

●イライラ、不安感、集中力の低下

子どもがバセドウ病になると、大人とはちがう面に影響が出てきます。大人のような体の症状（動悸、手のふるえ、眼球突出、体重減少など）よりは、情緒や行動の変化という形であらわれるのです。

たとえば、情緒面では、それまで

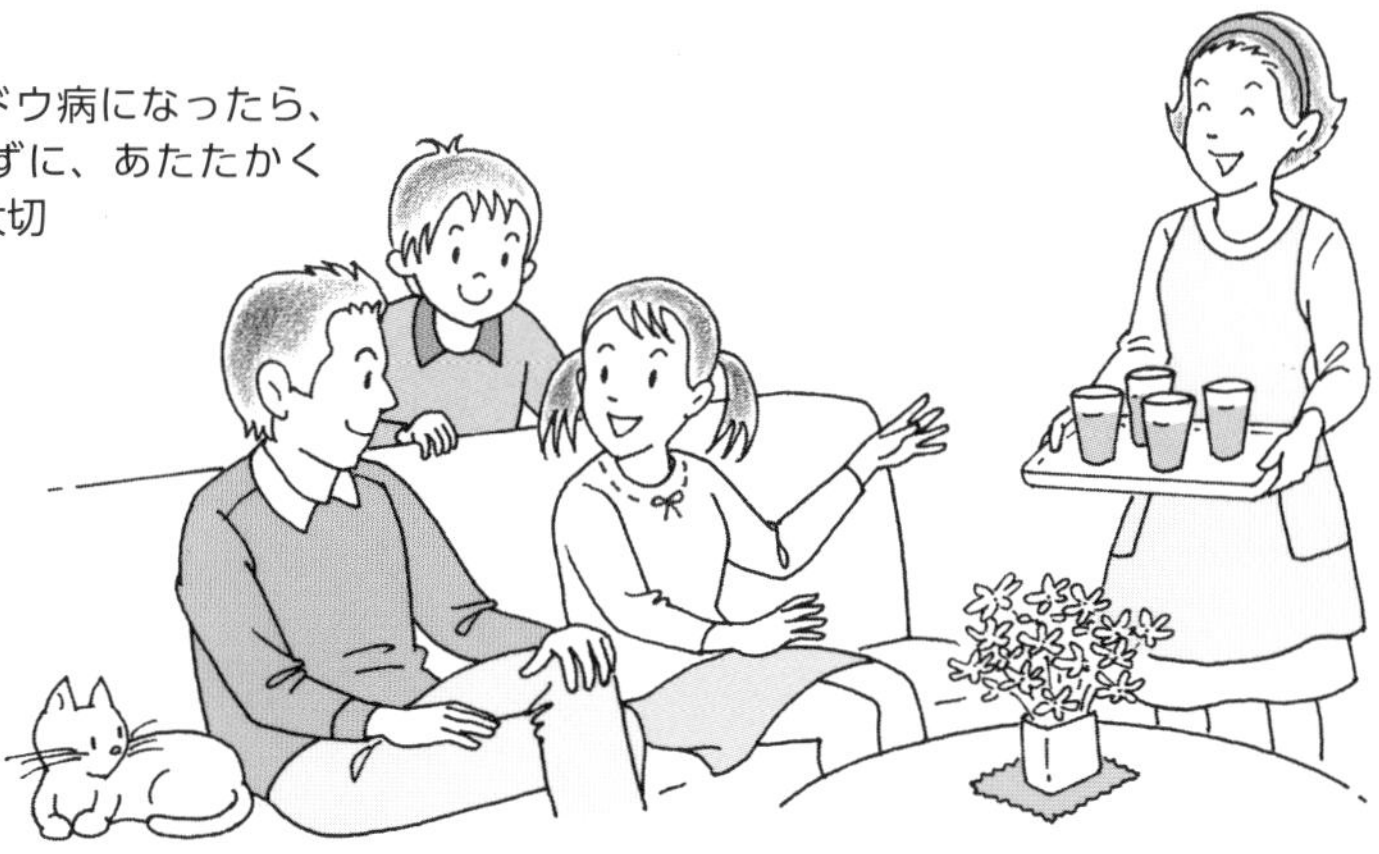

子どもがバセドウ病になったら、家族はあせらずに、あたたかく見守ることが大切

明るい子どもだったのが、急にイライラして不安定になったりします。しかし、自分でもどうしてそうなるのかがわからず、家族や友だちから孤立してしまいます。

また、集中力がなくなるため、成績が下がりがちです。友だちとの人間関係もうまくいかず、勉強もはかどらないため、だんだん学校へ行くのがいやになり、不登校になることもあります。

学校の先生からは成績不振を指摘されたり、さらにはLD（学習障害）として扱われることもあります。

●しかったり励ますより、理解する

もともとこの年ごろは、情緒的に不安定になりがちな時期です。そのため親は、反抗期だからとはれものにさわるように接したり、逆に強くしかったりすることがあります。

しかし、子どもの成績が急に落ちたり、性格が変わったり落ち着きがなくなったりしたら、背景にもしかしたら病気があるのかもしれないと考えてみることも大切です。

バセドウ病は、体だけでなく精神面にも影響をあたえる病気です。原因が思いあたらない場合は、一度甲状腺の専門医を受診してみることをおすすめします。

もし原因がバセドウ病とわかったら、家族は気長に治療の経過を見守ってあげることが必要です。

治療の効果が出て、病気が回復するまでには2カ月ほどかかります。その間は、無理に登校させなくてもよいでしょう。ただし、学校の先生とは連絡を取り合い、病気について理解を得る必要があります。

病気が治ってくれば、精神的にも落ち着き、集中力も出てきます。自分から進んで学校へ行くようになり、成績も元に戻ってきて、見ちがえるほど元気になります。

副甲状腺の病気

血中のカルシウム濃度が高まる「副甲状腺機能亢進症」

副甲状腺は米粒大ほどの臓器で、甲状腺の裏側に上下左右で1つずつ、計4つあります。

ここでは、甲状腺ホルモンとは別の、副甲状腺ホルモン（PTH）が分泌されています。PTHは、甲状腺から分泌されるカルシトニンというホルモンやビタミンDと連携しながら、血液中のカルシウム濃度を調節します。

PTHには血液中のカルシウム濃度を高める働きがあり、一方、カルシトニンは下げるように働きます。PTHとカルシトニンが相互に働くことで、血液中のカルシウム濃度は一定に保たれているわけです。

このPTHが過剰になって起こるのが「副甲状腺機能亢進症」で、骨や小腸などからのカルシウム吸収が高まり、高カルシウム血症になります。

●原因　副甲状腺に良性腫瘍（まれに悪性腫瘍）ができ、PTHをつくりすぎるため（原発性）。まれに、腎臓病の人工透析が原因になる場合もあります（二次性）。

●症状　腎結石や腎機能低下。多《た》尿《にょう》のため口が渇き、水を多く飲むようになります。骨や歯からカルシウムが抜けるため、骨粗鬆症《こつそしょう》になりやすくなります。そのほか、食欲不振や吐き気、筋力低下。重症になると集中力の低下、うつ状態、意識障害など。

●治療　病気の副甲状腺の一部、あるいは全部を手術で切除します。

血中カルシウム濃度が低下する「副甲状腺機能低下症」

機能亢進症とは逆に、PTHがうまく作用せず血液中のカルシウム濃度が下がって「低カルシウム血症」になります。また、PTHにはリンの濃度を下げる作用があり、それが効かなくなるため血中のリン濃度が上がります。

●原因　PTHの分泌が少ない場合と、PTHが働きかける骨や腎臓の受容体に異常がある場合とがあります。多くは原因がわからない特発性《とくはつ》です。

●症状　典型的なのは「テタニー症状」です。痛みをともなう筋肉のけいれんで、手指や足のこわばり、顔のひきつれ、手指や唇《くちびる》の周囲のしびれなど。これが進むと全身のけいれんが起こります。情緒不安定、不機嫌、不安感、イライラ感などの精神症状をともなうこともあります。白内障を合併して視力が低下したり、皮膚や毛髪に異常が起こることもあります。

●治療　活性ビタミンD剤を服用します。

第7章

甲状腺の病気と妊娠・出産

バセドウ病の人の妊娠・出産1

妊娠前に甲状腺機能を正常にする

Point

- バセドウ病でもきちんと治療を受けていれば、妊娠・出産は十分に可能
- 妊娠のために必要なのは、甲状腺機能が正常で状態が安定していること
- 抗甲状腺薬、手術、アイソトープ治療の3つから、適した治療法を選ぶ

バセドウ病は、20~30歳代の若い女性によく見られる病気です。この年代は、また、妊娠・出産の適齢期でもあります。そのため、多くの患者さんが、無事に子どもを産めるのかと不安をいだき、遺伝などについても心配します。

甲状腺ホルモンは、女性の卵巣機能、特に女性ホルモンに影響しますので、バセドウ病の場合もいくつかのリスクはあります。ただし、それにきちんと対処すれば、健康な人と変わりなく赤ちゃんが産めます。

まず、妊娠前に気をつけたいことを見ていきます。

甲状腺機能を正常にし、流産・早産などを避ける

バセドウ病で、甲状腺ホルモンが過剰な状態がつづくと、月経がなくなったり（無月経）、月経の量が少なくなることがあります。ただし、排卵がなくなることはほとんどなく、妊娠しにくくなることはありません。

だからといって、ホルモン過剰な状態をそのままにしておくのは問題です。妊娠をしても、流産や早産が起こりやすくなるからです。

ですから、子どもを産みたいという希望がある患者さんは、あらかじめきちんと治療をして甲状腺機能を正常にし、安定した状態にしておくことが重要です。**妊娠・出産を計画的に行う必要があります。**

問題は、バセドウ病になっていることに気づかずに妊娠した場合です。また、妊娠中に発病する場合もありますので、注意が必要です。

甲状腺ホルモンが過剰なままでは、妊娠が進むにつれ、妊娠高血圧症候群や甲状腺クリーゼ（左ページジキーワード参照）のリスクが高まります。

そのため現在は、妊婦の甲状腺機能を検査するスクリーニングを行う産婦人科が増えています。

●妊娠してからバセドウ病が発病したり、発見された場合の治療

抗甲状腺薬（推奨はＰＴＵ〈プロピルチオウラシル〉）で治療をして、出産できるように導きます。

妊娠の準備のため どんな治療法を選ぶか

妊娠を希望する患者さんは、抗甲状腺薬、手術、アイソトープ治療のいずれかの方法で甲状腺機能を正常にする必要があります。

治療法には特徴がありますので、病気の状態や、年齢、妊娠を希望する時期などを考慮し、医師と相談しながら適した方法を選びましょう。

●抗甲状腺薬の治療

抗甲状腺薬で治療をはじめると、早ければ半年ほどで甲状腺機能が正常になり安定し、妊娠してもよい状態となります。しかし、抗甲状腺薬は、人によって効果があらわれるまでの時間に差があります。飲みはじめて1年以上たっても、薬を減らすことができず、甲状腺機能が安定しない患者さんもいます。

つまり、いつになったら妊娠が可能になるのか、予測がむずかしいのです。ただ、早い時期に妊娠を希望している人でも、まず薬で治療をはじめ、効果があらわれなかった時点でほかの治療法に切りかえるという選択でも、特に問題はありません。

なお、妊娠を予定している場合に服用する薬は、ＰＴＵがすすめられます。ＭＭＩ（チアマゾール）を妊娠初期に服用すると、生まれてくる子どもに形態異状が起こる可能性があるからです（158ページ参照）。

●手術

年齢などの理由から、早期の妊娠を望む場合は、手術を考えてもよいでしょう。1年以内に確実に状態を安定させることができます。

●アイソトープ治療

アイソトープ治療を受けた場合、治療後6カ月間は避妊する必要があります。放射線が胎児に影響するのを避けるためです。

さらに、アイソトープ治療では、甲状腺機能が安定するまでに半年から1年程度かかります。つまり、妊娠が可能になるのは、治療を受けてから1年ほどあとになります。

Key Word

妊娠高血圧症候群

以前は妊娠中毒症と呼ばれていた病気です。妊娠20週以降に起こり、高血圧やたんぱく尿をともないます。死産や、母体が死亡する原因になることがあります。

Key Word

甲状腺クリーゼ

バセドウ病の症状が悪化して、発熱、嘔吐、意識障害などを起こし、母体が死亡することもあります。

バセドウ病の人の妊娠・出産2

バセドウ病　妊娠中の注意点

Point

- **母体が服用する抗甲状腺薬は胎児の機能亢進症も治療する**
- **抗甲状腺薬はＰＴＵにすると、胎児に奇形が起こる危険性がない**
- **妊娠初期はバセドウ病が少し悪化するが、4～5カ月すると改善する**

かつて、バセドウ病の妊婦は半数以上が流産に至ったという報告があります。甲状腺ホルモン濃度が高い状態は、流産や早産をまねきやすいのですが、それも抗甲状腺薬が開発される前のことです。

現在では、妊娠中でも、医師の指示で適切な量の薬を服用し、ホルモン状態が安定していれば、無事に出産できるようになっています。

ただし、特に妊娠初期は、健康な女性でも流・早産が多くなりますので、注意が必要です。妊娠中に気を配るポイントを見ていきます。

抗甲状腺薬は、母体と胎児の甲状腺機能を調整

妊娠中は、薬の服用はできるだけ避けるのが一般的な考え方です。薬が胎児に悪い影響をあたえる可能性があるためです。

しかし、バセドウ病の場合は例外で、抗甲状腺薬は胎児にとっても有効に働きます。

妊娠中、母体の自己抗体（ＴＲＡｂ）は、胎盤《たいばん》を通して胎児の血液に流れていきます。そして、胎児の甲状腺を刺激するため、胎児も甲状腺機能亢進症になります。

ところが、**母体が抗甲状腺薬を服用していると、胎児の機能亢進症も治療することができる**のです。

母体と胎児の甲状腺ホルモンは、強い相関関係にあります。そこで、母体のＴ４を測定しながら、抗甲状腺薬の量を調整すると、胎児の甲状腺機能も適切な状態にコントロールできます。

抗甲状腺薬はＰＴＵにして奇形のリスクを避ける

●妊娠中の抗甲状腺薬はＰＴＵに

抗甲状腺薬にはMMI（チアマゾール）とPTU（プロピルチオウラシル）の2種類がありますが、妊娠中はPTUがすすめられます。**MMIには、胎児が奇形を起こすリスクがあるから**です（催《さい》奇《き》形《けい》性《せい》）。妊娠する前なら、MMIを服用していても問題はありません。しかし、特に妊娠初期に、妊婦がMMIを服用していると、おへそに関連した異常（臍腸管遺残《さいちょうかんいざん》、臍帯《さいたい》ヘルニアなど）や、頭皮《とうひ》の一部が欠損する異常を持つ子どもが生まれることがあるのです（頻度は1・6％）。

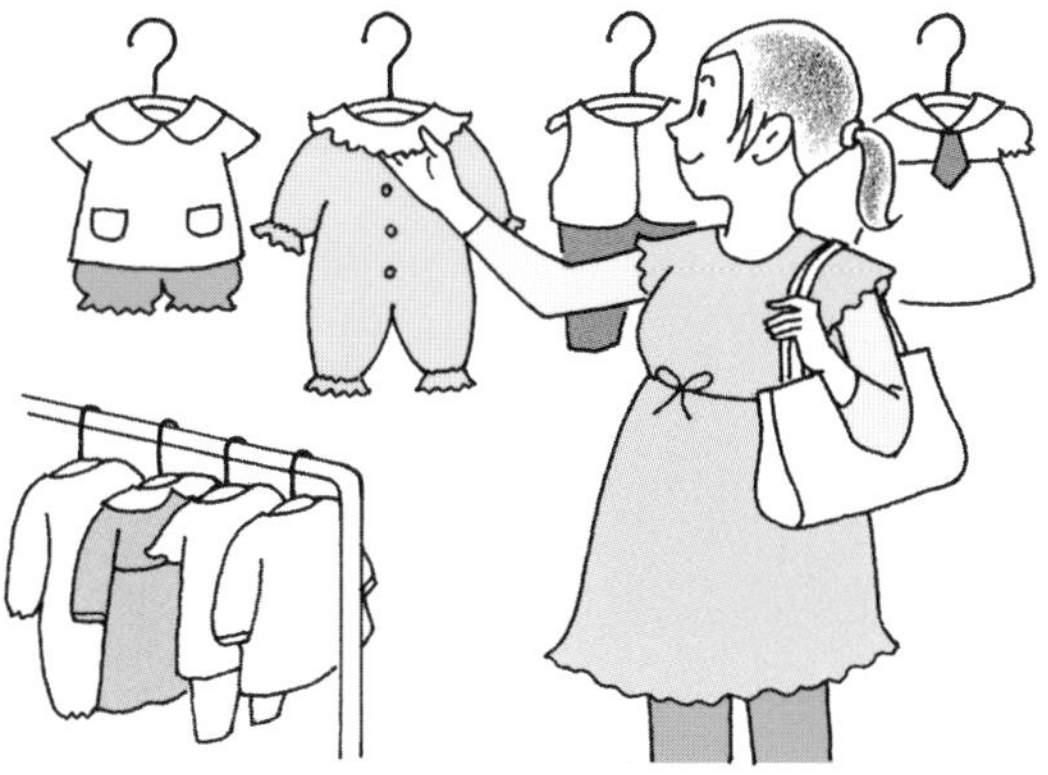

妊娠がわかってすぐMMIをやめた妊婦や、PTUを飲んでいる妊婦には、このような奇形を持つ子どもは見られません。そのため、MMIを服用中の妊婦には、PTUにかえることがすすめられます。

●副作用でPTUが飲めない場合

副作用などがありPTUがどうしても飲めない場合は、次のような方法がありますので、医師に相談してください。

★MMIが中止できる状態まで病気を治して、計画的に妊娠する。

★妊娠する前に、手術かアイソトープ治療で病気を治しておく。

★妊娠5週に入る前に、無機ヨウ素剤の治療に変更する

●9週6日を過ぎればMMIでもよい

しかし、抗甲状腺薬は、MMIのほうが副作用が少なく、効果も確実とされています。そのため、日本甲状腺学会の治療ガイドラインでは、MMIを服用中に妊娠がわかった場合、妊娠10週目を過ぎていればPTUにかえなくてもよいとしています。

この時期になれば、胎児の主な器官形成は終了していて、薬剤による影響はかなり少なくなるからです。

妊娠期間中、母体の甲状腺機能は変化する

妊娠期間は、3カ月ごとに、第1期、第2期、第3期に分けられます。母体の甲状腺機能は、時期によって変化していきます。

■ 妊娠〜出産後まで・バセドウ病の経過

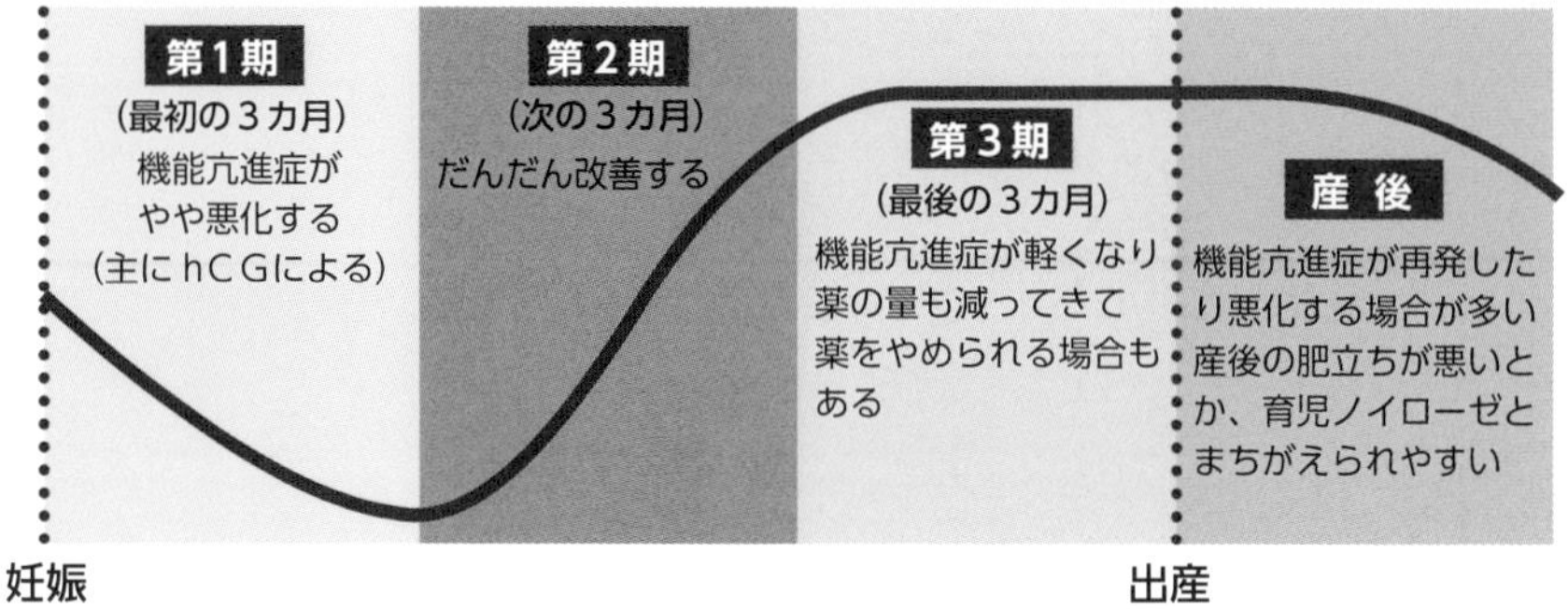
第1期
(最初の3カ月)
機能亢進症が
やや悪化する
(主にhCGによる)
第2期
(次の3カ月)
だんだん改善する
第3期
(最後の3カ月)
機能亢進症が軽くなり
薬の量も減ってきて
薬をやめられる場合も
ある
産後
機能亢進症が再発した
り悪化する場合が多い
産後の肥立ちが悪いと
か、育児ノイローゼと
まちがえられやすい
妊娠
出産

症状の経過は人によって異なり、こうならない場合もあります

●第1期（最初の3カ月）

この時期は、妊娠10週ごろをピークに、健康な妊婦でも甲状腺機能が上昇します。

これは、胎盤から分泌されるヒト絨毛性《じゅうもうせい》ゴナドトロピン（hCG）というホルモンの影響によるものです。hCGには、甲状腺ホルモンをわずかに上昇させる働きがあるのです。

hCGによる機能亢進は、「**妊娠一過性《いっかせい》甲状腺機能亢進症**」と呼ばれ、一般妊婦の2〜3％が発症します。一過性ですので、治療をしなくてもしだいに落ち着いてきます。

ただし、妊娠第1期の機能亢進症は、バセドウ病が発病している可能性もあるので、鑑別が必要です。

なお、バセドウ病の人が妊娠しても、第1期では、hCGによって機能が亢進するため、バセドウ病が少し悪化します。

●第2期（次の3カ月）

妊娠して4〜5カ月（第2期）くらいになると、甲状腺機能はだんだん安定してきます。

●第3期（最後の3カ月）

第2期から最後の第3期にかけて、甲状腺ホルモン（フリーT4）の正常基準値は減少します。

また、母体が服用する抗甲状腺薬は、胎盤から胎児へと移行しますので、妊娠20週以降（胎児の甲状腺が機能しはじめる）は、薬によって胎児が甲状腺機能低下になるのを避けなければなりません。そのため、薬は少量にして、フリーT4の値が非妊娠時の正常上限付近で維持できるように、軽い亢進状態に調節します。

これによって、薬の量が減り、さらに薬を中止できる場合もあります。ただし、バセドウ病が治ったわけではなく、ほとんどの人は、出産後にまた病状が悪くなります。

妊娠の時期と、薬剤が胎児にあたえる影響

特に注意が必要なのは、妊娠4～7週までの過敏期

甲状腺の病気がある人は、妊娠中でも甲状腺機能の安定が大切なので、治療をつづける必要があります。

バセドウ病の治療で使う抗甲状腺薬は、胎児の甲状腺機能亢進症も治療し有効に働きますが、チアマゾール（MMI）の催奇形性（奇形の誘発）は気になるところです。薬剤が胎児にあたえる影響は、妊娠のどの時期に服用するかでちがってきます。抗甲状腺薬に限らず、ほかの薬剤にも共通ですので、参考にしてください。

●受精前から妊娠3週まで

胎児の器官形成は、まだ開始されていない時期です。

受精後2週間以内に母体が服用した薬剤で影響を受けた受精卵は、着床しないか、流産して消失するか、あるいは完全に修復されて健康に誕生するかのいずれかです。ただし、残留性のある薬剤の場合は、この先まで影響が残りますので、注意が必要です。

●妊娠4～7週まで

この時期は、胎児の中枢神経、心臓、消化器、四肢《しし》など、重要な臓器のベースが形成される時期です。奇形を起こすかどうかという意味では、もっとも過敏《かびん》性が高い「絶対過敏期」でもあります。しかし、この時期は、母親本人も妊娠していることに気づいていないことも多く、薬剤の影響があとになって明らかになることもあります。

●妊娠8～15週まで

胎児の主な器管形成は終了し、奇形を起こすという意味での過敏期を過ぎ、その感受性が低下する時期です。

ただし、器官の一部では分化（細胞の成長）などがつづいているため、奇形を起こす心配がまったくなくなるわけではありません。

●妊娠16週～分娩《ぶんべん》まで

この時期になると、薬剤による奇形発生はありません。

ただし、子宮内では胎盤を通して胎児に移行していた薬剤が急になくなることで、離脱《りだつ》障害が問題となります。

●授乳期

母親が服用する薬剤の多くは、母乳の中に移行しますので、母乳を飲んでいる赤ちゃんは、母親の服用した薬剤を消化管を通して吸収することになります。

なお、バセドウ病は、妊娠中は症状が軽くなったり、ときには回復するケースもあります。しかし、産後は、病気が再発したり悪化するケースがほとんどですので、出産後も抗甲状腺薬の服用をつづける必要があります。

バセドウ病 出産後の注意点

Point
- 妊娠中はバセドウ病が軽くなっても、出産後は再発したり悪化しやすい
- 新生児バセドウ病は、母親の自己抗体が誘因で発症するが、自然に治る
- 抗甲状腺薬を飲んでいても、量が少なければ母乳で育てることができる

バセドウ病の場合、妊娠中は症状が軽くなって、薬を中止できるぐらい回復することがあります。しかし、出産をすると、妊娠中には抑えられていた免疫系が解除され、一時的に病気が悪化することが少なくありません。

いずれにしても、出産後の女性は20人に1人が、何らかの甲状腺機能異常が起こるともいわれます。

産後の甲状腺機能異常はバセドウ病発症の可能性も

甲状腺の異常がもともとある場合、妊娠・出産は大きなストレスとなります。そのストレスが免疫系を乱すため、甲状腺細胞が破壊されて、ホルモンがもれ出てしまうことがあります。

甲状腺機能は、出産後の約3カ月間、一時的に上昇し、その後低下して、多くの場合、自然に機能が改善します。

さらに、出産から5～8カ月ほどたつと、甲状腺ホルモンの上昇が起こることがあります。この場合は、バセドウ病の可能性があります。

妊娠の際には甲状腺自己抗体検査を行いますが、ここでバセドウ病の自己抗体・TSH受容体抗体（TRAb）が陽性だった人は、産後2～3カ月と6カ月に、甲状腺機能検査を受けることをおすすめします。

このように、**甲状腺機能異常は、妊娠前から出産後数カ月にわたって、母体だけでなく赤ちゃんにも影響をあたえます**（次項の新生児バセドウ病を参照）。

甲状腺専門医、新生児科医、小児科医とがうまく連携をとりながら診療にあたることが大切です。

母親の自己抗体から新生児バセドウ病に

158ページでも述べましたが、妊娠中、母親の自己抗体（TRAb）は胎児にも移行して甲状腺を刺激するため、胎児も甲状腺機能亢進症になります。

それでも胎内にいる間は、母親が服用する抗甲状腺薬によって自然に治療されます。

しかし、生まれたあとは、母親からの薬の供給はなくなりますので、赤ちゃんのTRAbが高いと（目安は5IU／L以上）、生後4～5日で甲状腺機能亢進症（新生児バセドウ病）になることがあります。

●自己抗体は3カ月で消えて治る

赤ちゃんが新生児バセドウ病になりやすいのは、母親のTRAbが高い場合です。そこで、あらかじめ母親のTRAbを測定しておけば、予測がつきます。

さらに、生後すぐに赤ちゃんの甲状腺ホルモン（フリーT4、フリーT3）や甲状腺刺激ホルモン（TSH）を測定すれば、新生児バセドウ病かどうかがわかります。

赤ちゃんの症状が強い場合は、抗甲状腺薬で治療をすることもありますが、母親からの自己抗体は数週間～3カ月ほどで消えますので、いずれ自然に治ります。

新生児バセドウ病は、遺伝性のものではないので、将来の健康にも影響をあたえることはありません。

抗甲状腺薬を飲んでいても母乳で育てられる

出産後は、バセドウ病が再発したり、悪化することがよくありますので、抗甲状腺薬の服用はつづける必要があります。

しかし、赤ちゃんを母乳で育てたいと考えている人にとっては、服用している薬が赤ちゃんにどんな影響をあたえるか、気になるところです。

抗甲状腺薬は、MMIとPTUのいずれも、母親の血液から母乳に入っていきます。MMIの母乳中の濃度は、血液中の濃度とほぼ同じです。一方、PTUの母乳中の濃度は血液中の濃度の10分の1と、かなり低くなります。

赤ちゃんの甲状腺機能への影響を考えると、**PTUは1日300㎎以下、MMIは1日10㎎以下**であれば、完全母乳で育てても、赤ちゃんの甲状腺機能への影響はないとされています。また、抗甲状腺薬を服用しても、4時間ほど経過すれば、母乳中の濃度はかなり低くなります。ですから、制限以上の量のMMIを飲まなければならない場合でも、服用してから4～6時間あければ、授乳に問題はないとされています。

橋本病　不妊や流産・早産を防ぐ

Point

- 甲状腺ホルモンは、卵巣の機能や女性ホルモンと深くかかわる
- 甲状腺ホルモンが不足すると月経異常、不妊、流産、早産が起こりやすい
- 甲状腺機能が正常な橋本病でも、妊娠を希望する場合はホルモン薬で治療

妊娠・出産は、女性の体にとっては大仕事です。この大仕事をはたすため、体はフル稼働します。甲状腺の機能でいえば、ホルモンの需要が急増します。

ところが、甲状腺機能低下症では、甲状腺ホルモンが不足しますので、いくつかのリスクが生じます。ただし、きちんと治療をして甲状腺ホルモンが正常な状態にあれば、妊娠も可能ですし、流産や早産も防げます。

甲状腺ホルモン不足が不妊や流産、早産の原因に

甲状腺ホルモンは、女性の卵巣機能や女性ホルモンと密接な関係があるため、妊娠・出産と深くかかわります。

下垂体から分泌される卵胞《らんほう》刺激ホルモン（FSH）や黄体《おうたい》形成ホルモン（LH）、そして卵巣や胎盤から分泌される女性ホルモン（エストロゲン、プロゲステロン）は、月経や妊娠に重要な働きをしていますが、甲状腺ホルモンはFSHやLHとともに卵巣に直接働きかけ、女性ホルモンの分泌を助けます。

また、妊娠中には、胎盤の働きを正常に保つ重要な働きもしています。

甲状腺ホルモンが不足すると、これらの働きがうまくいかなくなり、月経異常や不妊、早産、流産の原因となります。たとえば、橋本病の女性の30％は月経過多になったり、月経と月経の間隔が長くなったりすることがあります。

また、橋本病では、甲状腺ホルモンの不足で無排卵になったり、高プロラクチン血症（左ページキーワード参照）を引き起こすこともあり、それが不妊の原因になります。

ただし、これらは治療を受けてい

ない場合です。甲状腺ホルモン薬を服用して、甲状腺ホルモンが正常になっていれば、不妊になることはありません。

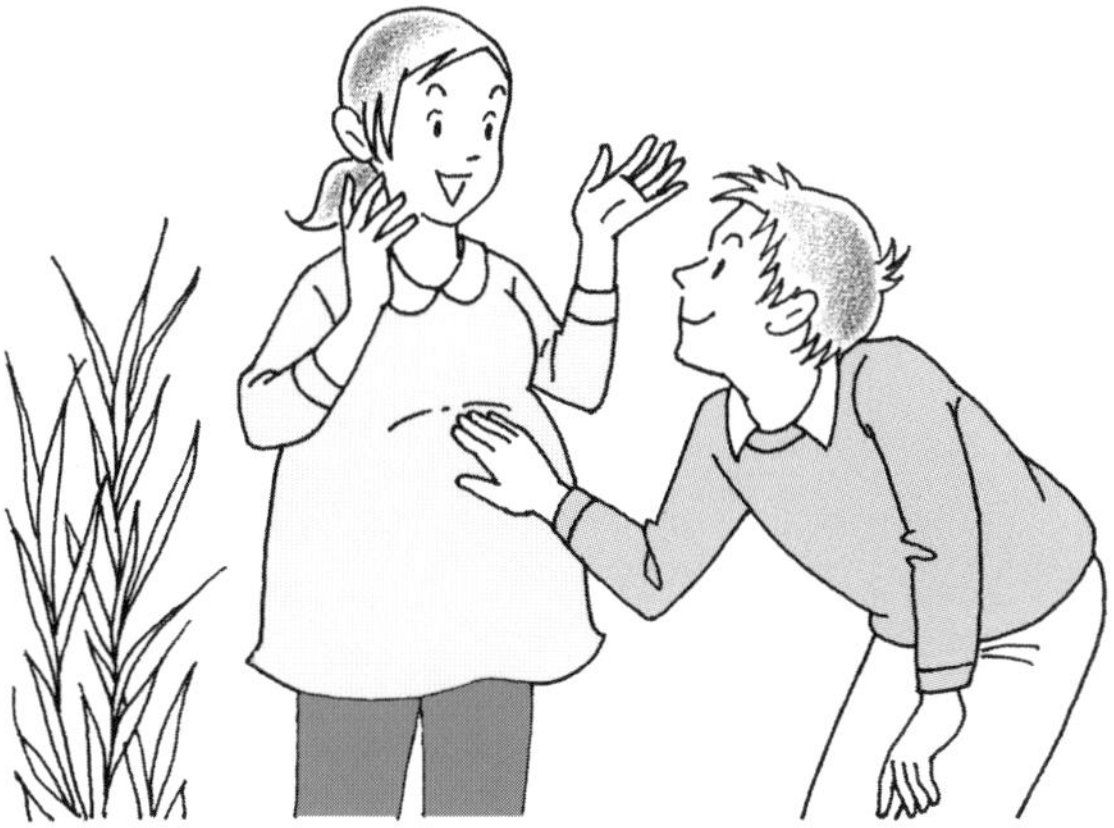

また、妊娠初期のTSH値が2・5μU／mL以上の場合、流・早産のリスクと関連するといわれていますが、甲状腺ホルモンを補充することで改善します。

甲状腺機能が正常でも甲状腺ホルモン薬の治療を

橋本病でも、甲状腺機能が正常であれば、ホルモン不足ではないので、不妊の原因にはならないとされています。

しかし、**橋本病の妊婦は、甲状腺機能が正常でも、一般の妊婦より流産や早産がやや多い**という報告があります。橋本病の原因となる自己免疫が、母体の胎盤機能や胎児に何らかの影響をおよぼすと考えられます。

また、橋本病の場合、妊娠したときは甲状腺機能が正常でも、妊娠経過中に甲状腺機能が低下しやすいことも、流産や早産の原因になると考えられます。

●甲状腺ホルモン薬で治療

橋本病の人は、たとえ甲状腺機能が正常であっても、近い将来に妊娠を考えている場合は、妊娠の前に甲状腺ホルモン薬で治療をはじめることをおすすめします。

また、治療をしないまま妊娠期間に入ってしまった人も、機能低下症の傾向が見られたら、母体や胎児のために甲状腺ホルモン薬の服用を開始する必要があります。

なお、妊娠中は甲状腺ホルモンの必要量が増えますので、血液中のホルモン濃度をチェックし、薬の補充量を30～50％増量して調節します。

Key Word

高プロラクチン血症

プロラクチンは、下垂体から分泌されるホルモンで、生殖、排卵、妊娠、授乳などと深くかかわります。このホルモンが多くなるのが高プロラクチン血症で、無排卵や不妊、流産の原因になることがあります。

橋本病　妊娠中や産後の注意点

Point
- ●妊娠・出産の免疫系の変化で、隠れていた橋本病があらわれることも
- ●母体の甲状腺機能低下は、胎児に大きな影響をあたえる
- ●甲状腺ホルモン薬の成分は人間本来のものなので授乳に問題なし

妊娠・出産をきっかけに隠れていた病気が出てくることも

バセドウ病の人は、妊娠中は症状が軽くなる傾向があります。一方、慢性甲状腺炎（橋本病）の因子を持っている人は、それまで隠れていた病気があらわれることがあります。

たとえば、妊娠のために受診した産婦人科で、首のはれ（甲状腺腫）が見つかることがあります。このような場合は、あらためて甲状腺専門医を受診して詳しくみてもらいましょう。

甲状腺ホルモンだけでなく、橋本病の自己抗体である抗サイログロブリン抗体（ＴｇＡｂ）や抗甲状腺ペルオキシダーゼ抗体（ＴＰＯＡｂ）を調べ、陽性の場合は橋本病と診断されます。

妊娠初期の早い段階で病気が見つかれば、流産や早産などのトラブルを防ぎ、出産まで無事に導くための対策がたてられます。また、産後にあらわれやすい機能亢進症状（無痛性甲状腺炎、144ページ参照）なども、あらかじめ橋本病があるとわかっていると、あわてずにすみます。

妊娠中は、過剰なヨウ素摂取を控える

橋本病を持っていると、甲状腺機能が正常な人でも、過剰なヨウ素摂取で機能低下症になる可能性が高くなります。

母体の機能低下で甲状腺ホルモンが不足すると、胎児にも悪い影響をあたえます。胎児の甲状腺は、妊娠20週以降になると機能するようになりますが、それまでは母体から甲状腺ホルモンが供給されます。それが不足するので、成育が遅れます。特

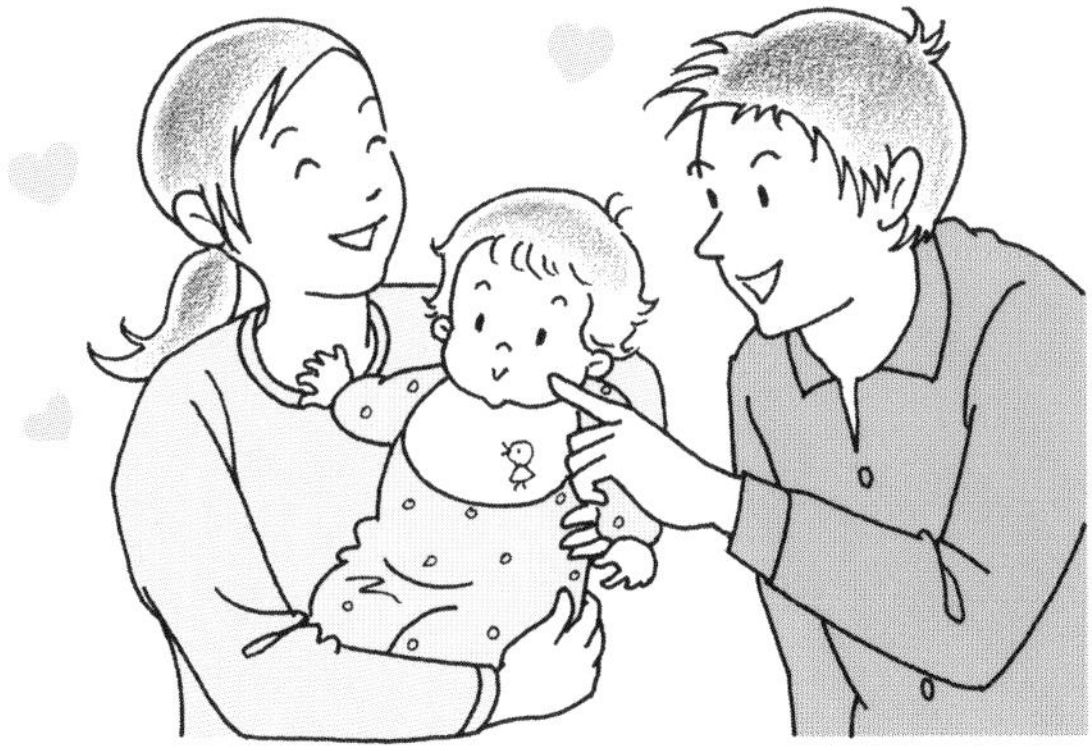

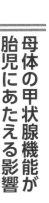

に、妊娠15週目までは、中枢神経、心臓、消化器、四肢《しし》など重要な臓器の器官形成期なので、注意しなければなりません。

ヨウ素を多く含む昆布などの海藻類や飲みものなどは、とりすぎないようにすることが大切です。

母体の甲状腺機能が胎児にあたえる影響

母体の甲状腺機能が、胎児にいかに大きな影響をあたえるか、もう少し見てみましょう。

母体の甲状腺ホルモンは少量ですが、妊娠期間中ずっと胎盤を通って胎児の血液中に入っていきます。

特に妊娠初期は、胎児はまだ自分で甲状腺ホルモンをつくることができないため、母親から甲状腺ホルモンをもらって成長します。

この時期の母体からの甲状腺ホルモンは、胎児の精神・神経機能の発達に重要です。妊娠初期に母体が甲状腺機能低下症の状態にあると、子どもの知能指数が低下する、という報告もあります（※）。

妊娠5カ月を過ぎると、胎児は自分で甲状腺ホルモンをつくりはじめます。そのため、母体からのホルモンの影響は、妊娠初期ほど大きくはありません。

※この知能指数に関する報告については異論もあり、見解はまだ統一されていません。

甲状腺ホルモン薬は完全授乳に支障ない

バセドウ病で服用する抗甲状腺薬は、赤ちゃんへの影響を考え、量の調整が必要です（160ページ参照）。

一方、甲状腺ホルモン薬は、人間が分泌する甲状腺ホルモンの成分と同じものです。

出産後、甲状腺ホルモン薬の量は、妊娠前の補充量に戻します。薬の成分はわずかに母乳中に分泌されますが、本来人間が持っているものですので、完全母乳で育てるのにまったく支障はありません。

甲状腺の病気と遺伝

バセドウ病になりやすい体質は遺伝する

　バセドウ病は、甲状腺に対する自己免疫が原因になります。この自己免疫は、なりやすい体質に環境的因子が加わったときに起こり、その結果発病すると考えられています。

　バセドウ病の家系調査では、血縁者にバセドウ病がいる人は、一般の人の20～40倍ほどバセドウ病になりやすいといわれています。

　頻度を見ると、バセドウ病の人の子どもがバセドウ病になる確率は、女性で8～15人に1人、男性では40～80人に1人となっています。100%なるわけではなく、体質はリスク因子の一つと考えれば、早めに対処もできます。

　バセドウ病が、子ども時代に発病するのは、全体の5%以下です。思春期以降に発病することが多いので、気になる人は、14～15歳で一度調べるとよいかもしれません。

　また、思春期になる前でも、甲状腺のはれや、甲状腺機能亢進症のような症状に気づいたとき、あるいは身長ののびが急に速くなったりしたときなど、気になったら調べてみてもよいでしょう。

　これは、1カ月に1回、身長をはかるのを習慣にしていると、見つけやすくなります。

　また、集中力が低下して落ち着きがない、精神状態が不安定になり友人や兄弟姉妹とトラブルが増える、学力が低下する、といった兆候が見られたら、一度検査を受けることをおすすめします。

橋本病の体質を遺伝していたら妊娠時にチェックしておきたい

　橋本病になりやすい体質も、バセドウ病と同じように遺伝します。

　しかし、くり返しになりますが、甲状腺の病気は遺伝だけで発病するわけではなく、環境的な因子が深く関係します。

　橋本病の血縁者がいる人で、気を配っていただきたいのは若い女性です。

　女性は、妊娠・出産で甲状腺に変化があらわれやすく、橋本病の因子を持つ人は、その可能性が高くなります。妊娠がわかった時点で、自己抗体とTSHを検査しておきましょう。

　また、出産後は、甲状腺の機能異常が起こりやすい時期でもあります。

　健康な母親でも、4～5%に甲状腺機能異常が起こりますが、橋本病の人は、20～40%と高率で異常があらわれます。

第8章

悪化を防ぎ、回復へと導く日常生活のケア

禁煙生活を心がける

Point
- タバコを吸う人は、吸わない人よりバセドウ病になりやすい
- 喫煙は、眼球突出などバセドウ病眼症のリスクになる
- 喫煙者は、抗甲状腺薬などによる治療の効果が出にくい

タバコはもっとも害が多く治療にもマイナス

タバコやアルコールなどの嗜好品《しこうひん》は、病気で不安になっている気分を一時的にやわらげる作用があります。しかし、甲状腺の病気にとって、特にタバコは有害です。タバコの煙に含まれるチオシアネートという化学物質が、甲状腺機能に悪影響をおよぼすことはよく知られています。

喫煙は、甲状腺疾患へのリスクを高めるだけでなく、治療にもマイナスとなります。

●甲状腺が肥大しやすい

喫煙者は、喫煙をしない人とくらべ、甲状腺のサイズが大きくなりやすいことがわかっています。

また、喫煙する母親から生まれた赤ちゃんの甲状腺は、喫煙しない母親から生まれた赤ちゃんの甲状腺より大きいという報告もあります。

●バセドウ病が発病しやすい

喫煙者は非喫煙者とくらべ、2～3倍バセドウ病になるリスクが高くなります。チオシアネートのような化学物質が、異常な免疫反応を引き起こし、バセドウ病の発病につながると考えられています。

●バセドウ病が治りにくい

喫煙は、バセドウ病の予後《よご》を悪くする危険因子となります。喫煙者は寛解率《かんかい》が低く、また、寛解しても再発しやすい傾向があります。

●抗甲状腺薬の効果が弱まる

喫煙していると、抗甲状腺薬の効き方が弱くなります。

●バセドウ病眼症を発症させる

喫煙者は、眼球突出があらわれやすく、タバコを吸う本数が多いほど、ほかの眼症も多くなります。また、アイソトープ治療後に、バセドウ病

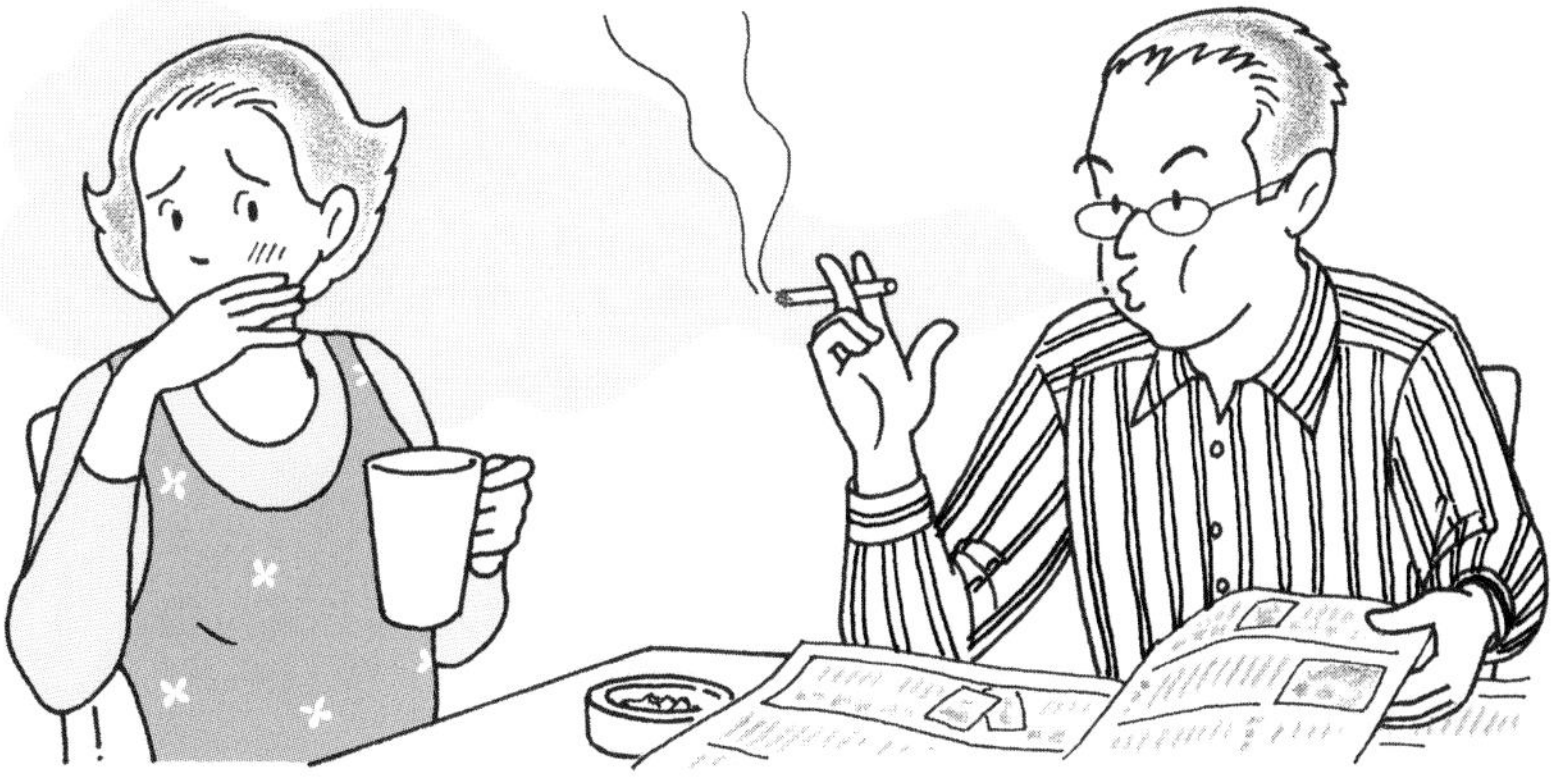

人が吸っているタバコの煙も甲状腺の病気には悪影響をあたえる。家族の協力も必要

眼症が悪化する傾向があります。

●バセドウ病眼症の治療効果が低い

喫煙していると、バセドウ病眼症のステロイド治療や放射線照射治療の効果があらわれにくくなります。

●機能低下症を発症しやすい

チオシアネートがヨウ素の取り込みをさまたげ、甲状腺ホルモンの合成を抑制するため、甲状腺機能低下症が起こりやすくなります。

禁煙は重要だが、あせらずに周囲の協力も大切

タバコが甲状腺の病気にとって有害であることは、はっきりしています。患者さんは、ぜひ禁煙するように心がけてください。

ただし、タバコのニコチンには抗不安作用があるため、急にやめると不安感が高まることがあります。また、欲求を無理に抑えることは、ストレスにもなります。ストレスは、甲状腺の病気にはマイナスなので、あせらずに取り組むことが大切です。

●禁煙グッズには要注意

ニコチンパッチやニコチンガムに含まれるニコチンは、副交感神経を刺激する作用があり、バセドウ病の症状を悪化させる可能性があります。禁煙グッズを使用する際は、事前に医師に相談してください。

●禁煙外来に通う方法も

このところ、禁煙を指導する「禁煙外来」を設ける医療機関が増えています。保険適用になる場合もありますが、適用条件がありますので、あらかじめ相談してください。

●受動喫煙もリスクになる

自分では喫煙しなくても、他人が吸っているタバコの煙を吸えば（受動喫煙）、それもリスクになります。家族など周囲に喫煙する人がいる場合は、病気について説明し、協力をお願いしましょう。

ストレスをうまく解消する

Point
- 精神的なストレスは、病気の発症や悪化の危険因子になる
- ストレスを解消するには、まず自分のストレスに気づくこと
- 腹式呼吸をするなど、自分なりのリラックス法を身につける

精神的ストレスは、病気の発症や悪化をまねく

精神的なストレスは、さまざまな病気の引き金になりますが、甲状腺の病気にとっても危険因子となります。

特に、**バセドウ病の発病には、ストレスが関係する**ことがよく知られています。ストレスが免疫系に影響し、自己免疫を引き起こすためと考えられています。

たとえば、家族との死別、離婚、失業といった人生のつらい出来事は、バセドウ病発病のきっかけになります。また、人間関係のトラブルや、心配事、悩みなど、日常的なストレスがきっかけになることもあります。

さらに、バセドウ病になることで気分が落ち込んだり、不安感でイライラして、それがストレスとなって病気を悪化させる、といった悪循環をまねくこともあります。

一方、同じような出来事があっても、それが大きなストレスにならない人もいます。ものごとを客観的・合理的に判断できる、喜怒哀楽を素直に表現できる、といったタイプで、そういう人は病気の経過もよいようです。

しかし、そうはいっても、ストレスへの対処は、健康な人でもむずかしい面があります。社会生活を営んでいく以上、ストレスはつきものだからです。ぜひ、次のようなことを、ストレス解消のヒントにしてみてください。

気づいたり、理解することもストレスへの対処になる

●**自分のストレスに気づく**

自分にストレスがあることに気づ

かない人がいます。少しのことでも不安を感じる、気持ちを言葉で表現するのが苦手、といったタイプに多いようです。

　いずれにしても、気がつかないまま

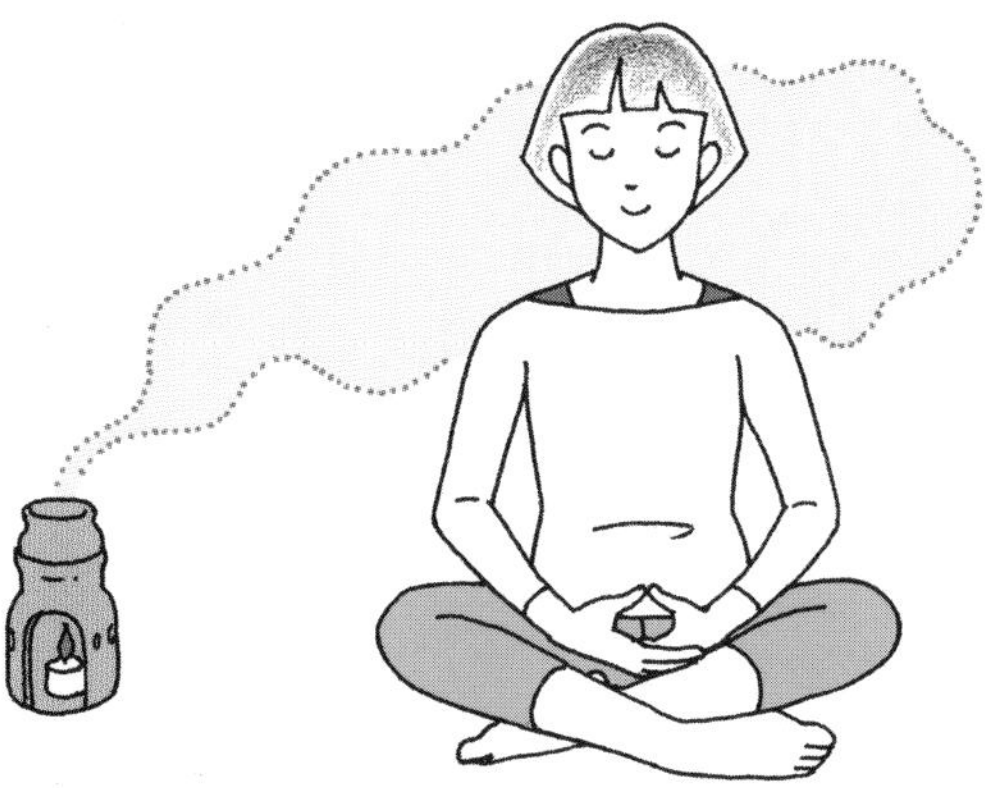

瞑想にも、ストレスから心を解き放つ効果がある

どんどんストレスをため込んでしまうと、病気の経過にも悪い影響をあたえます。

　まず、自分にストレスがないか、客観的に見つめてみましょう。その上で、周囲の人の理解を得ましょう。自分はいま病気の療養中で、何にストレスに感じているか、などをまわりの人に伝え、仕事や家庭の環境を改善していくのです。

　また、まわりに気をつかいすぎて、あまりがまんしすぎないようにしましょう。相手に配慮することは必要ですが、病気のためには、適度な自己主張も大切です。

●病気や治療について理解する

　病気になること自体がストレスとなりますが、そこから抜け出す手助けになるのが、正しい知識や情報です。自分の病気や治療についてわからないことがあったら、何でも医師やスタッフに聞きましょう。本やインターネットで調べるのもよいでしょう。

　理解が深まると、病気とのつきあい方もわかってきます。イライラ、クヨクヨするのは、かえってよくないと思えるようになるでしょう。

●自分なりの解消法を見つける

　ストレスに強い人は、大体自分なりの解消法を持っています。たとえば、睡眠や食事など1日の生活リズムをととのえたり、散歩や掃除をして体を動かすことは、心身のバランスをとるよい方法です。

　また、「自律訓練法」（184ページ参照）のような腹式《ふくしき》呼吸も、リラックス法として適しています。ストレスを感じたとき腹式呼吸をすると、気持ちがほぐれてきます。リラックスの脳波であるα《アルファ》波が増える、心が安定する、血圧が上昇するのを抑える、脳が活性化する、などさまざまな効果があるといわれます。

食事の工夫1――バセドウ病の場合

Point
- ●バセドウ病は基礎代謝が高まるため、いくら食べてもやせる
- ●甲状腺機能が正常になっても食べつづけると太ってくる
- ●3食規則正しく、バランスよく食べることで肥満を防ぐ

当初はやせるが、必要以上に食べると太る

バセドウ病の場合、糖尿病などを合併していない限り、特別な食事療法は必要ありません。

注意しなければならないのは、**食事の量（エネルギー摂取）と消費カロリーのバランスです。**

バセドウ病になると、食欲が高まり、食事の量が増えます。しかし、食べても食べても太らないで、むしろやせてくるのがバセドウ病の特徴です。

バセドウ病では、基礎代謝が高まり、体温も高くなっています。食事でとったエネルギーが、体内で使われずに、熱や汗となって発散されてしまうために太らないのです。

しかし、治療をして甲状腺機能が正常になると、基礎代謝も落ち着いてきて、激しいエネルギー消費はおさまります。

ところが、食欲は以前と同じく旺盛なままなので、欲求のままに食べつづけると必ず太ります。消費されないエネルギーが、脂肪となってたまっていくのです。

特に、若い女性の患者さんに過食による肥満傾向があり、中には10kg以上太る人もいます。一方、男性やお年寄りの患者さんには、肥満はほとんど見られません。

バセドウ病はやせる病気ですが、治療をはじめるようになると、エネルギー消費が変わります。それを意識した食事の管理を心がけることが大切です。

食事は時間を決めてバランスよく食べる

●食事は朝昼夕、規則正しく

バセドウ病の人はおなかがすくため、たえず何かを食べている状態になりがちです。手近なファストフードやお菓子で空腹をまぎらわすこともあります。まず、こういった食べ方をあらためましょう。

食事は3食、決まった時間に食べるようにします。そうすれば食事の管理ができますので、食べすぎを防げます。生活のリズムもととのってきます。

●カロリーは抑えぎみに

太ってきたからといって、極端なダイエットは必要ありません。バセドウ病の場合、治療をはじめると体重が増えますが、2~3年たつと、ほとんどの人は病気になる前の体重に落ち着くといわれます。

肥満を改善するためには、1日の摂取カロリーを1200~1600キロカロリーに抑え、甘いものは控える、といった工夫をしましょう。

●栄養バランスが大切

カロリーは抑えても、栄養不足にはならないように。主食の穀物はもちろん、おかずも多様な食品をバランスよく食べましょう。バセドウ病は筋肉が弱りますから、肉や魚などのたんぱく質は欠かせません。野菜などからビタミンを、乳製品などからカルシウムをとることも大切です。

●お酒や刺激物は避ける

とうがらしなどの刺激物は代謝を高めますので、甲状腺機能が亢進しているときは避けるようにします。

また、お酒も心臓や肝臓に負担をかけるため、機能が亢進しているときは注意が必要です。機能が正常になっても、適量(日本酒で1合程度)にして、過剰な摂取は避けます。

●ヨウ素食品は適量を

バセドウ病の場合、治療ガイドラインでは、ヨウ素の制限は特に必要ないとしています。それでも、ヨウ素は少なめのほうが治療経過は良好なようです。過剰にはとらないほうがよいでしょう。

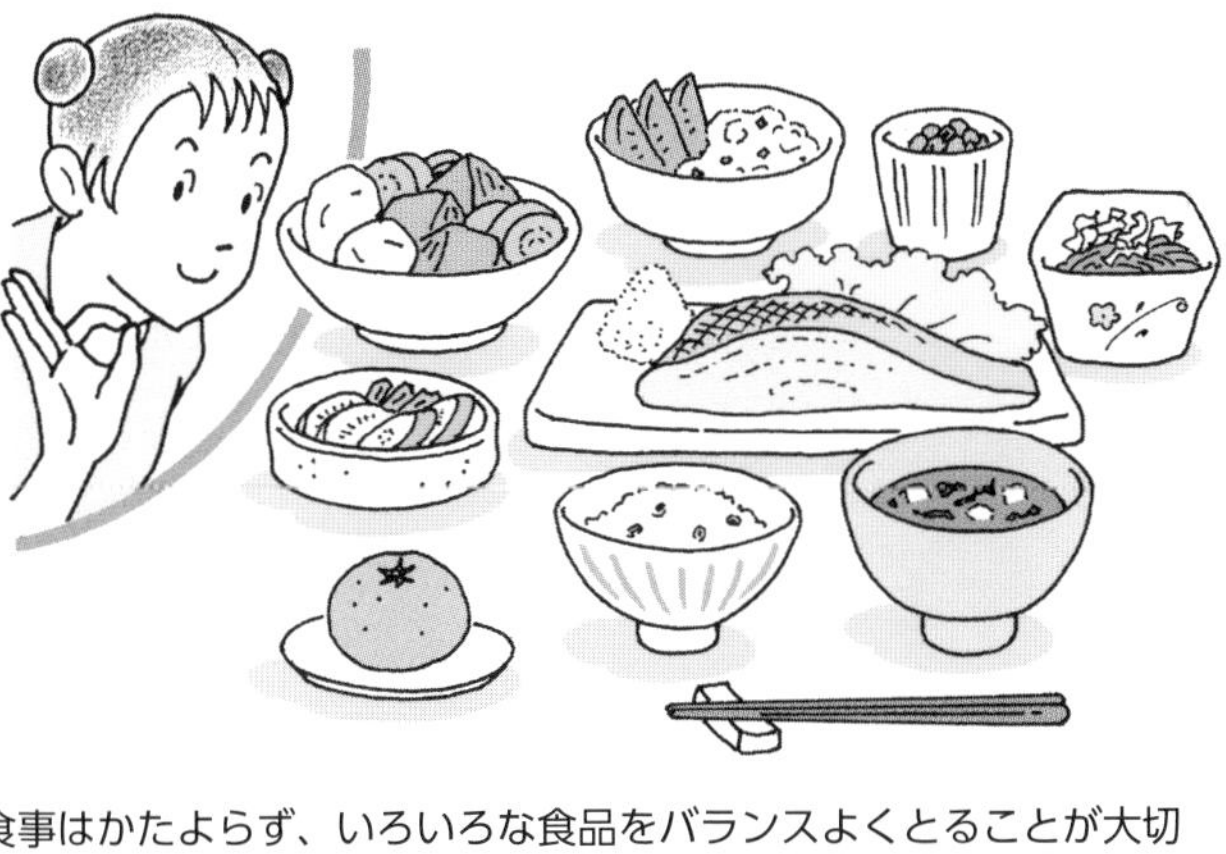

食事はかたよらず、いろいろな食品をバランスよくとることが大切

食事の工夫2――橋本病の場合

Point
●橋本病でも機能低下症がない場合、大量のヨウ素摂取は控える
●甲状腺ホルモン薬を服用し機能が正常な場合は、ヨウ素制限は必要ない
●代謝力が落ちて太りやすいので、カロリーを抑えぎみにバランスよく食べる

ヨウ素を含む食品は、とりすぎないようにする

ヨウ素（ヨード）は甲状腺ホルモンの材料になる微量栄養素で、食べものや飲みものから摂取します。

不足しても過剰になっても甲状腺機能に影響しますが、橋本病の場合は、とりすぎに注意が必要です。

橋本病で、甲状腺機能低下症があらわれていない人（あるいは潜在性の人）が、大量にヨウ素をとると機能低下症になる可能性があります。

ヨウ素の推奨摂取量は、1日0・15mgですが、四方を海で囲まれて海藻をよく食べる日本人の1日あたりの平均摂取量は1～3mgです。ふつうの食事をしていても、すでに十分量のヨウ素摂取です。

ヨウ素不足になる心配はないので、通常の食事からヨウ素を含む食品をあまりとりすぎないようにしましょう。

特に、問題となるのが昆布です。海藻類の中でも、昆布は、圧倒的に多くのヨウ素を含みます。昆布さえ食べなければ、かなりのヨウ素制限ができます。

海藻類が欲しいときは、かわりに、比較的ヨウ素が少ない、わかめ、ひじき、海苔などを食べるとよいでしょう。ヨウ素を含む食品は、左ページの表も参考にしてください。

また、うがい薬のイソジンガーグルなどもヨウ素が多いので、大量にひんぱんに使うのは避けましょう。

なお、すでに甲状腺ホルモン薬を服用していて機能が正常になっている人は、ヨウ素制限の必要はありません。海藻類も、ほかの食品といっしょにバランスよく食べるようにしましょう。

カロリーは抑えぎみに便秘には食物繊維を

橋本病の人の食事でもう一つ大切なのが、太りすぎへの対処です。

■ ヨウ素を多く含む食品の代表例

食品	1食でとる標準量	1食あたりのヨウ素含有量
昆布の佃煮	5〜10g	10〜20㎎
昆布巻き	3〜10g	6〜20㎎
とろろ昆布	5g	9㎎
昆布だし汁	0.5〜1g（昆布として）	1〜3㎎
ヨード卵	1個	0.4〜0.7㎎
ひじき	5〜7g	1.5〜2㎎
わかめ吸い物	1〜2g	0.08〜0.15㎎
のり	1枚2g	0.12㎎
寒天	1g	0.18㎎

甲状腺ホルモンが不足してくると、体がむくみ、活力がなくなり、体を動かすのもおっくうになります。代謝力も落ちて、あまり食べないのに太りやすくなります。

●1日1600キロカロリー以下に

バセドウ病の食事でも述べましたが、太りすぎへの対処は、食事のカロリーを抑えぎみにすることがポイントです。1日1200〜1600キロカロリーを目安にしましょう。

穀物、肉・魚・卵、野菜、乳製品など、さまざまな食べものからバランスよく栄養をとるようにします。

●食物繊維も大切

橋本病では、腸の活動も弱くなっているので、便秘ぎみになります。食物繊維が豊富な食品をとったり、適度な運動をして、腸をととのえるようにしましょう。

なお、野菜や豆類は食物繊維が豊富な食品ですが、アブラナ科の野菜（キャベツ、ブロッコリー、カリフラワー、かぶ、芽キャベツなど）や大豆製品（納豆など）には、ゴイトロゲンという抗甲状腺物質が含まれています。甲状腺ホルモンの分泌をさまたげる物質ですが、大量に食べなければさしつかえありません。

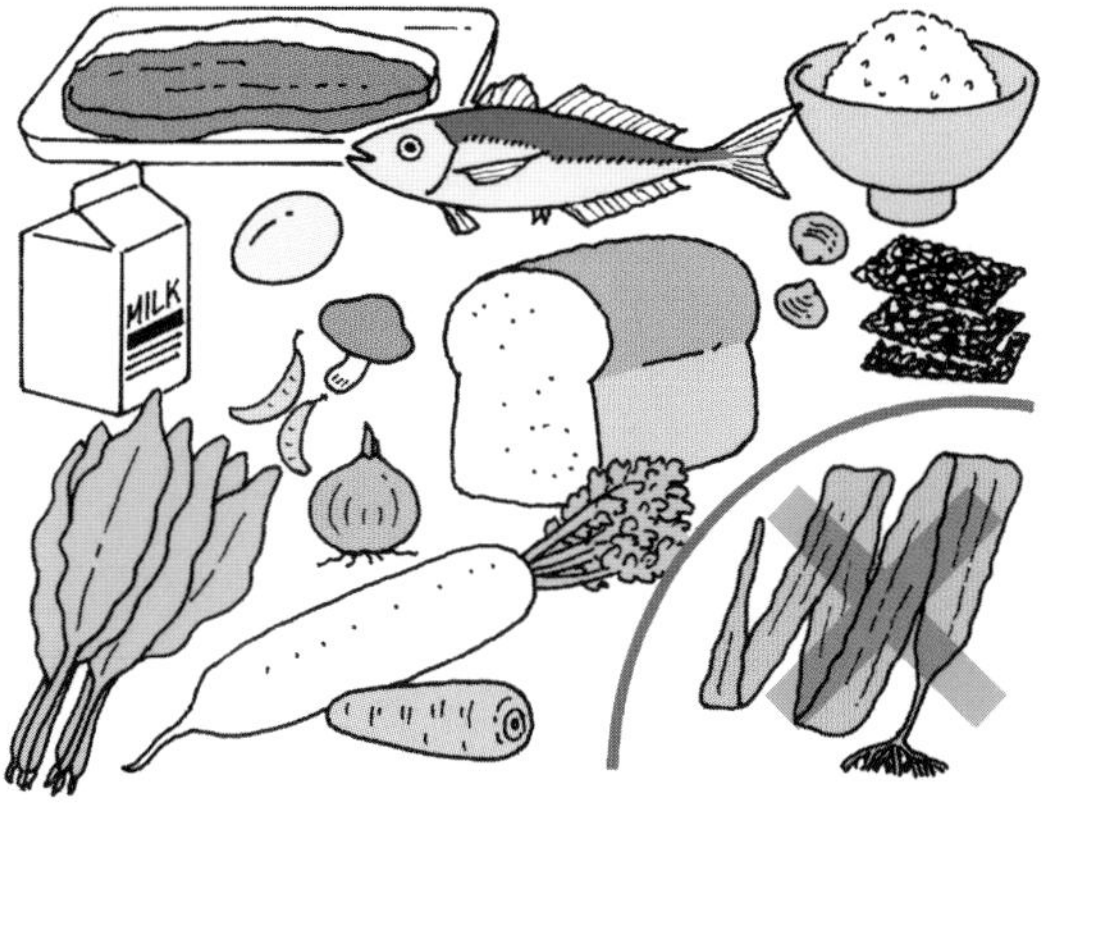

規則正しい生活リズムをつくる

Point

- ●甲状腺の病気は体だけでなく精神や行動面に影響し、生活が不規則に
- ●食事や睡眠の乱れは生活リズムを乱し、病気にも悪影響をおよぼす
- ●食事や睡眠などを規則正しくすると、体内時計のリズムもととのってくる

不規則な睡眠や食事が生活リズムを乱す

甲状腺の病気は、体だけでなく精神や行動面にも影響し、生活のリズムが乱れる場合があります。

●バセドウ病の人の「昼夜逆転」

バセドウ病の人は、過剰な甲状腺ホルモンで興奮状態になり、動き回る傾向があります。ただし、日中は活動性が低下するので、行動は主に夜です。そのため、寝つきが悪く、睡眠障害が起こることもあります。

逆に、朝はボーっとして起き上がれない、昼寝をするなど「昼夜逆転」の悪循環におちいり、修復がむずかしくなることもあります。

●橋本病は「夜も昼も眠たがる」

橋本病では、甲状腺機能が低下してくると、だるくて何もする気になれず、うつ状態になることがあります。眠たがりの症状が起こると、いつも眠くて、昼間もうつらうつらと過ごし、いまが夜なのか昼なのかわからないような生活になりがちです。

生活リズムがととのうと病気にもよい影響が

私たちの体には体内時計がそなわっています。1日24時間のリズムで、食事、睡眠、運動などの営みをコントロールしています。

体内時計は、不規則な生活をしていると、どんどん乱れてきます。体内時計は自律神経やホルモン分泌もコントロールしているため、これが乱れると、自律神経やホルモンの働きも乱れてきます。

甲状腺の病気の人にとって、毎日のリズムをととのえ、「規則正しい生活」をすることは、療養生活のポイントともいえる大切なことです。

❖「体内時計のリズム」をととのえる3つの工夫

1　朝は早起きして、日光を浴びる

睡眠を規則正しくとると、体内時計のリズムもととのってきます。特に昼夜逆転の生活を変えるには、早く寝る以上に、早起きが大切です。決まった時間に起き、すぐに窓を開けて太陽の光を浴びます。光は目から脳へ届き、体内時計をリセットして、1日のリズムがはじまります。

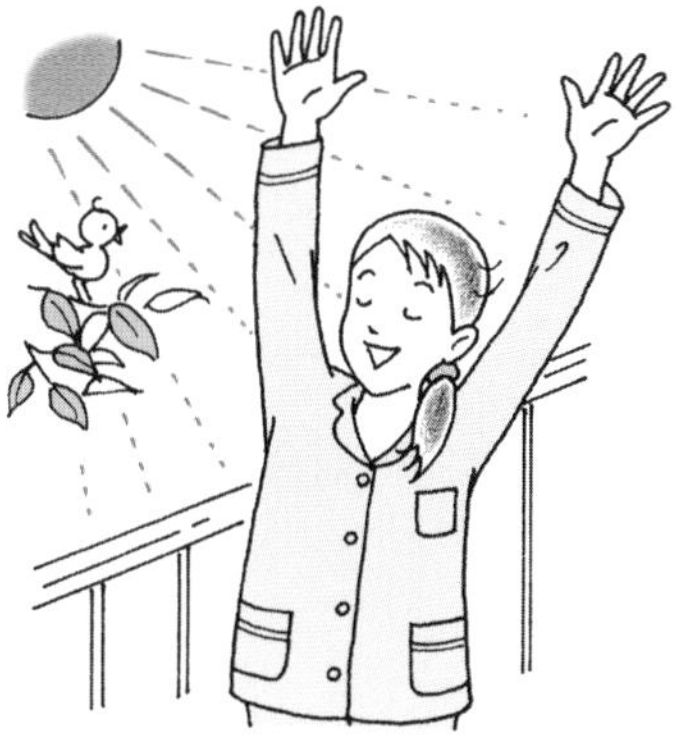

2　夜は12時前に床につく

眠りにつくのは、少なくとも12時前に。夜は、リラックス効果があるメラトニンというホルモンが分泌され、睡眠を促します。メラトニンには、血流に乗って「時間の情報」を運ぶ役割もあります。

3　食事は3食規則正しく

体内時計には2種類あり、「主時《しゅ》計」は脳に、「末梢時計《まっしょう》」は全身の細胞にあります。主時計は、朝の光でリセットされますが、末梢時計は食事（血糖値の上昇）でリセットされますので、3度の食事を規則正しくとることで、体内時計のリズムもととのいます。

中でも、朝食が重要です。主時計が朝の日光でリセットされても、朝食を抜くと末梢時計がリセットされず、2種類の時計がバラバラに働いてリズムが乱れます。1日のスタートには、太陽の光と朝食の両方が必要なのです。

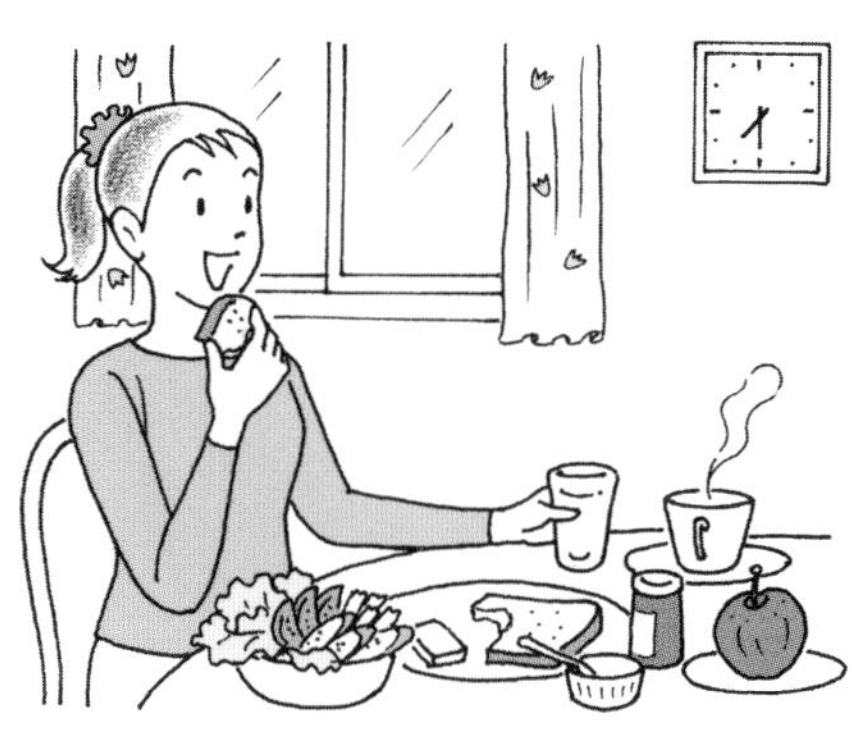

機能が正常になったら運動もできる

Point
- ●バセドウ病の場合、治療前で機能が亢進しているときは運動を控える
- ●抗甲状腺薬で機能が正常になっても、徐々に体を慣らしながら運動を再開する
- ●橋本病の場合は、運動の制限はなし。むしろ、積極的に体を動かすようにする

機能が亢進しているときは、激しい運動を控える

甲状腺機能が亢進しているときは、バセドウ病の人はとても運動などできる状態ではありません。

休んでいても心臓はドキドキして、脈拍は1分間に100～120にも上がり、まるで全身が運動しているような状態です。筋力も弱くなり、手足のふるえや関節のこわばりが起こることもあります。

このようなときは、体に過大な負担をかける運動は控え、むしろ体を休めるようにします。

ただし、安静にするといっても、日常の家事などは、無理のない範囲でつづけてかまいません。ライフスタイルを大きく変えては、安心して療養に取り組むことができないからです。

なお、制限の程度は、人によって、またそのときの状態によってもちがってきますので、医師に相談してください。

運動再開は、治療がはじまって3～4カ月後を目安に

運動は、甲状腺機能が正常になれば再開できますが、時期はいつごろになるのか、抗甲状腺薬で治療をする場合で見てみましょう。

抗甲状腺薬を飲みはじめると、大体2～3カ月で機能は正常になります。この時期になると、日常生活には支障がなくなりますが、バセドウ病が治ったわけではないので、まだ激しい運動はできません。

バセドウ病になると、筋力が弱り、運動能力も落ちていますので、軽い運動から徐々にはじめて体を慣らしていくことが大切です。

さらに1～2カ月して、甲状腺機能が正常な状態に維持できていて、体力が戻ってきたら、本格的に運動を再開できます。個人差はありますが、ここまで来るのに3～4カ月を一つの目安にするとよいでしょう。

【注意点】

●発病前と同じ動きは、すぐにはできません。あせらずじっくりリハビリなどに取り組みながら、運動能力を取り戻しましょう。

●スキーやテニスなどの激しい運動をいきなり行うと、足腰を痛めることがありますので注意が必要です。

●肉体労働はしばらく控える

ハードな肉体労働をしている人は、可能であれば、一時的に軽い作業への変更を職場に申し出てください。診断書が必要な場合は、主治医に依頼すれば出してもらえます。

機能が正常に戻って安定すれば、もとの仕事に戻ってさしつかえありません。

●バセドウ病の子どもの運動

機能が亢進している間は、体育の授業や運動部での活動は休むようにします。運動再開の時期は、医師と相談しながら決めてください。

●橋本病の人は制限なし

橋本病の場合は、運動面での制限はありません。活力がなくなり、何をするのもおっくうになりがちですので、むしろ積極的に動くようにしてください。散歩やサイクリングなど、軽い有酸素運動が適しています。旅行も、積極的に出かけてけっこうです。

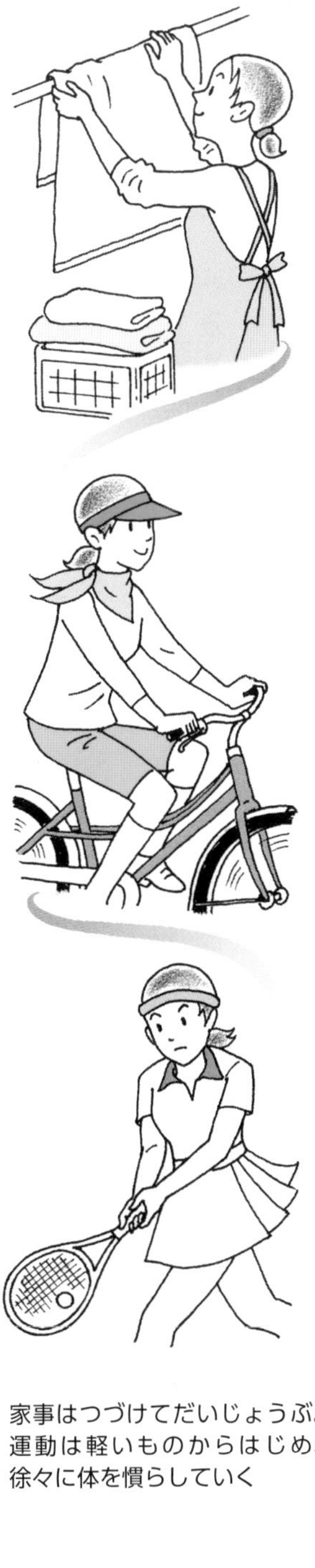

家事はつづけてだいじょうぶ。運動は軽いものからはじめ、徐々に体を慣らしていく

療養生活の基本は、服薬と通院

Point
- ●甲状腺の病気は自宅療養が中心。適切な治療をしていれば支障なく暮らせる
- ●服薬は医師の指示を守り、自己判断で量を変えたりやめたりしない
- ●治療中も治療が終わってからも、定期的に通院して検査を受ける

甲状腺の病気は、手術の場合などを除くと、基本的には自宅での療養生活が中心になります。適切な治療をつづけていれば、支障なく暮らしていけます。

その療養生活を支えるのが、毎日の服薬と、定期的な通院です。

服薬は医師の指示通りに。自己判断で中止しない

バセドウ病の治療薬・抗甲状腺薬は、人によって差がありますが、数年から10年以上飲みつづける必要があります。

また、橋本病の甲状腺ホルモン薬は、一生飲みつづけるケースも少なくありません。

いずれにしても、薬は毎日を元気に過ごすために欠かせないものです。きちんと飲みつづけられるよう習慣づけてください。

●飲み忘れない

抗甲状腺薬も、甲状腺ホルモン薬も1日1回の服用です。朝飲み忘れたら、その日のうちに飲めばだいじょうぶです。その日のうちに飲めなかったら、次の日からまた、決められた量を飲みます。忘れた分をまとめて飲むのはやめましょう。

●飲む量は指示通りに

効かないからといって、一度にたくさんの量を飲むのは厳禁です。

●自己判断でやめない

症状がないからと自己判断して、飲むのをやめてしまうのはもっともよくありません。

たとえば甲状腺ホルモン薬は、よく効く上に、服用後1〜2週間は体内にとどまって効果が持続します。これを治ったとかんちがいする人がいます。やめてしまうともとの状態に戻り、さらに症状が悪化してしま

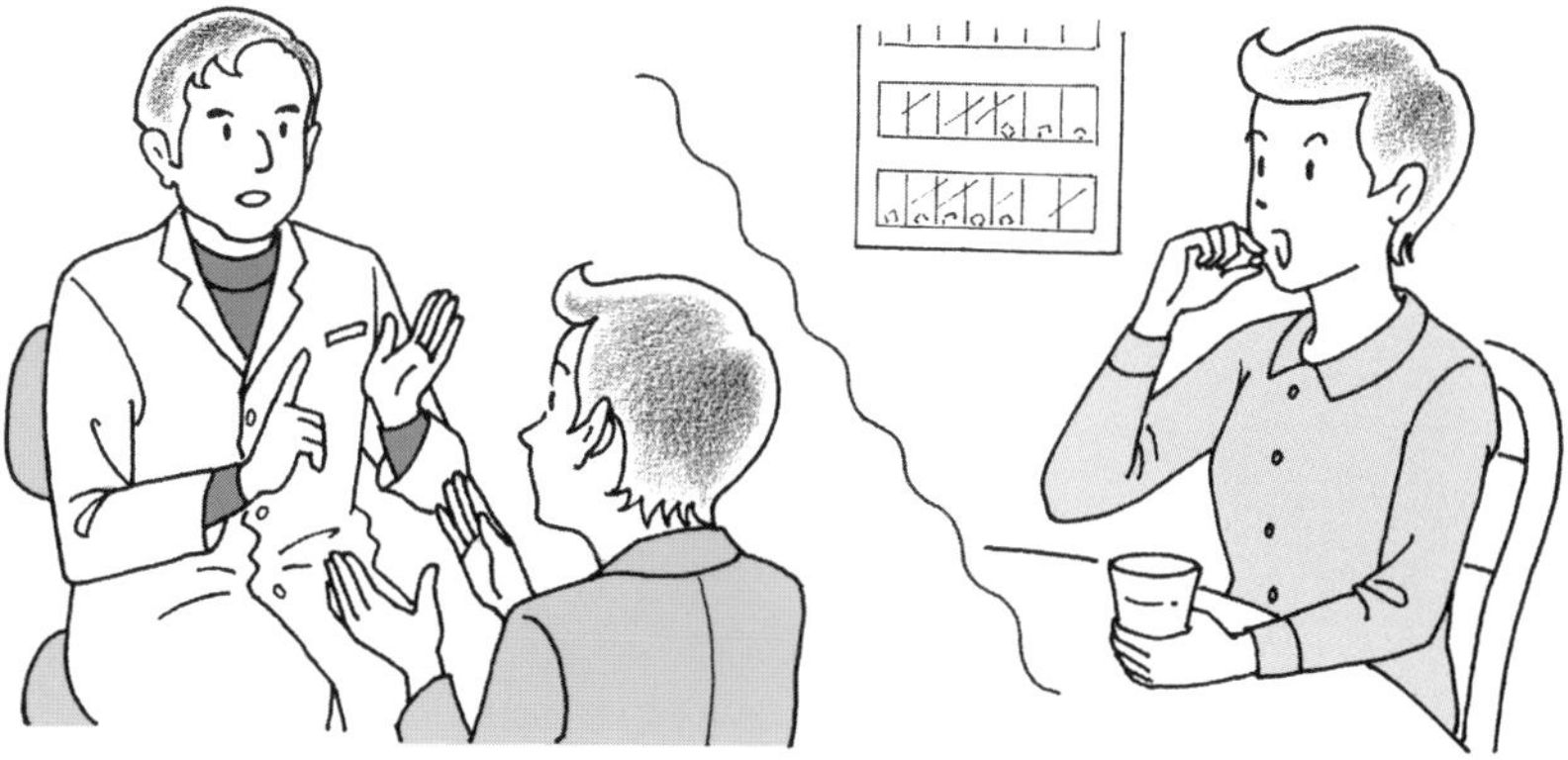

う場合もあります。薬の減量、中止は、必ず医師と相談してください。

●気になる症状は医師に相談を

薬を飲んでいて気になる症状があらわれたら、必ず医師に相談してください。特に、次のような症状は緊急を要します。

・突然、高熱が出る
・水を飲めないほど、のどが痛む
・尿の色が濃くなる（血尿や、たんぱく尿）
・ひじ、ひざの関節が痛む

このような症状があらわれたら、定期的な通院はまだ先でも、ただちに医師を受診してください。

治療中も、治療後も定期的に通院して検査

甲状腺の病気は、薬を飲んでいる間はもちろん、薬を飲まなくてよくなっても、定期的に血液検査をする必要があります。

治療中は通院しても、薬をやめてからは病院から足が遠のきがちです。病気の種類や回復度にもよりますが、6カ月～1年に1度は検査を受けるようにしてください。

【定期的な検査のメリット】

●病気の再発をいち早く見つけ、重症にならないうちに治療することができます。

●抗甲状腺薬をやめて数年たつと、機能低下症があらわれる場合があります。定期的にチェックしていれば、早めに見つけることができます。

療養中に注意したいこと

甲状腺ホルモンの濃度が高く、中毒症状がコントロールされていない場合は、次のようなことを避けるようにしてください。

・手術
・抜歯《ばっし》
・恐怖や苦痛をともなう検査

ストレス解消に役立つ

腹式呼吸のリラックス法「自律訓練法」

- 自律訓練法をはじめる前に、ベルトや時計など、体を締めつけるものをはずします。
- あおむけに寝るか、イスにゆったりと座ります。
- 呼吸は腹式呼吸を行います。
- 目を閉じます。
- まず、「気持ちが落ち着いている」と自分に暗示をかけます。
- 下の、「６つの公式」と呼ばれる暗示を、順番にかけていきます。最初は２番目くらいまででもだいじょうぶ。十分効果があります。

①

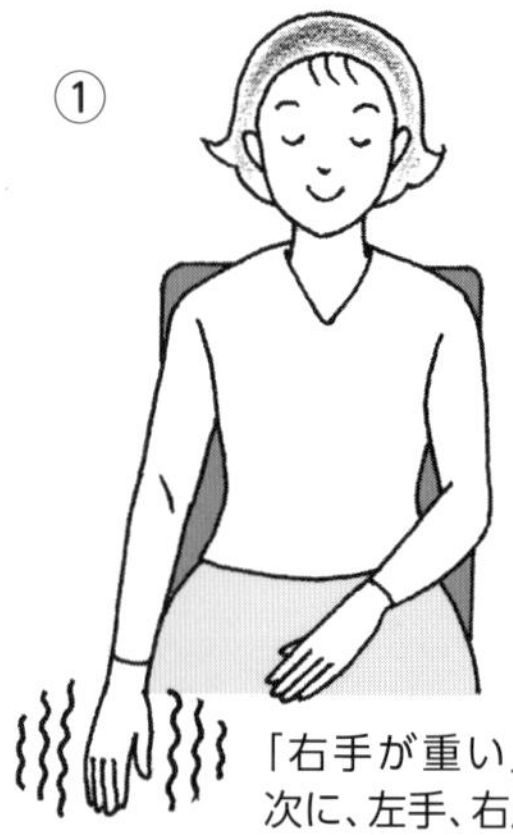

「右手が重い」
次に、左手、右足、左足とつづける。

②

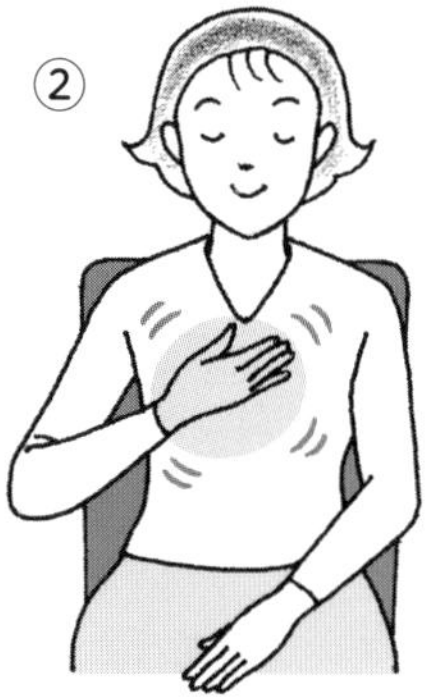

「右手が温かい」　次に、左手、右足、左足とつづける。

③

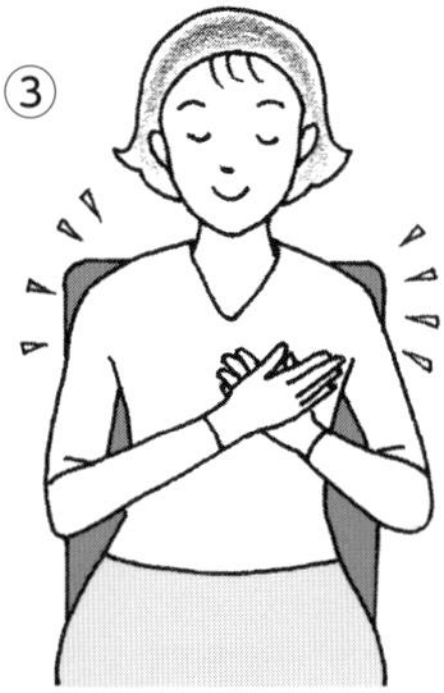

「心臓が静かに鼓動している」

④

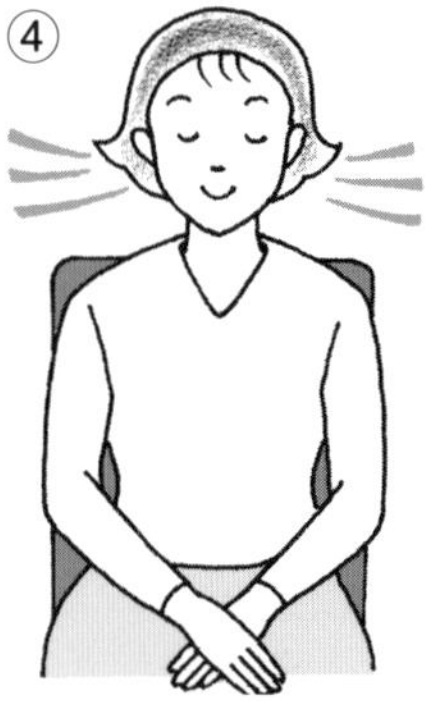

「楽に呼吸している」

⑤

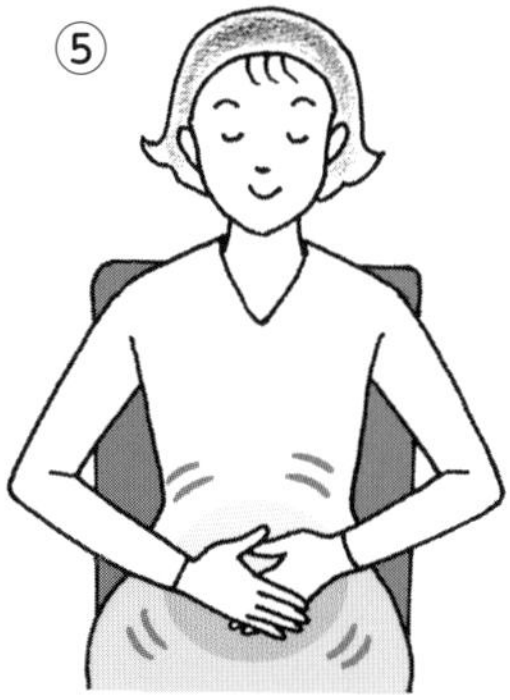

「おなかが温かい」

⑥

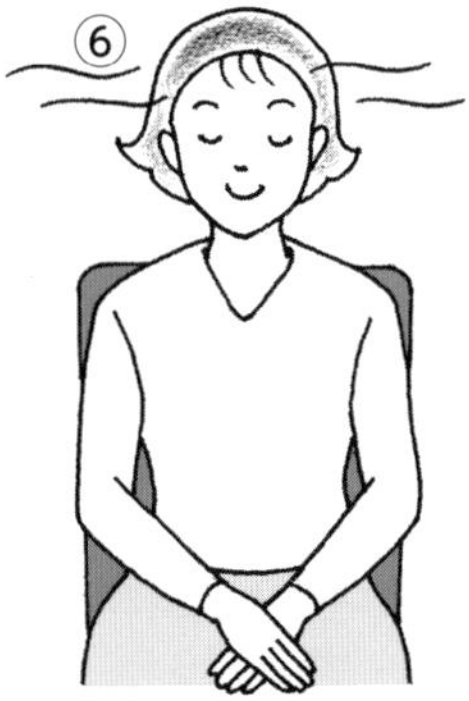

「ひたいが心地よく涼しい」

★練習後は活動レベルを戻すため、必ず下の「消去動作」を行います。

- ５～６回、両手をにぎったり開いたりする。
- ２～３回、両ひじを曲げたりのばしたりする。
- 大きく背伸びをして、目を開ける。

甲状腺の病気・資料編

■診断ガイドライン（2013年・日本甲状腺学会編）

●バセドウ病の診断ガイドライン（本編の60～63ページ参照）

A　臨床所見

1．頻脈《ひんみゃく》、体重減少、手指振戦《しんせん》、発汗増加などの甲状腺中毒症所見

2．びまん性甲状腺腫大

3．眼球突出または特有の眼症状

B　検査所見

1．ＦＴ４、ＦＴ３のいずれかまたは両方高値

2．ＴＳＨ低値（0.1 μＵ／ｍＬ以下）

3．ＴＳＨレセプター抗体（ＴＲＡｂまたはＴＳＡｂ）陽性

4．アイソトープ検査（放射性ヨードまたはテクネチウム）で甲状腺摂取率高値、シンチグラムでびまん性

1　バセドウ病

Ａの１つ以上に加えて、Ｂの４つを有するもの

2　確からしいバセドウ病

Ａの１つ以上に加えて、Ｂの１、２、３を有するもの

3　バセドウ病の疑い

Ａの１つ以上に加えて、Ｂの１と２を有し、ＦＴ４、ＦＴ３高値が３カ月以上つづくもの

付記　1．コレステロール低値、アルカリフォスターゼ高値を示すことが多い。

2．ＦＴ４正常でＦＴ３のみが高値の場合がまれにある。

3．眼症状がありＴＲＡｂまたはＴＳＡｂは陽性であるが、ＦＴ４およびＴＳＨが正常の例はeuthyroid Graves' diseaseまたはeuthyroid ophthalmopathyといわれる。

4．高齢者の場合、臨床症状が乏しく、甲状腺腫が明らかでないことが多いので注意をする。

5．小児では学力低下、身長促進、落ち着きのなさ等を認める。

6．ＦＴ３(pg/mＬ)/ＦＴ４(ng/dＬ)比は無痛性甲状腺炎の除外に参考となる。

7．甲状腺血流測定・尿中ヨウ素の測定が無痛性甲状腺炎との鑑別に有用である。

●慢性甲状腺炎（橋本病）の診断ガイドライン（本編の102～104ページ参照）

A　臨床所見

1．びまん性甲状腺腫大
ただし、バセドウ病など他の原因が認められないもの

B　検査所見

1．抗甲状腺マイクロゾーム（またはＴＰＯ）抗体陽性

2．抗サイログロブリン抗体陽性

3．細胞診でリンパ球浸潤を認める

1　慢性甲状腺炎（橋本病）

ＡおよびＢの１つ以上を有するもの

付記　1．他の原因が認められない原発性甲状腺機能低下症は慢性甲状腺炎（橋本病）の疑いとする。

2．甲状腺機能異常も甲状腺腫大も認めないが、抗マイクロゾーム抗体およびまたは抗サイログロブリン抗体陽性の場合は慢性甲状腺炎（橋本病）の疑いとする。

3．自己抗体陽性の甲状腺腫瘍は慢性甲状腺炎（橋本病）の疑いと腫瘍の合併と考える。

4．甲状腺超音波検査で内部エコー低下や不均一を認めるものは慢性甲状腺炎（橋本病）の可能性が高い。

■薬品

●甲状腺の病気に使われる主な薬

病気・症状	薬の分類	代表的な薬の商品名	作用
バセドウ病	抗甲状腺薬	メルカゾール錠 プロパジール錠 チウラジール錠	甲状腺ホルモンの合成を抑える
	ヨウ素剤	ヨウ化カリウム丸	甲状腺ホルモンの血中への分泌を抑える
バセドウ病眼症	副腎皮質ステロイド	ケナコルト リンデロン局所注射 ソル･メドロール静注	まぶたや眼を動かす筋肉など、眼を囲む組織の炎症や浮腫を鎮める
甲状腺機能低下症	甲状腺ホルモン薬	（合成Ｔ４） チラーヂンＳ錠 チラーヂンＳ散 レボチロキシンNa錠	もともと体内にあるＴ４と同じ作用
		（合成Ｔ３） チロナミン錠	もともと体内にあるＴ３と同じ作用
亜急性甲状腺炎	副腎皮質ステロイド	プレドニン プレドニゾロン	甲状腺に起こった炎症を鎮める
	非ステロイド性抗炎症薬	ロキソニン（ほか多数）	
化膿性甲状腺炎	抗菌薬	（多数）	化膿の原因となった病原菌を殺菌する
甲状腺悪性リンパ腫	抗がん剤	（多数）	悪性化したリンパ球細胞の増殖を抑え、死滅させる
甲状腺ホルモン過剰による動悸、脈拍異常	β《ベータ》遮断《しゃだん》薬	インデラル錠 テノーミン錠 メインテート錠	アドレナリンに対する過剰な反応を抑える

●甲状腺機能亢進症のときにはできるだけ避けたほうがよい市販薬

交感神経を刺激する市販薬	成分
漢方薬（葛根湯、小青竜湯、防風通聖散、麻黄湯）	マオウ
カゼ薬	dl-メチルエフェドリン塩酸塩、dl-メチルエフェドリンサッカリン塩、マオウ
鎮咳去痰薬《ちんがいきょたん》	dl-メチルエフェドリン塩酸塩、dl-メチルエフェドリンサッカリン塩、マオウ、ジプロフィリン
鼻炎薬（点鼻薬、内服薬）	塩酸プソイドエフェドリン、プソイドエフェドリン硫酸塩、フェニレフリン塩酸塩、dl-メチルエフェドリン塩酸塩、l-メチルエフェドリン塩酸塩、メトキシフェナミン塩酸塩
外用痔疾薬	dl-メチルエフェドリン塩酸塩
アレルギー用薬	メチルエフェドリン塩酸塩など交感神経興奮剤
鎮暈薬《ちんうん》	ジプロフィリン
副交感神経を刺激する成分が入っている市販薬	**成分**
胃腸薬（制酸薬、健胃薬、消化薬、整腸薬、吐瀉薬、鎮痛鎮痙薬）	塩酸ベタネコール

●甲状腺ホルモン薬の効き目を弱める薬剤(本編110ページ参照)

薬の分類	薬　剤
消化管内で甲状腺ホルモンと融合し吸収をさまたげる	
脂質異常症治療薬 胃薬 鉄剤（貧血治療薬） 過敏性腸症候群治療薬 慢性腎不全の治療薬	コレバイン、クエストラン アルサルミン、マーロックス、キャベジンなど フェロ・グラデュメット、フェロミアなど コロネル カルタン、レナジェル、ケイキサレート
胃酸分泌を低下させて吸収をさまたげる	
胃薬	オメプラール、タケプロン、パリエットなど
甲状腺ホルモンの吸収をさまたげる	
抗菌薬 骨粗鬆症治療薬	シプロキサン エビスタ
甲状腺ホルモンの分解を早める	
けいれん治療薬 結核治療薬	アレビアチン、ヒダントール、フェノバール リファジン

■ヨウ素食品

●アイソトープ治療で制限するヨウ素食品（本編76ページ参照）

絶対に食べてはいけない食品
・海藻類（昆布、わかめ、のり、ひじき、もずくなど） ・昆布加工食品（とろろ昆布、おぼろ昆布、昆布の佃煮、昆布茶など） ・昆布エキスが含まれる食品（インスタントみそ汁、だしの素、だし入り醤油など） ・ヨード卵
食べないように注意する食品
・テングサ食品（寒天、ところてん、ようかん、こんにゃくなど） ・魚介類（たらおよびたらを使用した練り製品） （青身魚…さば、いわし、かつお、ぶり、にしん） （赤身魚…まぐろ、さけ、ます、シーチキンなど） （貝類、エビ・カニ類） ・肉類（レバー、モツ、ホルモンなど） ・海藻由来の食品添加物を含む食品（豆乳、ゼリー、プリン、アイスクリームなど）
食べてもかまわない食品
・だし汁（しいたけ、鶏ガラスープ、肉のだし汁、コンソメ、ブイヨン） ・穀類（ごはん、パン、麺類） ・野菜類（緑黄色野菜） ・豆類（豆腐、油揚げ、納豆などすべての大豆食品、枝豆など） ・肉類（内臓部分以外の牛肉、豚肉、鶏肉） ・たまご（ヨード卵以外なら1日1個まで） ・牛乳（1日200mLまで） ・飲みもの（コーヒー、緑茶、ウーロン茶、ジュース） ・いも類 ・きのこ類 ・果物

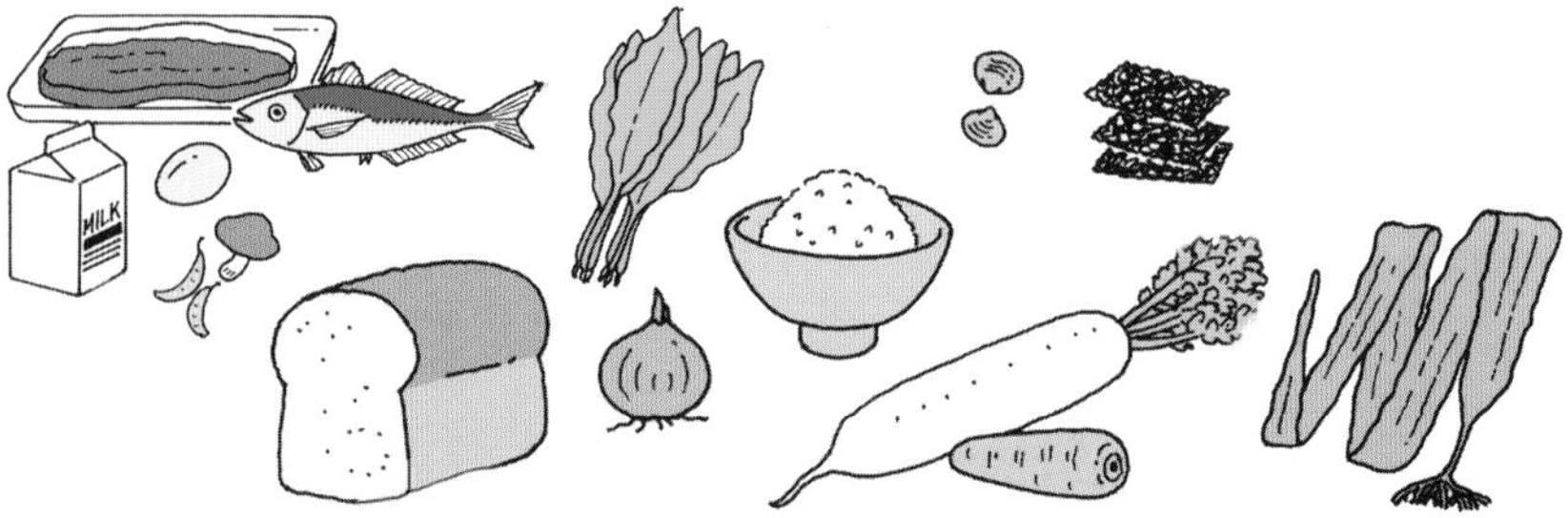

ま

や・ら

患者のための最新医学 バセドウ病・橋本病 その他の甲状腺の病気 索引

あ

か

監修者

伊藤公一　いとう こういち

伊藤病院院長。医療法人社団甲仁会名古屋甲状腺診療所理事長、医療法人社団甲仁会さっぽろ甲状腺診療所理事長。1958年、東京都生まれ。北里大学医学部卒。東京女子医科大学大学院修了後、シカゴ大学留学。医学博士。1998年、祖父が創設した甲状腺疾患専門病院・伊藤病院の三代目院長に就任。東京女子医科大学非常勤講師、筑波大学大学院非常勤講師、日本医科大学連携教授、了徳寺大学客員教授。


〈監修書〉

『甲状腺の病気の最新治療』（主婦の友社）、『図解 甲状腺の病気がよくわかる最新治療と正しい知識』（伊藤公一・高見博共同監修、日東書院本社）ほか

伊藤病院
〒150-8308　東京都渋谷区神宮前4-3-6
TEL 03-3402-7411（代表）
https://www.ito-hospital.jp/

名古屋甲状腺診療所
〒460-0011　愛知県名古屋市中区大須4-14-59
TEL 052-252-7305
https://www.kojin-kai.jp/nagoya/

さっぽろ甲状腺診療所
〒060-0042　北海道札幌市中央区大通西15丁目1-10　ITOメディカルビル札幌5F
TEL 011-688-6440
https://www.kojin-kai.jp/sapporo/

患者のための最新医学
バセドウ病・橋本病　その他の甲状腺の病気　改訂版

監修者　伊藤公一
発行者　高橋秀雄
発行所　**株式会社 高橋書店**
〒170-6014 東京都豊島区東池袋3-1-1 サンシャイン60 14階
電話　03-5957-7103

ISBN978-4-471-40834-3　©KAIRINSHA　Printed in Japan

本書の内容についてのご質問は「書名、質問事項（ページ、内容）、お客様のご連絡先」を明記のうえ、郵送、FAX、ホームページお問い合わせフォームから小社へお送りください。

回答にはお時間をいただく場合がございます。また、電話によるお問い合わせ、本書の内容を超えたご質問にはお答えできませんので、ご了承ください。本書に関する正誤等の情報は、小社ホームページもご参照ください。

【内容についての問い合わせ先】
書　面　〒170-6014 東京都豊島区東池袋3-1-1 サンシャイン60 14階　高橋書店編集部
ＦＡＸ　03-5957-7079
メール　小社ホームページお問い合わせフォームから　（https://www.takahashishoten.co.jp/）

【不良品についての問い合わせ先】

ページの順序間違い・抜けなど物理的欠陥がございましたら、電話03-5957-7076へお問い合わせください。

ただし、古書店等で購入・入手された商品の交換には一切応じられません。